实用阴道镜技术

主　编　郎景和　隋　龙　陈　飞

编　者（以姓氏汉语拼音为序）

毕　蕙　北京大学第一医院

陈　飞　中国医学科学院北京协和医学院北京协和医院

陈丽梅　复旦大学附属妇产科医院

丛　青　复旦大学附属妇产科医院

崔金全　郑州大学第二附属医院

刁雯静　复旦大学附属妇产科医院

高蜀君　复旦大学附属妇产科医院

耿　力　北京大学第三医院

郭艳利　北京大学第三医院

胡惠英　中国医学科学院北京协和医学院北京协和医院

霍　真　中国医学科学院北京协和医学院北京协和医院

郎景和　中国医学科学院北京协和医学院北京协和医院

李　清　厦门市妇幼保健院

李　双　华中科技大学同济医学院附属同济医院

李燕云　复旦大学附属妇产科医院

刘　军　首都医科大学附属北京朝阳医院

吕　嬿　中国医学科学院北京协和医学院北京协和医院

彭　澎　中国医学科学院北京协和医学院北京协和医院

浦筱雯　同济大学附属第一妇婴保健院

钱德英　广东省人民医院

宋　昱　复旦大学附属妇产科医院

隋　龙　复旦大学附属妇产科医院

王文泽　中国医学科学院北京协和医学院北京协和医院

魏丽惠　北京大学人民医院

吴　丹　上海交通大学医学院附属国际和平妇幼保健院

谢　锋　复旦大学附属妇产科医院

游　珂　北京大学第三医院

尤志学　南京医科大学第一附属医院

张梦真　郑州大学第一附属医院

赵　栋　上海交通大学医学院附属第九人民医院

赵　健　北京大学第一医院

赵　昀　北京大学人民医院

人民卫生出版社

图书在版编目（CIP）数据

实用阴道镜技术/郎景和,隋龙,陈飞主编. —北
京:人民卫生出版社,2019
ISBN 978-7-117-28249-9

Ⅰ.①实⋯　Ⅱ.①郎⋯②隋⋯③陈⋯　Ⅲ.①阴道镜
检　Ⅳ.①R711.73

中国版本图书馆 CIP 数据核字(2019)第 043997 号

人卫智网	www.ipmph.com	医学教育、学术、考试、健康,
		购书智慧智能综合服务平台
人卫官网	www.pmph.com	人卫官方资讯发布平台

实用阴道镜技术

主　　编：郎景和　隋　龙　陈　飞
出版发行：人民卫生出版社（中继线 010-59780011）
地　　址：北京市朝阳区潘家园南里 19 号
邮　　编：100021
E - mail：pmph @ pmph.com
购书热线：010-59787592　010-59787584　010-65264830
印　　刷：三河市宏达印刷有限公司
经　　销：新华书店
开　　本：889×1194　1/16　　印张：10
字　　数：310 千字
版　　次：2019 年 3 月第 1 版　2023 年 9 月第 1 版第 5 次印刷
标准书号：ISBN 978-7-117-28249-9
定　　价：149.00 元

打击盗版举报电话：010-59787491　E-mail：WQ @ pmph.com
（凡属印装质量问题请与本社市场营销中心联系退换）

子宫颈癌是可以
预防的、可以治疗的，可
以治愈的，可以消除的。

二〇一九年三月一日
晓红

3

序

子宫颈癌仍然是妇女的主要杀手。

从20世纪90年代起,子宫颈癌的防治有了革命性变化。这就是:液基细胞学和描述性诊断分类代替了传统的巴氏染色及分类,开始了人乳头瘤病毒(HPV)的检测以及HPV疫苗的使用。但是,我们依然面临着艰巨的任务和挑战,因为我国人口众多,经济、文化、医疗卫生发生不平衡,子宫颈癌的患病率和死亡率均较高,子宫颈癌的筛查政策和实践以及子宫颈上皮内瘤变(CIN)诊治规范化和管理都亟待提高。

子宫颈癌是目前唯一病因明确的,由HPV感染所致的肿瘤,这为防治之前行提供了通透之门。子宫颈癌的防治,可以概括为几大步骤或台阶:预防HPV感染为先导,治疗感染在研究,筛查实践是基础,CIN管理很重要,浸润性宫颈癌(ICC)治疗要提高。

在这一过程中,特别是在筛查策略和实践中,阴道镜检查居"中轴"地位,起重要作用。阴道镜检查不仅有镜下观察与判断,还可择取活检做组织学诊断。所以它应该是妇科医生,特别是妇科肿瘤医生、宫颈癌防治工作者的必备技术。

本书是阴道镜检查的实用教材,不仅由该方面有丰富经验的临床专家撰写,又有资深病理科医师合作;不仅荟萃了国内外的技术进展,又突出我国学者自己的经验及特长;不仅已有相关论著发表,也有开办学习班、讨论会和学术交流会等推行实践。所以,可以认为本书是集国内与国外、理论与实践、教学与研究、普及与提高于一体的,系统性、理论性、实用性相结合的专题技术参考书。

我还以为,阅读本书,或成为一名成熟的阴道镜检医生,应留意以下四个问题:

其一,应该掌握子宫颈癌发生、发展,预防、诊断与治疗的全面知识,特别是阴道镜在筛查、在CIN管理过程中的地位和作用。而不是只盯着镜下的一时一点。

其二,像医学或临床医疗的诸多问题一样,病变及其表现的偶然与必然、多见与少见、正常与异常等都是复杂多变的,我们必须全面、辩证地观察问题、解决问题。不能以点带面,以偏概全。

其三,疾病诊治有规范,阴道镜检查也有规范,从描述到命名、从分类到评分、从判定到诊断、从结果到处理,都应规范化。同时,应注意个体化,掌握适应证,避免混乱与滥用,达到必要与准确。

其四,筛查制度会越来越好地建立,防治措施会越来越好地施行,HPV疫苗带来了保护和安全。但我们仍然要做筛查,仍然要做HPV检测,仍然要做细胞学,仍然要做阴道镜!

只是要做得更好、更准。

我国颁布的《"健康中国2030"规划纲要》,包括"两癌"筛查;世界卫生组织提出在2030年消除人乳头瘤病毒感染,进而消除子宫颈癌。这是契机,是挑战,也是号令!希望这本书也能够在这一伟大战略和行动中发挥一点作用。

感谢编者们!感谢读者与同道们的关注、支持和批评。

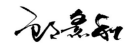

中国工程院院士

2019年3月

前　言

在我国,子宫颈癌是危害女性健康的主要杀手。近年来,子宫颈癌的发病年龄呈年轻化趋势;一位子宫颈癌患者其身后便会伴随着一个不幸的家庭。随着医学科技的发展,子宫颈癌又是可以预防、可以筛查、可以早诊断、可以早治疗的。作为妇科医生,熟练掌握子宫颈癌防治的"三阶梯"原则(细胞学、HPV-阴道镜-组织学)便能及时发现子宫颈癌前病变,防止子宫颈癌的发生。其中,阴道镜技术是关乎预防、诊断、治疗和随访的关键技术。现阶段,我国广大妇科医生对子宫颈癌的防治意识逐年提高,要求学习阴道镜技术的热情高涨、需求强烈,由于妇产科住院医生培训内容并未涵盖阴道镜学,因此,特别需要有一本阴道镜规范化培训的参考书,有鉴于此,在郎景和院士倡议、主持下,组织撰写了《实用阴道镜技术》。

本书共分 18 章,内容全面涵盖了阴道镜技术原理、器械、设备,正常、异常阴道镜所见,宫颈、阴道、外阴、肛管癌前病变的识别,阴道镜标准术语,异常阴道镜图像的分级系统,特殊人群阴道镜检查的特点,人乳头瘤病毒感染相关细胞学、组织学诊断和解读,宫颈、阴道、外阴癌前病变的各种治疗技术和要点;同时,紧密贴合临床,介绍了阴道镜检查的资讯和知情同意原则,阴道镜培训的质量控制,以及阴道镜检查的数字化成像技术和网络技术应用现状和发展趋势。为了学习发达国家的医疗经验,本书还收录了国际宫颈病理与阴道镜联盟,以及英国、美国最新版的有关阴道镜操作指南和术语、质控标准。

就阴道镜培训内容的规范化而言,一方面,"三阶梯"所涉及的几种诊断方法学,既相互依赖又相互独立,阴道镜诊断应该是独立诊断,结合病史资料、细胞学、组织学诊断,可以为妇科医生临床管理决策提供重要的依据。另一方面,阴道镜医生不仅需要学习阴道镜理论、培训技能,还应学习细胞学、组织学及肿瘤学的相关知识。

本书内容具有专业、系统、实用的特点。既可作为阴道镜规范化、标准化培训的教材,又可满足各级妇科医生学习阴道镜技术之需。本书的编撰,汇集了全国 30 余位在阴道镜学、细胞学、宫颈病理学领域具有丰富经验和学术专长的同道。感谢各位专家的辛勤付出。虽集思广益、精益求精,但本书仍难免出现诸多不足,甚至错误,欢迎广大妇产科同道指正,以便将来不断修订完善。

编者
2019 年 3 月

目　　录

目 录

第 一 章

阴道镜的应用范围

▶ 一、概述

宫颈癌前病变的早期诊断和早期治疗是防治宫颈癌的关键，有效的筛查可以及早发现宫颈癌前病变，采取有效手段干预处理，从而降低宫颈浸润癌的发病率。细胞学检查是宫颈癌筛查的基础和主要手段，然而，细胞学假阴性的情况并不少见。人乳头瘤病毒（human papilloma virus, HPV）检查有效减少了宫颈病变的漏诊率，然而其仅能明确是否存在引起宫颈病变的病因，估计病变的风险。宫颈癌和癌前病变的确诊仍然有赖于病理组织学。然而，由于HPV感染具有多灶性，各病灶病变的严重程度并不一致，活检部位的选择对组织学诊断的准确性具有决定性影响。因此，无创、准确地观察宫颈乃至整个下生殖道，进行定位活检，是提高诊断准确性和效率的关键所在。

阴道镜是通过放大5~40倍在体观察人体组织的双目镜器械。它可以识别肉眼不可见的组织改变，还可以帮助诊断影响患者治疗方案的细微组织异常。阴道镜主要用于宫颈癌及癌前病变的早期诊断，同时可以对下生殖道进行系统评估。在宫颈癌筛查体系中，阴道镜检查既可以用于细胞学筛查异常的进一步检查，又可以作为常规妇科检查的一部分，这由不同国家的卫生行政管理政策而决定，当然临床医师的建议也有一定的作用。

阴道镜被普遍认为是学习下生殖道生理和病理的方法。阴道镜是一种诊断宫颈病变的有用技术，可确定病变的部位、大小和范围，同时可指示活检的部位以及选择最合适的治疗方式。阴道镜在细胞学和（或）HPV-阴道镜-组织学这"三阶梯"诊断程序中起到了关键的桥梁作用，是女性下生殖道癌前病变早诊早治的重要工具。越来越多的妇科医生及妇科肿瘤医生已经认识到阴道镜技术对于诊断和治疗下生殖道癌前病变及早期宫颈癌的重要性。目前，光

学、电子以及光电一体阴道镜在女性下生殖道病变的诊断和治疗以及随访过程中都发挥着重要作用。计算机和网络的介入又进一步提升了阴道镜技术的价值。阴道镜技术在临床诊断、治疗、随访、科研、教学等方面都起到了不可估量的作用。

▶ 二、阴道镜技术在下生殖道疾病诊疗中的作用

阴道镜能在相对低的放大倍数下观察上皮表面和血管特征。放大倍数通常为5~40倍。高倍放大后，清晰度会降低，因此10~16倍是进行宫颈检查的常用放大倍数。当我们思考阴道镜能做什么时，应先考虑肉眼直接观察的优劣。例如，阴道镜可以观察到的宫颈黏液脓性分泌物，肉眼也能直接观察到；而要观察细微的改变如炎性的血管反应，只有借助于照明和阴道镜。同样，凭肉眼可以观察到应用醋酸后宫颈表面变白的区域（直接视觉检查），但是细微的变化却无法明确。阴道镜医师可根据这些细微的变化作为HPV感染导致的高级别病变的判断依据。因此，阴道镜检查可能对判断影响患者治疗原则的细微病变有帮助。以下列出几项对诊断有重要意义的上皮结构特征，这些特征主要适用于阴道镜检查宫颈，同时对检查阴道也有价值：①表面轮廓；②表面图像；③血管结构；④应用醋酸及卢戈碘溶液后的局部反应；⑤异常的区域和分布；⑥上皮的分泌物或覆盖上皮的分泌物（图1-1~图1-5）。

阴道镜有助于诊断，但其本身并非一种诊断试验。有一些阴道镜下观察到的特征提示上皮内病变，但只有病理组织学检查才能做出诊断。对于下生殖道感染，有相关阴道镜特征提示各种感染，但阴道镜本身并非诊断所必需的。当作出一种诊断判断时，阴道镜检查可以提供更多的有用信息。例如，病理组织学检查可以确诊CIN3，但是只有阴道镜医师

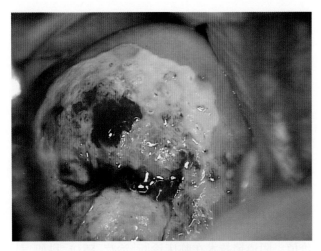

图 1-1　宫颈 1 点、2 点可见界限清晰的白色上皮

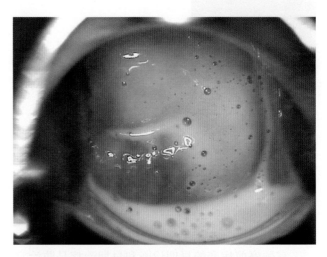

图 1-4　阴道后穹隆及宫颈表面覆有白色泡沫样分泌物

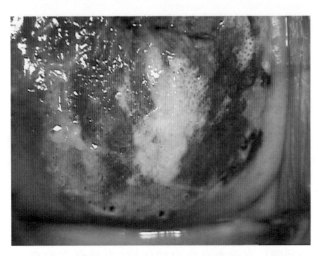

图 1-2　宫颈 3 点、5 点、6 点可见厚重白色上皮基础上有粗大的点状血管

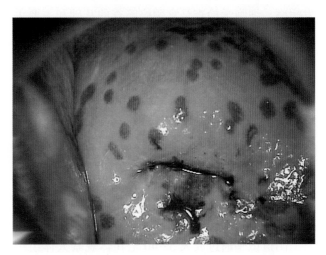

图 1-5　为图 1-4 之病例,将分泌物拭去,见宫颈呈斑点状充血

才可能确定病变的部位和大小以及最适宜的治疗方法。

无论是选择性应用阴道镜检查细胞学异常的妇女,还是将阴道镜检查作为常规妇科检查的一部分,都应该明确该项检查的特征和临床应用价值的所在。对于普通人,阴道镜检查诊断上皮内病变的灵敏度和特异度都不够高。而灵敏度和特异度是两项评价特殊检查价值的重要参数。检查的灵敏度,这里指阴道镜检查的灵敏度,是非常重要的。如果这项技术缺乏足够的灵敏度,那很可能会漏诊。检查的灵敏度会随着欲诊断的疾病种类而变化。例如,阴道镜检查可检出 80% 的 CIN3 病例,但只能检出 40% 的滴虫感染患者。特异度也一样重要,因为低特异度可导致高假阳性率,使检查异常的人数增加。这样会增加不必要的进一步检查、忧虑以及费用

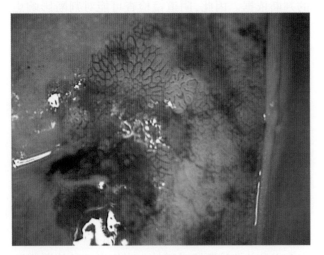

图 1-3　宫颈 1 点至 4 点可见厚重白色上皮基础上粗大的血管分割,形成粗镶嵌图像

支出。

目标人群的患病率也是需要考虑的，因其会影响检查的阳性预测值和阴性预测值，而阴道镜应用的两种目标人群患病率也不一样。对于细胞学筛查异常的选择性阴道镜检查，这项检查是二次筛查。目标人群是经过选择的，这种选择基于一次或几次异常的宫颈细胞学检查。此时疾病的患病率［此处为宫颈上皮内瘤变（cervical intraepithelial neoplasia，CIN）］将明显高于普通人群。出于论证的目的，我们假设阴道镜检查诊断高级别病变（CIN2 和 CIN3）的灵敏度为90%而特异度为80%。在宫颈细胞学筛查异常的选择性人群，其中30%的妇女有高级别病变，普通人群中高级别病变的妇女比例小于1%。我们可以理解疾病的患病率是如何影响检查的阳性预测值和阴性预测值的：在选择性人群中，阳性预测值将近66%，而在普通人群中，则降为4.3%；选择性人群中阴性预测值为95%，而普通人群中为99%。

作为初次筛查，阳性预测值低于5%是不可接受的。因此，脱离后勤保障和人力资源之外的大规模阴道镜筛查的策略是不明智的。如果一定要把阴道镜检查作为一项常规的"筛查"项目，那么它必须符合初次筛查的标准。阴道镜介入检出 CIN 的作用，以及可避免发生宫颈浸润癌的作用，无人有异议。但这里需要特别关注的不仅仅是检出的作用、介入及其可行性，还有其最有效的检查效能，也就是成本-效益分析。

因此，多数国家将阴道镜用作对宫颈细胞学检查异常的女性，在良好的照明条件和放大倍数下进行进一步更深入细致检查的技术，而且已成为宫颈筛查流程的组成部分及必要的诊断步骤。仅少数国家仍将阴道镜对下生殖道的评估作为常规妇科检查的一部分。

▶ 三、作为二次筛查应用的阴道镜检查

谁需要进行阴道镜检查？如果进行深入研究，我们会发现，这一看似简单的浅显问题其实是很难回答的。我们知道，入选标准可影响目标人群的疾病患病率。如果将临界性宫颈细胞学结果或非典型鳞状上皮细胞，不能明确意义（atypicai squamous cells of unknown significance，ASCUS）选入，将导致目

标人群高级别病变的患病率较低。如果将入选标准严格限定为高级别细胞异常，那么目标人群中高级别病变的患病率将变得非常高。然而，入选标准越严格，假阴性率越高，由此可能导致有病变却未被检出的妇女继续处于高危之中。

阴道镜培训包括综合细胞学、阴道镜检查以及必要时活检的结果决定治疗方案。如果干预计划是毁损性的，那么活检是必需的；而如果计划进行切除性操作，那么活检并不一定需要。不管采用哪种干预计划，对高级别宫颈细胞学病变而阴道镜检查未见异常的妇女不进行活检是不对的，因为这样违背了筛查原则。同样，低级别细胞学而阴道镜印象（并非诊断）为高级别者，应该行活检。当宫颈细胞学正常，特别是低级别（临界性或 ASCUS）细胞学时，阴道镜印象尤其有价值。

目前，有大量关于 HPV 检测预测长期风险的思辩。但是这种预测在现在还是有一定的难度，因为多数人同意 HPV 感染是相当普遍的，特别是在年轻女性中。而且，多数女性感染后并不发展为高级别病变，这点也得到公认。HPV 检测用于初次筛查，将使得很大一部分只是暂时性的 HPV 感染而没有任何病变的人群被选出，虽然在这些人中也包括一部分潜在发展为持续性感染及继发转化的女性。基于上述原因，目前的兴趣集中在阴性筛查。这一筛查的原则是如果一位女性没有感染致癌性 HPV，那么她不太可能发展成为宫颈癌前病变或宫颈癌。因此，一个阴性的结果可以用来使被检妇女安心。对于那些有微小细胞学改变，特别是临界性宫颈细胞学或 ASCUS 的妇女，阴道镜检查的阴性结果也有相同的应用。这些妇女潜在高级别病变的可能性很小，处于非常低的危险度，因此不需治疗，随访是比较安全的。

▶ 四、作为初次筛查应用的阴道镜检查

阴道镜检查用作二次筛查时，在处理细胞学异常而肉眼未见明显病变的妇女时的作用相对比较明确，这里所讲的阴道镜检查，正如之前所述，有助于诊断，但其本身并非一种诊断试验。东欧和中欧的一些国家和地区，曾将阴道镜检查作为常规妇科检查的一部分，特别是继德国应用后，匈牙利应用了超

过 70 年。阴道镜的广泛应用带来很多好处，但并非毫无缺陷。

目前，阴道镜检查的入选标准有放宽的趋势。一部分原因来自于妇女得知自己宫颈细胞学异常后的焦虑。更主要的原因来自于确定入选人群的医务人员，他们在尽量避免遗漏高级别病变的妇女。最终的结果是入选人群中"显著"病变的患病率很低，导致这项检查表现得并不突出。

目标人群的患病率对诊断试验的阳性预测值（positive predictive value，PPV）和阴性预测值（negative predictive value，NPV）有影响，这里的诊断试验指阴道镜检查。由于普通人与细胞学异常的妇女相比，其 CIN 的发生率明显低很多，因此阴道镜检查的大多数结果是正常的，相对而言，CIN 的检出是小概率事件。这已由前面讨论的两种人中预测值的差异反映出来。在低患病率人群中施行阴道镜检查（"时间和金钱的浪费"），将得不偿失。

不过，在排除 CIN 病变之外，如果阴道镜检查是充分的，还可提供大量的观察正常和良性病变的阴道镜图像的机会，有助于提高阴道镜医师分辨异常和可疑病变的能力。而且，对良性病变的长期阴道镜评估有助于更好地理解疾病的自然发展史。当阴道镜检查用于细胞学异常的妇女作进一步筛查时，正常阴道镜图像的学习曲线相当长，而且某些方面不充分。反之亦然，没有见识到足够的异常阴道镜图像可能令阴道镜医师在诊断某些有临床意义的细微变化时缺乏经验。

在进行宫颈细胞学检查前，先进行阴道镜观察非常有好处。以成本-效益来说，当阴道镜检查作为常规妇科检查的一部分时，无需额外花费。阴道镜检查的费用被其他一些间接的开销所掩盖。在一些国家，妇科医师将阴道镜检查作为宫颈病变的主要筛查工具，对于这一低质量的阴道镜实践，越来越引起人们的担忧。引起这种情况的原因，包括缺乏供学习的 CIN 病例、缺乏专门组织的阴道镜培训等。阴道镜培训是妇产科专项培训的一部分，若没有大量的阴道镜医师，那么阴道镜检查的质量控制和审核将无从谈起。然而，这并不是阴道镜广泛应用固有的缺陷，而是由国家卫生行政政策所决定的。

即使细胞学检查没有发现异常，阴道镜检查也可识别 CIN。研究提示：近 30% 的细胞学检查阴性而阴道镜检查发现异常者不存在 CIN；而有 50% 的

CIN 者，特别是低级别病变，是被细胞学筛查漏诊而由阴道镜检查发现的。因此，筛查 CIN，阴道镜检查比细胞学检查更灵敏，但特异度较低。细胞学检查阳性而阴道镜检查也异常者存在 CIN 的可能性很高。异常的细胞学检查结果，特别是低级别度鳞状上皮内病变（low grade squamous intraepithelial lesion，LSIL）和 ASCUS，有很大一部分人并没有 CIN，换言之，细胞学也有假阳性。

基于阴道镜筛查的经验，妇科医师面临以下困扰：①阴道镜检查假阳性率高，特异度低；②细胞学检查常有一定程度的假阴性率，且可能很高，明显高于通常所说的 10%～20%；③细胞学检查阴性的 CIN，其临床意义是什么；④如何解释细胞学阴性时的异常阴道镜特征，建议的治疗方式是什么。依据异常阴道镜特征而不是组织学证实的 CIN 或早期浸润性病变而施行环切术是毫无必要的过度治疗。细胞学假阴性的结果是漏诊高级别病变或浸润癌，将导致严重后果。

减少阴道镜筛查相关的不必要的切除术（锥切、环切）的有效方法是在治疗计划中引入阴道镜评分。对于细胞学检查阴性的患者，只有当评分高时，诊断性锥切才可施行。评分低的妇女可按常规间隔时间行阴道镜检查和细胞学随访，如果病变持续存在，可行阴道镜引导下活检。目前建议 HPV 分型作为可选项目，只有鉴定到高危型 HPV 型别，才可考虑切除病变。然而，如前讨论，HPV 检测的应用离决定性作用还很遥远，因此，这一方法尚有争议。分子技术的作用尚需更深入的研究来证明。

▶ 五、阴道镜的其他应用

除了对宫颈细胞学检查异常的妇女进行选择性地活检和（或）治疗，阴道镜还可在宫颈转化区最不典型的区域引导活检，从而确定可能病变的严重程度。这并不是一项很精确的技术，因为小的点活检与转化区切除检查的结果往往有偏差。阴道镜检查也可以确定转化区的大小和部位以及是否延伸到颈管。转化区的大小与高级别病变间接相关。大范围的病变往往包含高级别的病变。对于阴道镜医师来说，向颈管内延伸的病变是个难题，因为确切地评估颈管内上皮是不现实的，而从颈管内直接取活检更加困难。要解决这一问题在一定程度上需依赖于宫

颈管搔刮。然而,这一技术有其缺陷,取样时不可避免有盲目性,可能遗漏隐窝内的病变,可能取不到用于可靠组织学检查的足够组织。在这种情况下,转化区切除比较可靠,须保证切除的深度超过鳞柱交界,如果鳞柱交界的深度无法准确估计,那么需行深部环切术或标准锥切术。因此,在进行颈管治疗时,阴道镜检查有助于确定治疗深度。

转化区延伸至阴道也可以观察到。部分病例中,是不典型上皮延及阴道,而另一部分则是先天性的转化区。无论哪种情形,均须行活检。若确诊为上皮内病变,治疗区域应包括受累及的阴道。这对于拟行子宫切除术(常因合并其他妇科疾病)的女性尤其重要。若要避免子宫切除术后发生阴道上皮内瘤变(vaginal intraepithelial neoplasia,VAIN),任何欲行子宫切除术且近 3 年没有正常宫颈细胞学或者宫颈细胞学有异常的女性均需在术前行阴道镜检查。阴道镜检查对于治疗后女性的随访作用尚有争议。对于随访过程中有异常细胞学者阴道镜检查有一定价值。没有现成的数据支持或真正反驳阴道镜检查作为主要的随访工具的应用。

借助阴道镜对外阴/阴道病变,特别是微小病变进行治疗,有很多益处,包括对局部应用精细的治疗从而减少并发症和避免治疗不足。但在那些阴道镜尚未广泛应用于临床的国家,外阴、会阴及肛周区的大部分病变,目前仍由普通妇科医师不借助于阴道镜进行治疗。不管病变是否是良性的,或者仅是正常变异,阴道镜检查都有助于鉴别,亚临床疾病也只能借助于阴道镜诊断。而阴道镜在这类患者中并未得到广泛的临床应用。

在关于阴道镜检查的心理学方面,Freeman-Wang 和 Walker 指出了阴道镜检查相关焦虑的几个方面。有些人认为焦虑是由于患者获得异常宫颈细胞学的信息所造成的。但 Freeman-Wang 和 Walker 认为,阴道镜检查本身引起的焦虑和恐惧,在很大程度上来自于患者没有被很好地告知阴道镜检查到底是怎么一回事。患者只知道她们将面对一项需要进行的检查。相反,无对照地将阴道镜检查作为妇科检查一部分的实践提示,没有任何与阴道镜检查相关的焦虑。

对于罹患 CIN 而接受治疗(活检或锥形活检、子宫切除术等)的患者,有低级别异常细胞学(ASCUS、LSIL)而没有接受治疗的患者,甚至是那些患有良性

病变者,如先天性转化区者,长期、规律的随访是必需的。同样,连续的随访对那些有外阴/阴道病变的妇女也是必要的。虽然缺乏证据,很多人仍然相信阴道镜检查应是随访内容的一部分。是否进行阴道镜检查应该由阴道镜医师决定,而非由患者的初诊医师或是给予其治疗的妇科医师决定。随访也应由阴道镜医师进行,而非初诊医师。这又是关于阴道镜更广泛应用的争论。类似地,使阴道镜入选标准不那么严格的趋势也要求更广泛地使用阴道镜。

▶ 六、阴道镜技术临床应用的现代观点

(一) 阴道镜专科医师的培训至关重要

阴道镜图像的判断受主观因素影响,统一规范的操作流程,提高阴道镜印象和病理诊断之间的差距,是保证阴道镜检查质量的关键。我国阴道镜技术从西方发达国家引进时间不长,但发展迅速,妇科临床对阴道镜检查的大量需求,急需建立一整套规范化的阴道镜技术培训制度。

(二) 阴道镜活检诊断有局限性

阴道镜引导下活检的假阴性率为 41% ~ 54%,诊断高级别鳞状上皮内病变(high-grade squamous intraepithelial lesion,HSIL)的阴性预测值为 48%,浸润癌的漏诊率为 11.8%。阴道镜下活检证实为 LSIL 者,经电环切除术(loop electrosurgical excision procedure,LEEP)诊断性锥切后,有 23% ~ 55% 的患者最终确诊为 HSIL。

(三) 癌前病变治疗前需要阴道镜对整个下生殖道进行评估

包括:①如果不治疗,发展为宫颈浸润癌的可能性有多大? ②患者阴道镜图像是否充分? 转化区是什么类型? ③是否伴有浸润癌? ④患者的年龄多大? 有无生育要求? ⑤是否充分遵从了循证医学的原则? ⑥治疗方式对患者的益处和可能带来的并发症与损害;⑦个体化原则——最合适的方案。

(四) 阴道镜检查是下生殖道病变物理治疗或保守性手术治疗的基础

对阴道镜检查不充分的 LSIL 患者,不推荐采用

激光、冷冻等毁损性物理治疗。对阴道镜检查不充分的 CIN 患者，全子宫切除术更不是首选的治疗方法。对于治疗后复发或持续存在的 CIN 患者，其病变常位于宫颈管内，阴道镜检查不易发现，最好采用切除性治疗方法，而不是毁损性治疗方法。

（五）阴道镜检查在妊娠期妇女诊断和治疗方案的决策中有不可替代的作用

妊娠期 HSIL 发展成为宫颈浸润癌的风险较小，产褥期病变自然消退的比例相对较高。对于 HSIL 孕妇的管理，主要是明确有无浸润癌或隐匿性癌的存在。妊娠期进行诊断性锥切术或 LEEP 治疗，可能导致出血和早产。妊娠期采用诊断性切除术仅限于怀疑存在浸润性癌的妇女。

（谢　锋　隋　龙）

第 二 章 阴道镜的仪器操作及技巧

▶ 一、阴道镜技术的发展简史

1925 年,德国 Hamburg 大学妇科临床主任 Hans Hinselmann 发明了阴道镜:一种可在放大视野下观察宫颈的器械。Hinsenlmann 的功绩在于其不仅将阴道镜的概念定义为一种下生殖道的检查方法,还在于他在阴道镜的帮助下,系统描述和分类了以前不为人知的一系列病变,更新了宫颈病理学认知的基础。Hinsenlmann 将阴道镜专用于诊断恶性或恶性前期的病变,事实上,阴道镜在研究宫颈良性病变时也有非常重要的作用。

在很长一段时期,阴道镜仅应用于说德语的国家。阴道镜在其他国家得不到应用的原因很多:一方面,培训和理解德语术语比较困难;另一方面,1942 年巴氏涂片成为大规模筛查的常规技术,诊断准确性比阴道镜更高。

在英语国家,阴道镜从 20 世纪 60 年代起开始被广泛应用,作为宫颈细胞学的辅助检查。由于阴道镜技术的介入,可以发现大量的原先仅通过细胞学检查或肉眼直视下活检无法检出的下生殖道癌前病变或早期癌,这就使得越来越多的妇科肿瘤医生、病理医生开始逐渐重视阴道镜技术的重要性。进入 20 世纪 90 年代后,美国、意大利等发达国家成功研制了用于阴道镜的计算机操作平台、操作软件,可将动态和静态阴道镜图像进行存储保存,同时可远程网络会诊,对病变的观察、诊断、治疗和随访都具有十分重要的作用。1997 年,电子阴道镜诞生。

▶ 二、仪器材料

阴道镜是一个有良好光源的放大镜(图 2-1)。它由以下几个主要部件组成:

1. 双目镜放大系统　现代的阴道镜包含一个双目显微镜,依制造厂家而有不同的放大倍数,可

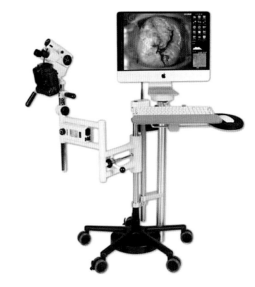

图 2-1　光电一体阴道镜

5~50 倍,而 12 倍是临床最常用的放大倍数。较低的放大倍数提供了一个观察整个宫颈和部分阴道的视野。较高的放大倍数可用来观察细微的变化,尤其是血管。放大倍数越高,观察视野的直径越小。一台适宜的阴道镜能提供出色的图像清晰度,不会在观察细微病变时随着放大倍数的增加而降低。焦距(阴道镜镜片的前端到宫颈表面的距离)应为 250~300mm。这一距离允许在不影响视觉的前提下进行操作。绿色滤光器过滤阴道镜对于突现血管模式很有用。

2. 照明系统　推荐使用可调光源系统。冷光源可提供良好的照明和图像清晰度,对于照相和录像都是必不可少的。

3. 可移动的连接臂　装上移动臂的阴道镜,可以方便地对宫颈、阴道和外阴进行充分观察。仪器的光学部分可以在垂直和水平以及偏斜阴道轴的方向轻巧地移动。

4. 辅助材料　不论是出于教学目的,还是用于比较、观察某一病变进展过程中不同时期的变化,附加照相机的阴道镜成像系统都非常有用。培训新的

阴道镜医师时,通过关节杆附加观察镜可以让两名阴道镜医师同时进行观察,避免因教学原因使检查时间延长而引起患者不适。在阴道镜上加装微型摄影机而成的阴道镜摄录系统是更精细的技术,可以在电视监视器上实时观察高分辨率放大的阴道镜图像,方便更多的观察者同时观察同一个检查。此外,视频信号可以转换为数字信号或由视频打印机存储图像于磁盘等存储介质,或者选择需要的图像作备份。

5. 附加材料　依照阴道镜检查的目的,无论是诊断目的还是作为毁损性或切除性治疗的引导,都需用到各种材料。在施行诊断性阴道镜时,需以下物品:一套各种尺寸的无创窥器、取样做细胞学检查和新鲜包埋做组织学检查的材料、无齿钳、棉拭子、阴道拉钩、生理盐水、4%～5%的醋酸溶液、Lugol 碘溶液、宫颈钳、颈管窥器(Burke 或 Kogan 钳)、取宫颈和颈管组织的活检钳、电烙器等。

▶ 三、阴道镜检查技巧

阴道镜应在月经间期以及其他可能引起宫颈损伤的妇科检查之前进行。阴道镜检查的步骤包括:

1. 小心地将合适大小的窥器置入阴道,避免损伤宫颈。若阴道松弛或为妊娠妇女,可用阴道拉钩或同时应用两个窥器(一个标准位,另一个 90°放置)。

2. 观察宫颈的形状和大小,确定有无撕裂及黏膜红斑病。进行宫颈细胞学检查和新鲜包埋的准备。观察阴道分泌物,排除感染引起的炎症。细胞学检查是早期宫颈癌的筛查,可以从颈管、宫颈及阴道取样。取样时用取样器在宫颈上轻刷,可减少损伤和出血,用棉拭子浸湿生理盐水压迫出血点即可止血。

3. 直接阴道镜观察。用生理盐水浸湿宫颈,使上皮表面变得透明,可以清楚地看到上皮下方的血管形态,可借助绿色滤光镜观察血管细节。

4. 应用醋酸。用 4%醋酸溶液浸湿宫颈可使宫颈黏液在 15～20 秒内消失,清晰观察形态学细节,如细胞密度的异常、上皮轻微的突起、黏膜角质化及柱状上皮。1 分钟内,正常上皮依然无变化,而化生或异常的上皮变白,形成鲜明的对比。醋白的强度、持续时间以及出现和消失的速度与异常组织的严重程度直接相关。当检查时间超过 2 分钟,应重复使用醋酸。病毒感染图像在应用醋酸后需较长时间出现。应用阴道镜的变焦可在不同放大倍数下观察图像。

5. 碘试验,用碘溶液(Lugol 碘溶液)涂于上皮表面检查宫颈上皮病变。这一步骤可鉴别染成棕褐色的正常鳞状上皮和表现为苍白色或不染(碘阴性)的异常鳞状上皮(良性或恶性的病变)。此外,可以帮助评估 HPV 感染的分布特征。虽然很多阴道镜医师认为 Lugol 碘溶液的应用对阴道镜检查并没有多大帮助,但碘染异常所见,对于不同阴道镜图像的鉴别诊断非常有用,偶尔也可为不熟练的阴道镜医师指出异常区域。

6. 检查宫颈后,应在 5 倍放大视野下系统地检查阴道和外阴。在阴道镜视野下缓慢移动窥器,使阴道前壁、后壁及侧壁的上皮完全可见。然后应用阴道镜检查外阴,先直接观察,再应用 5%醋酸溶液观察小阴唇内缘及阴道口。

7. 检查结束后应立即描述阴道镜检查发现的细节。完整的阴道镜报告应包括观察到的图像的图解、对病变的形态学诊断,以及病变的自然状态特征和不典型脉管系统的概括。阴道镜检查可否用于决策取决于检查是否充分、患者是否伴发阴道炎、是否妊娠或接受激素替代治疗等多项因素。

▶ 四、宫颈活检

组织学检查对于作出最终诊断及决定治疗方案是必不可少的。确定异常的区域后,可有以下几种不同的方法取活检。

1. 点活检　点活检是一种常用的取得小块宫颈组织碎片的方法,无需麻醉。点活检引起的出血很少,一般不需特殊处理;持续出血可应用次硫酸铁溶液、阴道塞或电烙止血。活检应在阴道镜引导下进行,与非引导下多点活检相比诊断准确性较高。有几种不同类型的活检工具,它们都由一个固定的臂和一个可移动的切割部分组成。最常用的是 Berger 钳和 Burke 钳。推荐 Burke 钳,因其易掌握且有锐利的尖端,便于在目标区域固定。当取宫颈外口边缘的病变时,钳子的固定部分应伸入颈管,而可动的部分留在外面。当取样超过一点时,应先在宫颈后唇取活检,避免出血使视野不清。需取大块的组织时,可用 Baliu 钳(切割面直径 4～6mm,最小深度 7mm)。

2. 切除活检　手术刀半月形切除病变上皮及转化区。切面用可吸收材料缝合。需用局部麻醉,可能发生出血等并发症。目前,电圈活检作为微小锥切的一种形式得到广泛应用,切除组织包括不典型的转化带和鳞柱交界。因为组织样本在一定程度上被电流破坏,细胞核有拖曳-切割表现,所以这一方法常受到病理医师的批评。

3. 颈管活检　颈管内的病变常用锐利的匙形或形状相似带沟的工具行颈管诊刮。组织量很少,混有血液和黏液。其应用和适应证尚有争议。当宫颈外口开放且病变位于下段颈管可见时,使用颈管窥器(Kogan 或 Burke),可在阴道镜引导下用颈管 Burke 钳取活检,因其特别薄且有曲度可取得足够组织。

▶ 五、阴道镜的替代技术

1. 微型阴道子宫镜　由 Hamou 于 1980 年描绘的微型阴道子宫镜(microvaginal hysteroscopy,MCH),已成为 1925 年 Hinsehnann 发明的阴道镜及 1942 年发明的巴氏涂片的有益补充。MCH 允许妇科医师进行全景或在体的宫颈显微目检。Hamou 微型阴道子宫镜是一种内镜,直径 4mm(5.2mm 鞘),长 25cm,90°视角,30°前倾角,可用于不同放大倍数下全景或接触式的观察。镜头系统包括两个目镜:一个是直向的目镜(全景观察的倍数为 1 倍而接触式观察放大倍数为 60 倍);另一个是侧面的目镜(全景观察的放大倍数为 20 倍而接触式观察放大倍数为 150倍)。由一个标准的 150W 的冷光源提供照明。

在体检查宫颈和颈管的表面细胞是由活体染色来进行的,即用 2%的 Lugol 碘溶液使含糖原的成熟鳞状上皮清晰可见,以 Waterman 蓝墨水检出不典型和化生细胞。宫颈检查包括仔细用生理盐水浸湿的棉拭子清洁宫颈(醋酸可使蛋白质变性而改变细胞在光学仪器下的表现),然后用 Lugol 碘溶液和 Waterman 蓝墨水对宫颈染色。无需调焦,因为目镜始终接触黏膜。应顺时针方向检查,这样有助于阴道镜医师对活检组织定位以及确定病变和鳞柱交界的部位。先用低倍视野作一般检查,然后用高倍数放大检查细胞核、质的细节。MCH 可检测正常化生改变、HPV 感染及 CIN 病变。MCH 比阴道镜更可信,且能显示阴道镜无法检出的病变。可行引导下活检,依病变的严重程度,治疗前后活检的相关性超过88%。这有利于制订最佳的治疗方案,提高治愈率。

2. 宫颈造影术　1981 年由 Staff 发明的宫颈造影术是一种简单价廉的方法,是用一种构造特殊的照相装置拍下宫颈照片,然后传输给专家给予评定和建议。这项技术虽然有很高的假阳性率和技术缺陷,但在一些没有足够阴道镜检查经验或根本没有阴道镜的地域,还是有用的。

3. 窥器镜　窥器镜是一种细胞学检查的辅助检查,目的是增加宫颈癌筛查程序的灵敏度。作细胞学检查后,用 5%醋酸溶液冲洗宫颈,通过连接在窥器上叶的光源及 5 倍放大镜检查。出现醋白上皮为阳性,而没有醋白上皮为阴性。窥器镜在发展中国家初次筛查中可能有作用,因为在这些地方没有合格的细胞学筛查的实验室。

4. 数字图像阴道镜　获得数字阴道镜图像的技术是 Guerrini 等在 1986 年首先提出的。同时,作者也提出这项技术的局限性在于最初的微型计算机、程序复合体及高昂的成本。最近已有各种有关数字图像阴道镜的临床应用的研究报道。连接于阴道镜的微型电视摄像机拍下的图像传输到计算机,通过数字化盘,模拟图像转化为数字图像。数字图像可用于处理、分析、显像和文件存储。数字图像阴道镜可以测量和评价感兴趣的区域,获得大量的信息,客观描述宫颈癌前病变的形态学和解剖学。数字图像阴道镜可提高宫颈浸润癌前病变的诊断、治疗和预后能力。

（谢　锋　隋　龙）

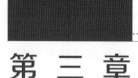

第 三 章　　　　　　　　　　　阴道镜所见及术语

阴道镜是诊断宫颈上皮内瘤变（CIN）/鳞状上皮内病变（SIL）以及宫颈癌的风险评估工具，可以实时可视化评估宫颈，尤其是转化区，是宫颈癌筛查三阶梯中不可缺少的一步。

1925 年 Hinsehnann 发明了第一台阴道镜，之后的绿色滤光镜是对阴道镜的扩充，可更好地评估宫颈血管模式。在对宫颈及下生殖道行阴道镜检查中，醋酸溶液和碘溶液仍普遍应用，这两者均可用于识别异常的病变部位。全面系统的阴道镜检查非常重要，阴道镜医生应遵循阴道镜检查的 4 个步骤：观察（visualization）、判断（assessment）、活检（sampling）及关联（correlation）。医生先将患者的子宫颈及下生殖道暴露在阴道镜下观察，辨别正常的解剖标志，依据正常、成熟和不典型的鳞状细胞上皮对不同生物化学反应，评估上皮的正常标志和是否有异常上皮，根据阴道镜图像，最终由阴道镜医生评估阴道镜印象并选择活检部位，从典型病变或可疑病变部位取下组织，最后要将细胞学、阴道镜和组织病理结果综合考虑，进而做出准确诊断并采取相应的治疗。阴道镜印象可以提示宫颈低级别病变、宫颈高级别病变或者微小浸润癌及浸润癌的组织学诊断。阴道镜印象的依据是阴道镜表现和特性，如醋白上皮、镶嵌和点状血管等，这些将在本节介绍。

▶ 一、正常上皮

宫颈表面由复层鳞状上皮覆盖宫颈阴道部，由单层柱状上皮覆盖宫颈管，两者相连处为鳞柱交界（scale-column junction，SCJ）。最初，在胎儿期，整个宫颈以及部分邻近的阴道，都由柱状上皮覆盖，出生后依次转化为鳞状上皮。转化区是由靠近颈管的新 SCJ 界定的，而其宫颈阴道部的边界由于成熟的鳞状上皮完全取代了柱状上皮而经常不清晰。纳氏囊肿是上皮转化的结果，因此是转化区的特征。转化区的范围与妇女的年龄和激素状态有关；随着妇女

年龄的增长，SCJ 多位于颈管内。过渡状态下，正常的未成熟化生上皮构成转化区。识别未成熟化生上皮可应用醋酸溶液后轻微变白，特别是在颈管边缘。有时候很难鉴别未成熟化生和上皮内瘤样病变。由于 SCJ 的动态过程，宫颈转化区是易发生癌前病变和恶性肿瘤的区域。因此，对异常宫颈癌筛查结果的患者转诊阴道镜后，应在阴道镜下评估完整转化区。

围绝经期女性由于血中雌激素水平的下降导致宫颈萎缩。鳞状上皮包括很少几层细胞且其下的结缔组织中的血管减少；结果是宫颈外观很苍白且几乎不能被醋酸和碘影响。柱状上皮也变萎缩，SCJ 常位于颈管内。阴道镜图像很难评价，可靠的评估可于实施阴道镜检查前阴道局部上药 2~4 周，包括雌激素软膏或者栓剂。

▶ 二、醋白上皮

3%~5%醋酸溶液的应用导致不典型鳞状上皮由于蛋白质可逆变性而暂时变白，柱状上皮轻度肿胀苍白（图 3-1）。结果，SCJ 变得清晰可见。鳞状上皮变得越白，组织学诊断将越严重。同样地，白色上

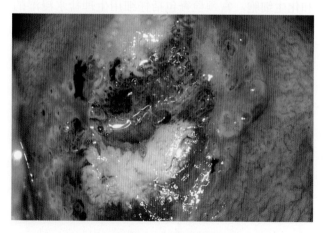

图 3-1　醋白上皮

3%~5%醋酸溶液的应用导致不典型鳞状上皮由于蛋白质可逆变性而暂时变白，柱状上皮轻度肿胀苍白

皮的厚度、隆起的边缘和不规则的表面轮廓应认为是预后因素以及应在阴道镜报告中详细记录的。厚白色上皮的脑回样图像提示可能严重误导阴道镜医师诊断人乳头瘤病毒(HPV)感染。接下来需行组织取样,因为上皮的组织学诊断可由无 CIN 变化到(微小)浸润癌。同样地,白斑(一种应用醋酸前即可识别的白色上皮)及组织学上认为是角质化的鳞状上皮,可能掩盖严重的宫颈病理学表现。

▶ 三、镶嵌和点状血管

正常的鳞状上皮的间质乳头垂直于上皮表面,在阴道镜下不可见。当因不典型增生而致组织代谢需求增加时,乳头在大小和形状上都变得不规则,因而被覆的上皮层变得不规则,而穿行其中的间质乳头的毛细血管在阴道镜下可见,如镶嵌或点状血管。镶嵌和点状血管越不规则及粗大,组织学诊断越严重(图 3-2,图 3-3)。

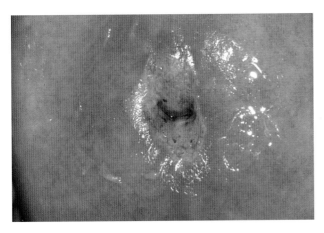

图 3-2　镶嵌和点状血管

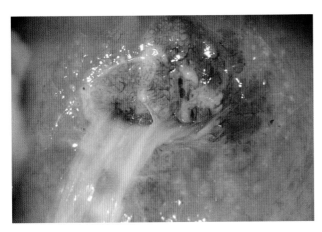

图 3-3　镶嵌和点状血管

▶ 四、不典型血管

正常的转化区中,血管常是不可见的。阴道镜医师识别转化区中的血管时,应对血管进行仔细检查,因为不典型的血管被认为是与浸润性疾病相关的。上皮-间质相关的紊乱首先表达为血管的不规则,因此,建议首先检查血管,以将(微小)浸润癌从恶性癌前病变中区别出来。然而仅 26% 和 51% 的阴道镜报告为不典型血管的病例,发现有微小浸润癌或浸润癌。癌前病变病例中不典型血管的发生率少于微小浸润和浸润性病变。

当血管分支模式不是分支血管口径渐小的树枝状时,被认为是不典型的。而且,血管可能表现为宫颈表面不同的形状,如发夹状、螺旋状或逗点状(图3-4)。可能出现吻合状,应仔细检查。

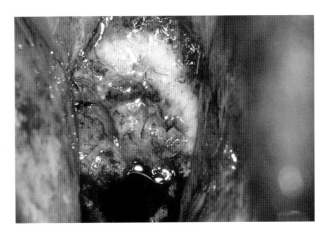

图 3-4　不典型血管

▶ 五、碘染色

碘染色仅发生于含糖原的成熟鳞状上皮,而不典型上皮、化生上皮和柱状上皮无变化。碘染色主要用于确定应用醋酸后发现的结果。

▶ 六、阴道镜印象和组织病理学

阴道镜检查是一种直观的技术,其图像解释有一定的主观性,各学者判定是否异常或异常程度可不一致,直接影响活检的选择。阴道镜下活检与最终病理的符合率为 45% ~ 69.3%。在一些研究中,阴道镜印象与阴道镜引导下活检、宫颈锥切或子宫切除标本的病理学相符。研究发现,阴道镜印象和组织病理学不相符的程度也是惊人的,有学者认为,单独阴道镜检查作为一种诊断试验,其辨别力和价值很低,并不是所有的 CIN 病变都有典型的阴道镜表现。而且,因上皮代谢需求增加,阴道镜印象可能含糊,由于活跃的代谢、炎症或 CIN 的修复,可具有点状血管和镶嵌的特征,代表血管的重建。有报道不典型血管可由炎症性过程引起。因此,一些作者建议,在重复阴道镜检查前应进行阴道清洁度检查,如果有炎症应给予适当的治疗。有报道微腺体增生可作为良性起源的病变误导阴道镜的诊断。

由阴道镜印象而作出的 CIN3 病理学诊断的预测正确性是 78.3%。阴道镜引导下活检后,正确的预测率可提高至 85.6%。很多学者研究了阴道镜印象诊断微小浸润癌,因为阴道镜识别癌前病变和浸润癌比识别微小浸润性病变准确。以下特征应怀疑微小浸润癌:当镶嵌、点状血管和醋白上皮覆盖整个宫颈外口,厚醋白上皮具有清晰隆起的边界和不规则的表面轮廓、隆起的毛细血管等。也有研究者认为微小浸润癌没有特异性的阴道镜图像。

虽然大多数癌是由肉眼诊断的,很多学者还是描述了阴道镜的表现。除了不典型血管和溃疡的表现,坏死和应用醋酸后的反应可作为浸润性病变的阴道镜印象的参考。因为局部破坏性治疗方法的采用,在细胞学筛查结果异常的人群转诊阴道镜后对浸润癌的判断比较困难,应作为关注的要点,基于阴道镜印象作出的诊断应由病理检查确诊。

相应详细的阴道镜术语详见附录 1 和附录 3。

(吕 嬿 胡惠英 陈 飞)

第 四 章　　　　　　　　　　异常阴道镜图像的分级系统

阴道镜检查的原理是利用强光源观察放大的下生殖道病变。阴道镜检查的结果有很大一部分主观的因素,对阴道镜图像的异常表现形式及其可能相关的组织学病变的认识,需要经过专门的培训。区分阴道镜图像正常与否,对宫颈细胞学检查异常或怀疑有浸润癌的妇女尤为重要。

与医学领域的其他知识一样,认识异常图像的首要条件是熟悉正常的图像。正常的阴道镜图像特征将在本书相关章节予以详细介绍。阴道镜下的异常图像通常来自宫颈的上皮和血管。因此,认识三种正常的上皮及其相互之间的关系是相当重要的,这三种上皮是:鳞状上皮、柱状上皮和化生上皮。转化区的宽度、形状以及化生上皮的成熟度均因人而异。

认识正常的宫颈血管分布模式可以合理地解释阴道镜下所见的图像,所以识别阴道镜下宫颈正常的血管图像也是很重要的。为了认识血管的变化,人们研制了绿色滤镜。宫颈柱状上皮的血供是由子宫动脉上升支的分支血管供应的,鳞状上皮的血供来自于子宫动脉宫颈阴道支和阴道动脉。它们形成良好的血管网,通常可以在阴道镜下观察到这些血管网的终末端。

▶ 一、异常转化区

异常转化区是由正常转化区转变而来的,起源于不成熟化生的鳞状上皮,分化中的细胞逐渐去分化,发生不典型增生并具有成瘤性。转化区是一个动态变化的区域,当鳞状上皮化生异常就会出现异常的转化区。

宫颈不典型转化区是指发生宫颈上皮内病变的区域。全面的观察十分重要,但不存在能够完全准确判断是否存在组织学异常的特征性图像。任何可以加速细胞分裂速度、改变细胞新陈代谢或增加血管形成的因素,均可以导致阴道镜图像出现不典型的转化区。阴道镜检查中,使用醋酸前观察宫颈非常重要,因为许多宫颈上皮内病变部位的特征表现

可以在阴道镜下被观察到。用蘸有生理盐水的棉签轻轻拭净病变区域白带更有利于观察,绿色滤镜使血管更加清晰可见。

宫颈异常转化区有多种表现形式,将在相关章节中详细介绍。常用的评分系统见表4-1,该评分系统将所有目前已知的阴道镜下所见的异常图像进行评分,并预测转化区病变的严重性。上皮的异常表现为黏膜白斑和醋酸白色上皮,血管异常则表现为点状血管、镶嵌和异型血管。

▶ 二、异常阴道镜图像

除了黏膜白斑,异常转化区常无法通过肉眼直视发现。阴道镜检查的关键在于可见类似绒毛状的柱状上皮。这些柱状上皮细胞的转化,包括典型或非典型的鳞状上皮化生,构成了各种表现不同的转化区。异常转化区的范围对阴道镜诊断有重要意义,目前已有多种分级方法被推荐用于阴道镜诊断,这些方法都依赖于对阴道镜图像的主观判断。理想的分级系统应该是简单实用,并可以在门诊进行。最早的评分方法用5个指标来描述阴道镜下所见,包括:上皮的厚度、颜色、轮廓、不典型的血管和碘染情况。评分越高的患者越需要进一步的检查和治疗。由于上皮厚度以及表面轮廓无法判断病变区域,这两点被一个新的指标所取代,即病变外侧边缘的类型。每一个指标都可以用文字来详细描述,并可根据不同的表现形式来评分。根据这个评分系统所得到的评分可以增强对异常组织的判断能力。

每一个指标都有0分、1分和2分。总分8分。病灶总分为0~2分时,多为低度鳞状上皮内病变;总分为5~8分,通常为宫颈上皮的高度病变;总分为3~4分的病灶,通常,3分为CIN1,4分则更倾向于CIN2,而非CIN3。只有通过充分地训练和系统地学习,才可能分辨出宫颈的异常病灶并区分其是否有临床意义(表4-1)。

表 4-1　阴道镜评分方法

阴道镜下图像特征	0分	1分	2分
边缘	湿疣样或微小乳头状的轮廓,边界模糊的醋酸白色上皮,云雾状、絮状或羽毛状的边缘,有角的或锯齿状的病灶,卫星病灶和醋酸白色上皮延伸到转化区以外区域	整齐、光滑的轮廓	边缘卷曲状,可有上皮的剥脱以及各种混合性病变
色泽	颜色雪白明亮,一过性、模糊、半透明的醋酸白色上皮	颜色呈中等阴暗色(亮灰色)	颜色污浊,呈牡蛎灰色
血管	血管纤细、形态不规则,湿疣血管模式	无血管可见	粗大的点状血管、镶嵌
碘试验	碘染色,呈暗褐色	部分区域碘染色	碘不染色

尽管对阴道镜图像进行了详细的评分和分级,还是有些图像难于辨别,其组织学诊断与阴道镜下的诊断不符。并非只有 CIN 才会使宫颈上出现醋酸白色上皮,不成熟化生鳞状上皮也可以表现为醋酸白色上皮,阴道镜下可能无法与 CIN 相区分。其他一些变化如上皮细胞感染 HPV,阴道镜下图像也难以与 CIN 区别。这些变化可能导致阴道镜诊断出现假阳性,但通过对阴道镜图像特点的仔细分析,可尽量避免假阳性的发生。

▶ 三、前瞻性研究将阴道镜图像量化

一项研究通过观察临床和阴道镜参数,比较这些参数与其组织学的相关性,并通过大环形转化区切除术证实组织学诊断。阴道镜检查时,记录详细的病史和相关的宫颈细胞学检查结果,并将检查结果用数字化的格式记载储存起来。不典型的图像特征包括病灶表面面积和毛细血管间距(镶嵌或点状血管)。整个过程通过含有数字化处理图像的半自动的装置来完成。

在临床多因素法分析中,不同的宫颈细胞学结

果和吸烟状态在预测组织学异常的级别高低方面差异有统计学意义。其他因素,如产次和避孕方法对预测宫颈病变没有意义。对年龄的分析显示,宫颈高级别病变的患者年龄大于低级别的患者。单因素分析表明,分辨病灶形状(片状病灶相对单或多点病灶)、表面形状(不规则相对于光滑)、醋酸白色上皮的程度(显著或厚醋白相对于薄醋白)、点状血管/镶嵌(粗大的血管相对于无或细小的血管),以及表面积的增大均意味着宫颈上皮内病变的级别增高。其他因素,如病灶的边缘是否规则经分析差异无统计学意义。在多因素分析中,将宫颈细胞学结果、是否吸烟和表面形状列为最重要的预测因素,得到公式来判断宫颈病变的程度,然而这个公式被证实,很难于运用于临床,但基于此产生了一个更易于被临床采用的临床阴道镜评分方法(表4-2)。

对照这个临床阴道镜评分方法,每个患者都可以进行评分。总分为 10 分,评 0~2 分者毫无疑问没有明显的病变。对于评 6~10 分的患者而言,她们通常具有高级别的宫颈病变。评分介于 3~5 分的病灶通常为 CIN1 或 CIN2。

表 4-2　临床阴道镜评分方法

变量	评分		
阴道镜表现	0分	1分	2分
细胞学结果	低级别病变		高级别病变
吸烟状况	不吸烟		吸烟
年龄	≤30 岁	>30 岁	—
醋白上皮	轻微	显著	—
病灶面积	≤1cm²	>1cm²	—
毛细血管	≤350μm(没有或细镶嵌或小的点状血管)	>350μm(粗大的镶嵌或点状血管)	—
病灶形状	单点状或多点状	片状	—
表面形态	光滑	不规则	—

总之,阴道镜医生可以通过各种分级方法,预测宫颈病变的严重程度。对于阴道镜医生而言,将阴道镜检查结果与细胞学检查结果和组织学检查结果相对比非常重要。对于需要进一步检查或者治疗的妇女而言,评分系统增加了阴道镜检查结果的可信度。患者可以在细胞学检查和阴道镜检查后,安全地采取保守治疗的方案。

（高蜀君　隋　龙　钱德英）

第五章

成熟鳞状上皮、化生鳞状上皮及柱状上皮的阴道镜图像

本章将讨论三种正常的宫颈上皮解剖学和阴道镜下特征。对于阴道镜医生而言，掌握这些阴道镜的特征及其生理调节原理非常有必要，也更有利于理解宫颈上皮内瘤样病变发生的起因。掌握正常宫颈上皮的阴道镜图像是识别宫颈异常上皮的基础。

▶ 一、宫颈上皮的形成

宫颈上皮具有两个来源：副中肾管上皮和阴道板上皮。阴道板黏附于泌尿生殖窦，泌尿生殖窦上皮属于变异中肾管上皮。在胎儿时期，阴道板上皮向上方延伸到复层副中肾管上皮区，后者被吸收后，阴道板上端细胞迅速迁移并与副中肾管柱状上皮在宫颈管最低处汇合。两者交界处正好位于宫颈口，被称为原始鳞柱交界。

通过对晚期妊娠胎儿宫颈阴道表面的仔细观察，发现其表面覆盖两种上皮，分别是原始柱状上皮和原始鳞状上皮。如前所述，他们分别来源于副中肾管和阴道板上皮，前者是子宫向下的延伸，后者是阴道向上的延伸。

另外，有时还可以见到第三种上皮：柱状上皮来源的鳞状化生上皮，化生从鳞柱交界处开始。Pixley认为化生过程普遍存在，约三分之二的新生儿宫颈存在鳞状上皮化生。化生上皮最上端称为新鳞柱交界。在原始鳞柱交界和新鳞柱交界之间的区域称为转化区（图5-1），该区域持续存在于成年女性的宫颈，并在青春期和育龄期发生动态变化。

原始鳞柱交界位于转化区的外侧，可随着宫颈管柱状上皮外翻而移动，例如青春期和妊娠期。图5-2显示了不同程度的宫颈管柱状上皮外翻。检查时窥阴器过度扩张，宫颈管内柱状上皮暴露导致外翻面积扩大，是人为所致的宫颈外观改变，因此称为

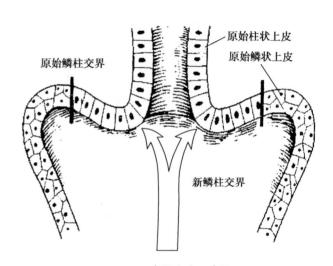

图 5-1　宫颈上皮示意图

"外观图像"（图5-3A）。窥器放松，暴露的柱状上皮回缩入宫颈管，此为"真实图像"（图5-3B）。

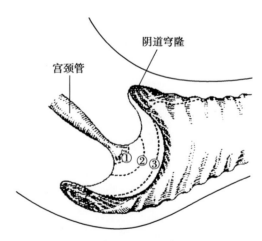

图 5-2　宫颈管上皮外翻示意图

暴露于阴道酸性环境中的柱状上皮越多，鳞状上皮化生越显著。①：虚线表示正常宫颈，柱状上皮外翻最少；②：虚线表示转化区向阴道穹隆延伸，外观为轻度的外翻；③：虚线表示为更大程度的外翻

16

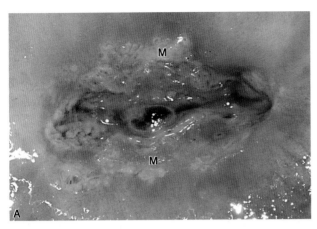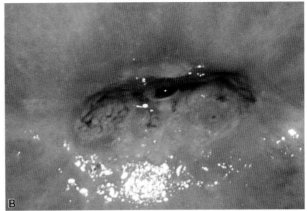

图 5-3 阴道镜宫颈外观

A.窥器完全张开,宫颈呈"外观图像",容易观察到颈管内柱状上皮,新的鳞状交界可见,M 处为化生上皮;B.窥器放松并轻轻回拉,颈管组织回缩进入颈管内上唇的柱状上皮不再明示

二、宫颈转化区

转化区外侧为原始鳞柱交界,内侧为新鳞柱交界。在晚期妊娠的胎儿和青春期少女中,尤其是第一次妊娠的妇女,由于鳞状上皮化生,原始鳞柱交界区域外侧部分或完全被鳞状上皮所取代。由此,Reid 首先提出这种动态变化导致转化区上皮的不稳定性,可能与以后的宫颈上皮内瘤样变发生有关。

阴道镜下转化区的图像受被检查对象的年龄和激素水平影响。青春期前的女性宫颈外翻程度最小,妊娠妇女的宫颈外翻明显。宫颈转化区的大小因人而异,完整全面检查该区域十分重要。能够看到完整转化区的图像才定义为满意的阴道镜检查。

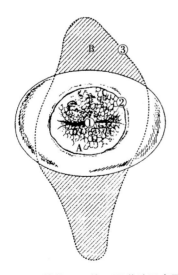

图 5-4 转化区延伸至阴道壁示意图

①:宫颈管;②新鳞柱交界;③原始鳞柱交界,阴影部分表示延伸至阴道壁的柱状上皮

大约有4%的妇女转化区可以延伸到阴道穹隆,图 5-4 是该情况的示意图。这部分副中肾管上皮与宫颈管柱状上皮一样,受阴道酸性环境影响发生鳞状上皮化生,导致阴道镜下可见轻微的醋酸白色上皮。该区域称为先天性转化区,上皮也可发生鳞状上皮化生,因此易发生上皮内瘤样病变。如果在宫颈阴道部转化区发现高度病变,将对治疗产生影响。

在化生的过程中,上皮容易发生遗传改变,使组织获得内瘤样变的潜能。这类上皮细胞具有独特的形态学特征,并和正常上皮一样排列分布于转化区内。此时的转化区被称为不典型转化区,宫颈鳞状细胞癌将发生于此。不典型转化区的阴道镜图像特征将在其他章节讨论。

三、宫颈上皮的阴道镜表现

阴道镜下宫颈的外观受下列因素影响:①上皮细胞的结构;②上皮下间质的组成成分;③组织的表面构成。

当阴道镜的光线照射到宫颈时,其表面上皮层扮演了一个滤光器的作用,一部分光线被上皮层吸收,另一部分光线则被其反射回去。当上皮层透明时,其下含有血管的间质则使宫颈表现出其特有的色泽。正常成熟的复层鳞状上皮富含葡萄糖,吸收大部分的光线,因而阴道镜下呈粉红色。相反,单层的柱状上皮仅含有黏液,大部分的光线能够穿透并直至其下富含血管的间质,使柱状上皮外观呈深红色。化生上皮位于两者之间,由于化生程度不同而表现为从粉红色到深红色之间的色泽。

异常上皮(CIN)表现为上皮厚度增加,细胞结构变化导致细胞核质比增大,使其表现出独特的阴道镜图像,尤其在醋酸作用后更加明显。其表面轮廓光滑或为乳头状。柱状上皮高倍镜下表现为葡萄似的小绒毛状,并逐渐融合形成片状的化生上皮。而成熟鳞状上皮外观光滑,将在下面详细描述。

▶ 四、原始柱状上皮

柱状上皮位于宫颈管内,偶尔可以出现于宫颈阴道部,通过顶浆分泌和局部分泌这两种形式分泌黏液。图 5-5A 中,柱状上皮(C 处)和鳞状上皮(S 处)清晰可见。柱状上皮阴道镜下有两种外观:一种为皱褶状,相对粗糙,使宫颈上可看到两三个隆起状的结构,向上延伸到宫颈管内,如手掌的皮纹(图 5-5B,箭头处);另一种为成簇的葡萄状,分别由卵圆状的上皮基本单位绒毛构成,直径为 0.15~1.5mm,绒毛间有间隙互不相连(图 5-5C,黑色箭头处)。

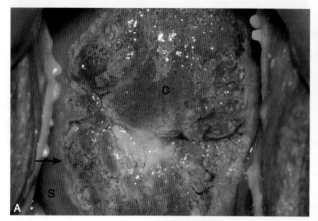
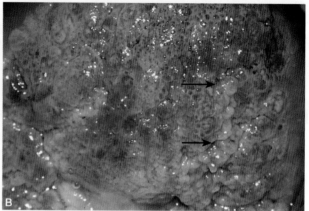
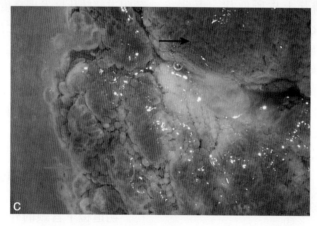

图 5-5　同一宫颈醋酸试验后柱状上皮阴道镜图像
A.低倍镜下鳞柱交界可见(箭头处),S 代表鳞状上皮,C 代表柱状上皮;B.箭头处为宫颈柱状上皮内皱褶;C.黑色箭头为呈簇的小葡萄状上皮,绿色箭头为化生的鳞状上皮

组织学检查提示柱状上皮下间质含有通向表面的腺体。然而,Fluhmann 运用三维模式重建这一区域,发现被称为腺体的结构实际上是柱状上皮向间质下延伸而形成的裂隙状结构。鳞状上皮化生的过程中常封闭阻塞这些裂隙,导致裂隙镜下观呈隧道丛或盲端。腺体阻塞分泌物排出受阻,局部黏液积聚形成囊肿(图 5-6),临床上又称为纳氏囊肿(Nabothian follicle)。

隧道丛开口于宫颈表面时,阴道镜下清晰可见,称为腺开口(图 5-7)。

显微镜下柱状上皮细胞呈高柱状单层紧密排列,类似"卵石状"。细胞核为圆形或卵圆形,通常位于细胞近基底膜侧三分之一处(图 5-8)。分泌旺盛时,如妊娠和排卵期,细胞核通常位于细胞的中间或底部。柱状上皮细胞分为无纤毛的分泌细胞和纤毛细胞两种,其基底部通过半桥粒结构固定于基底膜。

分泌细胞利用顶浆分泌和局部分泌两种方式分泌黏液。其细胞顶端呈圆形,有很多短小微绒毛,宽度为 0.2~2μm。在合成高峰期,细胞由于含有多种分泌颗粒,呈强阳的红色 PAS 染色。分泌黏液的上

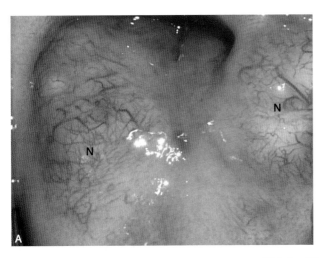
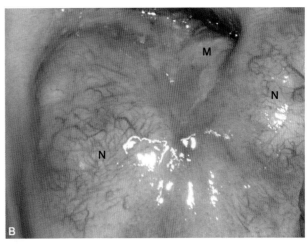

图 5-6　宫颈纳氏囊肿

A.宫颈下唇多个纳氏囊肿(醋酸试验前),囊肿表面可见清晰扩张的血管;B.纳氏囊肿醋酸试验后,血管收缩,但无不典型血管,M 处为化生上皮

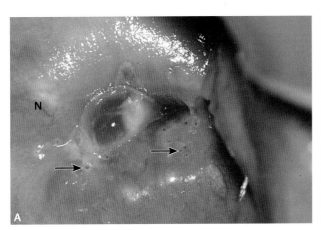
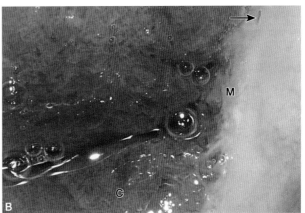

图 5-7　转化区和腺体开口

A.箭头所指多个圆形腺体开口;B.箭头所指腺开口呈裂隙装。N:纳氏囊肿,C:柱状上皮,M:转化区

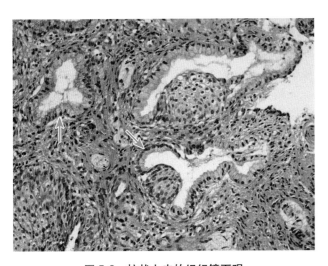

图 5-8　柱状上皮的组织镜下观

柱状上皮细长,单层排列,似"卵石状"。细胞核圆形或卵圆形,位于细胞底部,部分腺体含有黏液(本图由郑州大学第二附属医院胡桂明教授提供)

皮细胞中可见纤维状物,此为细胞内储存的糖蛋白。分泌颗粒的组化特征和超微结构会随着雌激素的变化而发生相应的改变。也有报道认为上皮细胞随月经周期发生改变。宫颈管上皮由分泌细胞和纤毛细胞组成,两者随着月经周期或激素水平的改变而发生变化。偶尔柱状上皮没有典型的微绒毛,反而相当光滑。

纤毛细胞表面被覆动纤毛,这些动纤毛有节奏地向宫颈管和阴道方向运动。纤毛细胞在宫颈管柱状上皮中更为常见,特别是在靠近子宫内膜连接处。在宫颈阴道部一般没有纤毛细胞。细胞核为圆形或卵圆形,淡染,细胞质富含线粒体和游离核糖体,偶尔可见溶酶体,细胞横断面可见粗面内质网和光滑内质网。纤毛细胞的功能目前尚不清楚,有学者认为其具有清洁功能,即清洁分泌细胞分泌的大分子黏液。

▶ 五、原始鳞状上皮

原始鳞状上皮表面光滑，色泽粉红，阴道镜下很容易分辨（图 5-9）。在原始鳞柱交界处，原始鳞状

上皮和成熟化生鳞状上皮有分界。这一分界有时并不十分明确，但在阴道镜下可以通过最外侧或最后的腺体开口位置加以区分。在图 5-9C 中，新鳞柱交界已经标出，可以见到转化区的上界。宫颈碘染后，富含糖原的成熟鳞状上皮碘染着色为深褐色（图 5-9D）。

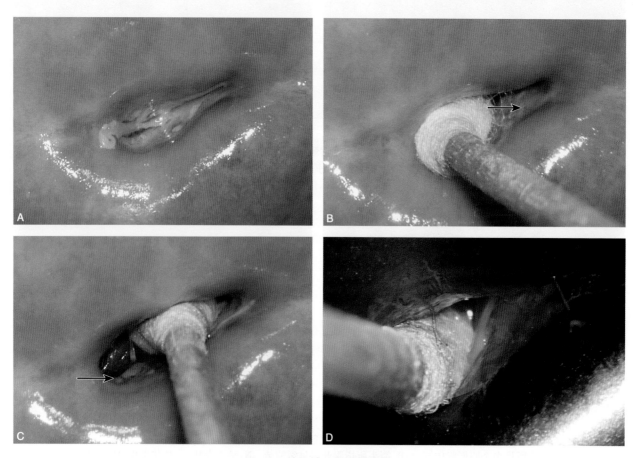

图 5-9　棉签辅助阴道镜图像
A. 醋酸试验后的原始鳞状上皮；B. 箭头所指处为颈管内化生上皮；C. 箭头所指处为新的鳞柱交界；D. 碘染后的宫颈

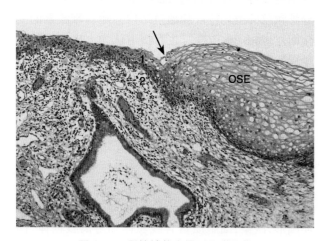

图 5-10　原始鳞状交界组织学图像
沿着化生上皮可见原始鳞状上皮（OSE），OSE 富含糖原，细箭头所指处为原始鳞柱交界，原始鳞状上皮和化生上皮的界限可见。1 为非成熟化生上皮；2 为上皮下基质（本图由郑州大学第二附属医院胡桂明教授提供）

宫颈鳞状上皮为复层上皮，覆盖宫颈阴道部，与原始鳞柱交界相连，与阴道壁上皮类似，富含糖原，显微镜下可分为 5 层（图 5-10）。

鳞状上皮下的基底膜将其与纤维基质分开。上皮厚度与机体的激素水平有关，年轻女孩和绝经后妇女的宫颈鳞状上皮仅有数层细胞（萎缩上皮）。在性成熟期，受孕激素的作用中层细胞层数增加，糖原含量增多，表层细胞在孕激素的影响下也发生类似变化。

▶ 六、鳞状上皮化生

月经来潮后，90% 的宫颈具有明显的转化区，鳞状上皮化生出现于转化区内。化生是一个生理过程，晚期胎儿、青春期和妊娠期宫颈均可出现化生上

皮。柱状上皮化生为鳞状上皮需要数天或数周的时间。化生过程不可逆，主要是由于柱状上皮长期暴露于阴道酸性环境所致。

（一）化生步骤

在正常鳞状上皮化生中，柱状上皮被鳞状上皮所取代。基质的毛细血管受压，高度下降，最终在上皮下形成毛细血管网（图 5-11），与正常鳞状上皮的毛细血管网相似。

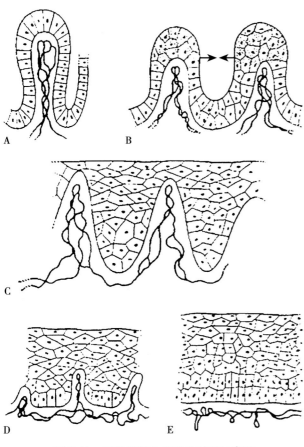

图 5-11　正常鳞状上皮化生过程示意图
A、B. 显示含有血管的绒毛顶部逐渐失去半透明性，结构变得模糊，随后由于储备细胞的快速增生而出现多层未分化的上皮细胞，这些细胞覆盖绒毛并填充于绒毛间隙（B、C）；绒毛逐渐融合，血管消失，外观光滑，被多层未分化的鳞状上皮所取代（D、E）

（二）阴道镜下观

如果阴道镜图像满意，可以观察到从葡萄状的柱状上皮到光滑的鳞状上皮之间的鳞状上皮化生过程。由于化生过程中的上皮具有不同形态学特征，化生过程通常不完全。化生可分为三个阶段：

1. 第一阶段　阴道镜首先识别到的是葡萄状绒毛的苍白变化（图 5-12A，1 处）。透过半透明的柱

状上皮基质毛细血管呈红色，经过数周或数天后绒毛顶端的柱状上皮被数层未分化细胞取代而呈光滑不透明的粉红色外观。

2. 第二阶段　随着化生的进展，新鳞状上皮开始向绒毛的侧方生长，绒毛融合，阴道镜仍可分辨其外形（图 5-12A，2 处）。

3. 第三阶段　绒毛完全融合呈光滑的鳞状上皮外观（图 5-12A 的 3 处和图 5-12B 的 M 处）。组织学上显示多层鳞状上皮下伴有融合绒毛的点状血管。随着鳞状化生上皮的成熟，基质点状血管逐渐消失。

原始柱状上皮偶尔可以在宫颈阴道部出现，伴有微小的腺体开口（图 5-12A，蓝色箭头所指）。原始鳞柱交界通常清晰可见（图 5-12A，绿色箭头所指）。化生在转化区具有典型的地图样分布，主要位于皱褶顶部、绒毛尖端和转化区的外侧靠近鳞柱交界处，这些部位暴露于阴道酸性环境机会最多，尤其在妊娠期化生迅速进入皱褶间并沿着绒毛侧方发展。化生外观多样，在大片的光滑化生上皮外出现绒毛（柱状上皮）组织小岛（图 5-12A，黑色箭头所指）。因柱状上皮岛的边界紧邻转化区的边缘，曾经有学者认为此处的鳞状上皮来自于鳞柱交界的鳞状上皮内生所致，但通过对妊娠期宫颈的阴道镜连续观察，这种生长方式最终被否定。

妊娠期宫颈发生明显的形态改变，是由于宫颈管暴露于阴道酸性环境，大片的柱状上皮发生鳞状上皮化生所致。宫颈管上皮外翻暴露于宫颈阴道部最常见于初产妇。由于宫颈体积增大，宫颈管组织下垂而出现外翻。经产妇的宫颈中也可以见到化生，但其机制似乎与前者不同。经产妇罕见宫颈外翻，反而在宫颈的下部可以见到更多的腺开口和裂口，更有利于阴道酸性分泌物进入宫颈管上部凹陷处。

青春期/少女的宫颈也可以出现类似妊娠妇女的化生。由于内分泌激素的增加，宫颈体积增大，颈管柱状上皮外翻并暴露于阴道酸性环境，继而发生鳞状上皮化生。

（三）组织学表现

在发生鳞状上皮化生之前，柱状上皮下会出现一种新的细胞，即柱下细胞或储备细胞（图 5-13A），这些细胞数目增多，最终成为鳞状上皮层。偶尔新的鳞化上皮顶端还可见到柱状上皮。储备细胞的来源目前仍不清楚，有学者认为它来自基质，为单核细

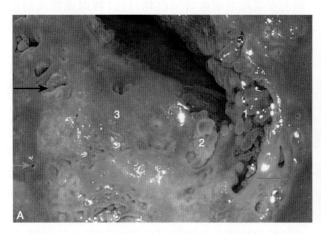
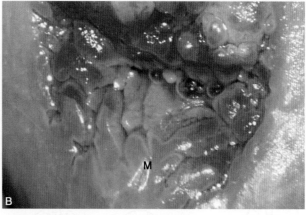

图 5-12　阴道镜显示转化区化生过程

A. 1 处为化生的第一步，葡萄状的绒毛开始化生呈苍白色，2 处为化生的第二步，新的鳞状上皮沿着绒毛侧方生长，绒毛开始融合，但最初的形态依稀可辨，3 处为化生的第三步，绒毛完全融合，可见光滑的鳞状上皮；B. M 处为舌状化生上皮。黑色箭头处化生上皮中可见柱状上皮残留的岛屿状结构，蓝色箭头处腺体开口，绿色箭头处原始鳞柱交界清晰可见

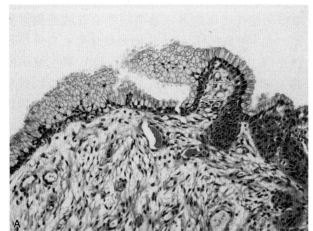
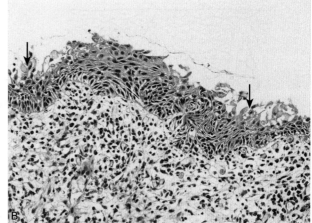
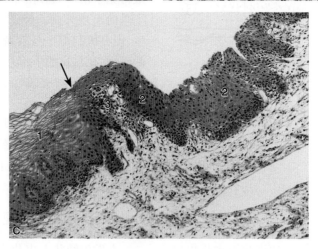

图 5-13　鳞状上皮化生组织学图像

A. 单层柱状上皮细胞下可见圆的贮备细胞（蓝绿色箭头所指）；B. 不成熟化生鳞状上皮上方可见含黏液的柱状上皮；C. 黑色箭头所指为原始鳞状上皮（1）和成熟化生上皮（2）之间的交接部位，由于基质乳头的向上插入化生上皮下半部呈不规则的改变（3）（本图由郑州大学第二附属医院胡桂明教授提供）

胞系成员,也有人认为它来自柱状上皮层,后来的研究显示人宫颈上皮细胞中的储备细胞来源于妊娠中期的米勒上皮。Smedts 等研究了储备细胞中的角蛋白,这一重要细胞成分除具有维持细胞结构稳定的作用外,还参与细胞内的转运过程。

Smedts 等还比较了储备细胞和宫颈管柱状上皮的角蛋白表达形式,发现尽管相似程度较小,但储备细胞中的多种角蛋白也出现于柱状上皮细胞中。宫颈管柱状上皮是终末分化的细胞,因此可能缺乏化生能力。该研究认为柱状上皮来源于储备细胞,多数细胞在分化的过程中角蛋白 5、6、14 和 15 表达消失,机制不明地出现另一种特殊的角蛋白 4 表达。当储备细胞增殖转化为化生鳞状上皮后,曾在储备细胞中出现的角蛋白消失,开始合成非角化细胞所表达的角蛋白 4 和 13。由此认为,未成熟的鳞状化生上皮和颈管柱状上皮起自一个共同的祖源,即储备细胞。

Smetrs 等还发现成熟的化生上皮细胞不表达角蛋白 17,其他角蛋白的表达均与宫颈阴道部上皮细胞相同。角蛋白 17 散在表达于宫颈阴道部上皮的基底层细胞。角蛋白的表达并不完全界定在宫颈外部的非角化上皮细胞,这似乎意味着"成熟"的化生鳞状上皮,即按照形态学的标准判断为成熟的鳞状上皮,如果通过角蛋白分型来鉴别,其还不够成熟。

化生是储备细胞转化成不成熟化生细胞进而成熟的过程。早期,在"储备细胞"上方可以见到单个的柱状上皮层、残留腺体及位于化生阶段的鳞状上皮上方且含黏液的柱状上皮(图 5-13B)。随后,柱状上皮消失,出现成熟的鳞状上皮(图 5-13C)。新上皮通常因含有较少的糖原而色泽稍暗。

原始鳞柱交界和新鳞柱交界之间的区域称为转化区,该区域内分布着连续变化的上皮,不成熟化生上皮和成熟化生上皮并存,成熟化生位于不成熟化生和原始鳞柱交界处之间,不成熟化生上皮对细胞损伤因素敏感,因而容易发生上皮内瘤样变。通过判断非成熟化生和成熟化生上皮及腺体开口和纳氏囊肿的位置,可确定正常转化区的范围。宫颈最常见的病理改变位于转化区的边缘,所以清楚而细致地了解宫颈原始柱状上皮、原始鳞状上皮和化生的鳞状上皮以及其组织胚胎学和阴道镜下图像的特征,显得尤为重要。

(崔金全　钱德英)

第 六 章

妊娠期、绝经期和外源性激素作用后宫颈的阴道镜图像

内源性和外源性激素对宫颈具有一定的影响,阴道镜下图像也随之发生相应的改变。除妊娠期外,以上变化并不改变阴道镜评估的基本原则或处理方式。对妊娠期而言,首先需要考虑的是孕妇安全问题,在除外宫颈浸润癌后,癌前病变推荐进行保守处理。

▶ 一、妊娠期女性的阴道镜图像

细胞学异常和 CIN 流行病学的发病高峰年龄是30 岁左右的女性,因此,妊娠女性出现宫颈癌筛查结果异常并不少见。与非妊娠妇女相比,没有证据显示妊娠期女性更容易出现高级别病变,因此妊娠期女性筛查同非妊娠期相似。

妊娠期阴道镜检查的目的主要是排除宫颈浸润癌。如果确诊为癌前病变,妊娠期进行保守处理直至分娩结束。随着系统的宫颈普查工作的开展,对于已经在妊娠前进行常规宫颈癌筛查者,不需要在分娩前再次进行检查,宫颈筛查可以延迟至产后进行。但对于未规律行宫颈癌筛查的孕妇,产前检查时行细胞学检查,可使这些女性得到宫颈癌筛查的机会。阴道镜门诊会看到很多女性在等待评估、治疗或随访过程中发生妊娠。

对于妊娠期宫颈细胞学异常、妊娠期阴道出血、宫颈外观异常不能除外宫颈疾病者,均应及时行阴道镜检查,以尽早排除浸润性疾病。随着妊娠的进行,对宫颈的检查难度逐渐增加,阴道镜检查更具有挑战性。妊娠期宫颈癌的发生率大约为 0.45/1000,目前没有证据支持妊娠本身会促进宫颈癌的进展而不利患者预后,但有个重要的不利因素不容忽视,那就是诊断被延误。分析可能与以下原因相关:①医生将宫颈的异常出血误认为妊娠相关的异常出血;②尽管可疑宫颈异常,但患者不愿进一步检查。

(一) 阴道镜下的所见

妊娠前 3 个月的阴道镜图像与非孕期相似,阴道镜下对于病变的评估相对更简单。随着妊娠的进行,受激素、生理和解剖等因素的影响,宫颈、阴道壁的变化更明显。血容量增加、血管增多、间质水肿导致宫颈增大并更柔软,这种变化在早孕末期开始越来越明显(表 6-1)。与此同时,阴道壁也发生了类似的改变而导致阴道壁松弛,皱襞增加,这使得妊娠期阴道镜检查较非妊娠期更具有难度。妊娠期的阴道

表 6-1　妊娠对下生殖道的影响

组织	对组织的影响	阴道镜下的变化
宫颈管间质	血管增加 组织间液增多/间质水肿 蜕膜样变	宫颈管外翻宫颈肥大 蜕膜样息肉
宫颈管上皮	绒毛增大肥厚 黏液分泌增加 化生活跃	黏稠的黏液 柱状上皮息肉状 明显的腺体开口 妊娠宫颈特有的质地、皱褶加深 毛细血管构型更明显
宫颈阴道部表面	鳞状上皮糖原含量增加	毛绒状,略呈紫色,碘染着色深 醋酸白色的化生上皮
阴道	血管增加,组织水肿	阴道壁松弛,皱襞增多

镜检查必须仔细观察整个宫颈阴道部、转化区和阴道壁。在阴道牵引器的帮助下，一般可以顺利完成检查。若无该器械，棉签、卵圆钳或者刮板等工具也可以达到类似的效果。如果检查中阴道壁膨出影响视线，也可以将避孕套的头端剪去，套在双叶窥器外面以利于检查。与阴道壁牵引器相比，这种方法可以有效地控制膨出的阴道壁，且增加患者的舒适度。另一个可能影响视线的是多而稠厚的宫颈黏液。用生理盐水棉签轻轻搽拭有助于去除黏液。若无法去除黏液，也可将黏液推到一侧，逐步观察宫颈的不同部分。阴道镜检查使用的5%的醋酸也有助于去除宫颈黏液。

妊娠期宫颈柱状上皮常因间质水肿出现生理性外翻。由于阴道酸性环境的影响，外翻的柱状上皮区域可以发生明显的鳞状上皮化生。鳞状上皮化生过程伴随着整个孕期，阴道镜下观察可表现为醋酸白色上皮，和低级别病变难以鉴别（图6-1～图6-8）。

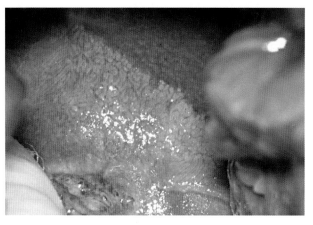

图6-3　暴露宫颈左侧局部

可见成熟鳞状上皮区域薄醋白均一镶嵌样改变，此为低级别病变的图像特征（以上3张图为同一妊娠期患者）

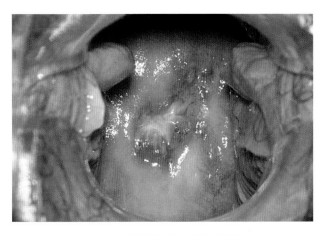

图6-1　患者31岁，妊娠27周

宫颈质地柔软，略呈紫蓝色，此为生理盐水清理黏液后所见

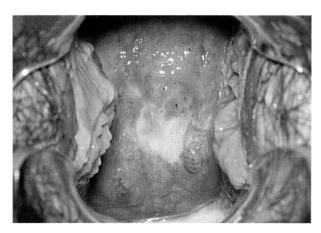

图6-4　患者25岁，妊娠21周

宫颈质地柔软，略呈紫蓝色，此为生理盐水清理黏液后所见

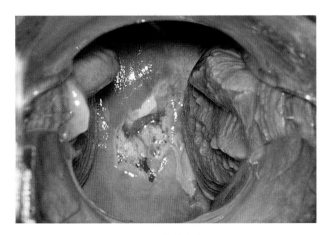

图6-2　醋酸后宫颈

宫颈上唇近宫颈口处为黏液，下唇宫颈口处柱状上皮增大肥厚并相互融合，呈颗粒状。宫颈左侧上皮可见有薄醋白改变，并向成熟鳞状上皮区域延伸，受松弛的阴道壁影响难以暴露

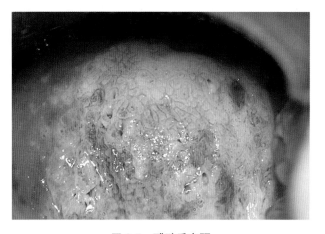

图6-5　醋酸后宫颈

上唇可见致密醋白镶嵌样改变，并可见点状血管，呈现为高级别病变的图像特点，活检病理证实为高级别

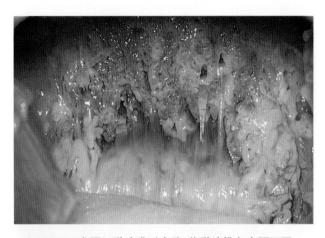

图 6-6　宫颈口黏液难以去除,将黏液推向宫颈下唇
观察宫颈口,可见柱状上皮增大,腺体开口增大。3、9点处可见致密醋白上皮。呈现为高级别病变的特点(以上 3 张图为同一患者阴道镜图像)

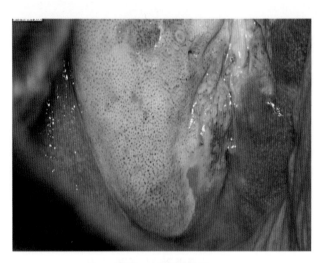

图 6-7　妊娠 27 周
宫颈质地柔软,紫蓝色。暴露宫颈局部,醋酸后可见致密醋白改变并可见明显点状血管

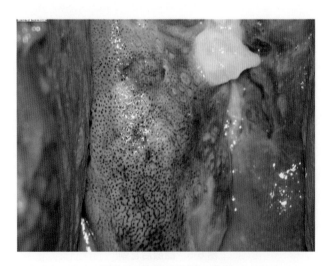

图 6-8　与图 6-7 同一患者
随时间延长,大小不一的镶嵌、粗大点状血管越来越明显,血管间距大小不一,此为典型高级别病变的图像特点。活检病理证实为高级别病变

妊娠期 CIN 图像与非孕期的 CIN 图像相似,只是其醋酸白色上皮更为显著。妊娠期血供增加使镶嵌和点状血管更为明显,造成图像更夸张,这可能导致过度诊断。此时的阴道镜检查,经验非常重要。

与生殖道其他部位一样,妊娠期宫颈湿疣也很常见,因血供丰富而呈鲜红色,部分生长较迅速。肉眼直视下可能会觉得其血管走行异常,但通过阴道镜检查可以证实其为良性,对于难以判断良恶性者,建议转诊至有经验的阴道镜医生进行评价,必要时进行活检以明确诊断。湿疣可以合并 CIN 同时存在,这需要通过活检来证实。宫颈湿疣的治疗应推迟到产后,产后相当多的疣体可能自行缩小。

妊娠期高水平的孕激素不但使子宫内膜发生蜕膜样改变,利于着床,还可以使宫颈发生蜕膜样改变,这些改变通常是局灶性的。宫颈管和宫颈阴道部都会受其影响,蜕膜样改变包括转化区内可见明显的腺体开口、多个独立的蜕膜样息肉等(图 6-9)。外观呈苍白或微黄色,没有被覆上皮,这些改变在产后会自然消退。

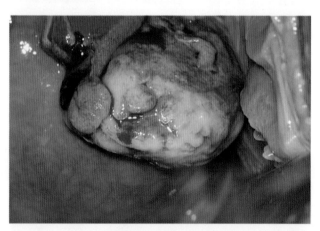

图 6-9　妊娠期宫颈息肉蜕膜样改变

宫颈内膜微腺体增生是由于孕激素刺激柱状上皮增生所致。这些改变通常见于妊娠妇女和口服避孕药的妇女。这些改变通常在显微镜下被发现,但如果腺体增生明显伴充血,肉眼可能在宫口看见息肉状的改变。

(二) 临床处理

对妊娠女性的任何检查,均须考虑其安全性。虽然检查的目的是尽量保守处理,但对于可疑微小浸润癌或浸润癌的患者均须活检。对于怀疑有高级

别 CIN 的妊娠女性,如果需要活检,在门诊进行点活检是安全的,点活检造成的出血通常可以用棉球或棉塞压迫来止血。通常硝酸银棒或 Monsel 溶液可以有效安全地用于止血。根据初次检查时的孕龄,患者在妊娠的不同时期应行两次阴道镜检查,以监测疾病的进展情况。

如果怀疑为浸润癌,需要更大的活检标本以明确诊断。这样操作所造成的主要并发症包括大出血、流产或早产。电环切可以获得足够的标本,且不需完全切除宫颈,还可以通过电凝有效止血。然而即便如此,还是有 25% 的并发症。大出血是最常见的潜在问题,因此尽管全身麻醉通常不是所需的前提条件,但楔形或环切在手术室实施会更安全。必须牢记,这样的锥形活检或类似操作的目的不在于治疗,不应该把这种手术视为治疗性的操作。因为这种手术有很高的切缘阳性率和产后病灶残留率。如果确诊为浸润癌,后续的处理应根据宫颈癌分期,并与孕妇及其家属进行密切详谈,以确定合适的干预时机和方式。

(三) 产后

大部分的妊娠女性需随诊至产后。除非考虑病情进展,一般可以延迟至产后 8 ~ 12 周复查。产前病灶的自然消退率较低,为 12% ~ 35%,因此产后复查十分重要。自然消退的发生与分娩方式无关。任何的宫颈损伤都可能使产后的阴道镜图像与孕期图像不同。哺乳期女性的宫颈可出现碘染不均匀,类似绝经妇女的图像,这是由于鳞状上皮含糖原量少所致。

(四) 临床指南

1. 妊娠期检查的目的是除外宫颈浸润癌。

2. 阴道镜评估后,CIN 可以进行延迟治疗直至产后。

3. 推迟一段时间治疗 CIN 是安全的。

4. 妊娠期 CIN 的自然消退率很低,产后为治疗而进行评估十分重要。

▶ 二、口服避孕药女性的阴道镜图像

CIN 的发病高峰年龄为 30 岁左右的妇女,在这些阴道镜检查的女性中,服用避孕药是很普遍的。避孕药可以使宫颈发生一些改变,这些改变应该视为正常变化。宫颈可见异位上皮伴有稠厚的黏液,也可见到一些宫颈肥大,类似早期妊娠的宫颈。异位是由于个别柱状上皮绒毛体积增大并充血,外观色红且质脆。这些图像可能被误认为可疑病变。

(一) 先天性转化区

先天性转化区被用于描述持续存在的柱状上皮,它们不能完全成熟为富含糖原的鳞状上皮,可以延伸到宫颈表面或者直至阴道壁。

这些改变通常发生在一类特殊类型的女性中,这些女性的母亲怀孕时曾经使用过己烯雌酚(diethylstilbestrol,DES)。DES 是一种人工合成的雌激素,在 20 世纪 40 ~ 70 年代早期,被错误地当作保胎药物来使用。后来发现,DES 不但不能保胎,相反还对母亲和胎儿产生了极大的副作用。在 20 世纪 70 年代早期,在那些有过胎儿时期 DES 暴露史的女性人群中,宫颈癌和阴道癌的发生率相当高。最常见的并发症是不孕、异位妊娠和早产,许多人的生殖器官发育异常。具有先天性转化的女性,其发生瘤变的风险同正常女性相似,但其夸张的阴道镜图像特点可能会造成经验不足的阴道镜医师错误地判读为上皮内病变。

(二) 阴道镜图像

使用醋酸后可见延伸至阴道壁的大面积化生上皮,白色改变并可见细小镶嵌样改变。活检可以证实其不过是正常的柱状上皮。过度增生的柱状上皮可以在宫颈阴道部形成很明显的皱褶,或在宫颈口形成息肉状的外观。有人用"鸡冠"来形容宫颈上唇的良性隆起。可以见到大面积的柱状上皮延伸至阴道壁。柱状上皮暴露于阴道酸性环境中,产生大量黏液,且上皮呈现非常明显的炎性反应性改变。

(三) 临床处理

在有些地区,曾经有 DES 宫内暴露史的妇女在指定的阴道镜中心定期随访。现在所见到的大多数有先天性转化区的女性,她们大约占有先天性生理性变异女性的 4%。

一部分女性主诉白带过多或性交痛,特别是那些宫颈阴道部甚至阴道壁被柱状上皮覆盖的妇女。

如果没有症状,应确保这些女性是自然的生理性状态。如果有症状,可以局部使用酸性凝胶或通过消融破坏表面的柱状上皮以促进鳞状上皮化生。但随着时间的推移,该过程可以自发地进行。

▶ 三、绝经期女性的阴道镜图像

30 岁以后妇女宫颈细胞学异常的发生率降低,50 岁妇女的发生率仅为 1%。绝经期妇女可能会觉得进行宫颈刮片或阴道镜检查不适感明显,从而不愿检查。

(一) 阴道镜图像

绝经期妇女的阴道镜检查动作应轻柔。绝经后妇女生殖道上皮菲薄,黏液分泌不足,因而组织容易发生撕裂伤。从窥器插入阴道开始,宫颈刮片,甚至仅是轻轻地擦拭宫颈,都可能损伤表皮的细小毛细血管而造成黏膜下出血点,甚至部分表皮剥脱。失去表皮覆盖的间质裸露,进而造成阴道镜和组织学难以评价。

雌激素水平下降对宫颈的影响因人而异。临床上常见的萎缩状改变与绝经后的一系列症状不一定具有相关性(表 6-2,图 6-10~图 6-12)。由于表面的鳞状上皮层变薄,下面的基质血管减少,宫颈外观苍白、萎缩,使得宫颈对醋酸的作用很少有反应。柱状上皮也萎缩,失去其典型的绒毛状结构。由于鳞状上皮含糖原量减少,宫颈碘染色呈深浅不均的黄色。在老年女性中,由于上皮中完全不含糖原,可以呈现为均一的黄色。由于宫颈间质的收缩造成转化区内移到宫颈管内,其上界难以被识别。这是绝经妇女阴道镜检查时不能充分观察宫颈的最常见原因。宫颈管扩张器有助于观察到鳞柱交界,但由于绝经后的宫颈如"针孔"状,造成这种器械根本无法使用而徒增女性的痛苦。

表 6-2　绝经后下生殖道的变化

组织	对组织的影响	阴道镜下的变化
宫颈管间质	血管减少 组织间液减少 鳞柱交界内移至宫颈管内	宫颈萎缩变小, 阴道穹隆黏膜潮红 鳞柱交界不可见
宫颈管上皮	绒毛融合变得平坦	苍白的萎缩上皮
宫颈阴道部表面	鳞状上皮层数减少,变得菲薄	苍白的萎缩上皮,上皮下血管直接可见 瘀血斑 接触性出血

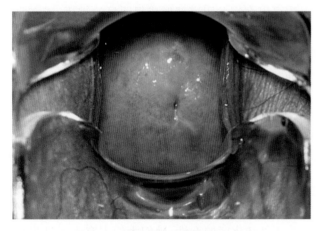

图 6-10　患者 57 岁,萎缩的宫颈
表面被成熟鳞状上皮覆盖,部分区域略潮红,宫颈口狭小

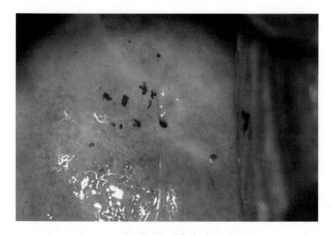

图 6-11　醋酸后
宫颈上皮表现为弥散苍白,检查后导致黏膜下出血点,鳞柱交界位于宫颈管内无法看到

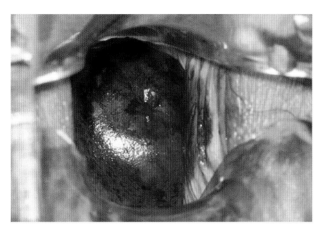

图 6-12　同一患者,碘试验显示着色不均匀

(二) 临床处理

不论年龄多大,临床处理原则不变。在检查前应使用雌激素霜剂或栓剂 7~10 天,有利于观察转化区,并可使宫颈柔软,有利于宫颈管扩张器的使用。对于那些因萎缩反应性变化造成的宫颈涂片细胞学临界异常或 ASCUS 的老年女性,检查前局部应用雌激素也有好处。如果仍然无法观察到上界,对于那些可疑存在癌前病变的女性,可能需要进行诊断性宫颈切除以进行评价。以往都是在全身麻醉下实施冷刀锥切术,现在可以在门诊安全地进行宫颈电环切术。所有绝经后阴道出血的妇女都需要直接检查她们的宫颈。

(三) 临床指南

1. 绝经后的宫颈细胞学异常率发生率较低,尤其是既往细胞学筛查阴性史的女性。

2. 绝经后阴道出血的患者,除了要评价子宫内膜外,还应对宫颈进行检查。

3. 对于绝经后女性的检查应动作轻柔,以免造成组织创伤和患者的不适感。

4. 如果阴道镜下无法看到转化区的上界,对于可疑有癌前病变的患者,可能需要进行诊断性宫颈切除以进一步评价细胞学的异常。

(赵　昀　魏丽惠　钱德英)

第 七 章

异常阴道镜表现与
组织病理学

异常阴道镜表现发生率大约为3.6%。宫颈上皮及其下间质的结构决定了阴道镜的表现,对阴道镜检查的各种表现做出适当的解释需要准确把握宫颈病变的组织病理学。

不同的组织学变化会呈现不同的阴道镜下图像。初始轻微改变是宫颈柱状腺上皮移位(外翻),原本宫颈外口鳞状上皮区域出现腺上皮。移位的腺上皮通常会被新生的鳞状上皮全部或至少部分取代(化生),这是宫颈上皮性病变的重要基础。新生的鳞状上皮可能是正常的、棘皮样的(良性肥厚性改变)或者具有不典型性的。阴道镜医生需要采用专业术语对不同生物学行为及重要性的病变进行评估。

▶ 一、显微镜下形态与阴道镜下图像对比

通过阴道镜放大图像可显示上皮与间质。上皮是反射光和入射光都要经过的过滤层。上皮本身没有颜色。间质由于含有血管而呈红色,会通过上皮有一定程度的传递,从而呈现相应阴道镜图像。阴道镜呈现的图像取决于上皮的厚度、上皮的光学密度(它的结构)以及间质的特性。

病变的阴道镜图像与其周围组织或其他病灶间有清晰的界限。实际上所有阴道镜下的可疑病变都有其界限。

▶ 二、特定阴道镜图像的组织学基础

黏膜白斑的组织学特点是角化不全或角化过度。角化只与病理性上皮细胞有关,正常含有糖原的宫颈鳞状上皮不发生角化。角化的程度可从轻度角化不全到全层角化,并不能反映基础疾病的性质和类型。角化可能由两种不同的上皮细胞产生:

①棘皮样上皮(反应性增生);②不典型上皮(上皮内病变,具有不同程度的恶变风险)。阴道镜下正常上皮与不典型增生的鳞状上皮之间的界限很清楚(图7-1~图7-6)。

角化不全与过度角化都可能发生于良性或恶性上皮病变中。通过角化来判断恶变风险是不可行的。黏膜白斑活检的组织病理改变可为棘皮样上皮

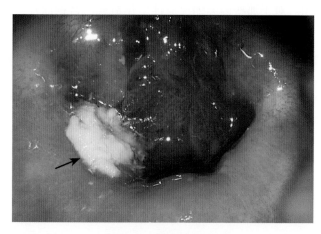

图7-1 醋酸反应前
阴道镜下箭头所指白斑

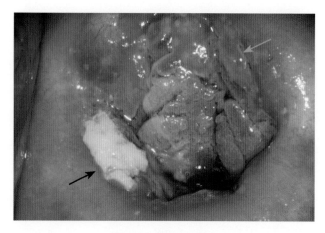

图7-2 醋酸反应后
阴道镜下黑箭头所指白斑,蓝箭头所指化生

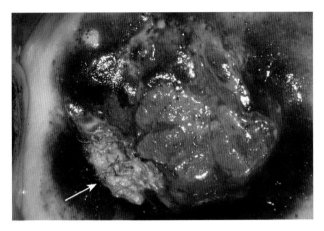

图 7-3　阴道镜下白箭头所指白斑（复方碘后），组织病理 LSIL

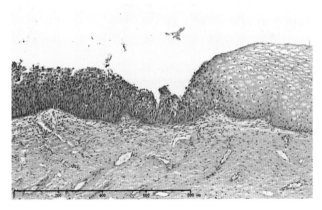

图 7-4　左侧及中部为 HSIL（CIN3），右侧为成熟鳞状上皮，界限清晰

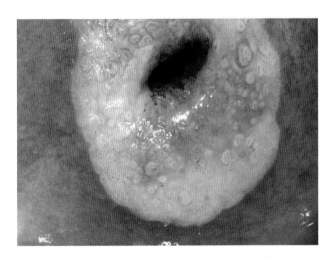

图 7-5　阴道镜下 HSIL（CIN3）与相邻的正常鳞状上皮之间有清晰界限

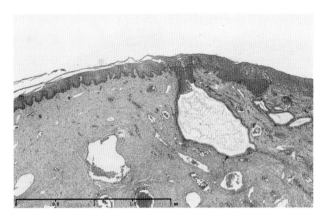

图 7-6　HSIL（CIN3）发生于转化区的 HSIL（右）取代原上皮全层，与相邻的正常鳞状上皮（左）之间界限清晰

或不典型上皮，甚至是侵袭性癌。大片的黏膜白斑的不同区域间组织病理类型可以变化多样。甚至在同一病变区域内，棘皮样上皮可以和不典型上皮同时混合存在。需注意，取自一个大片病变的小活检标本可能不具有代表性（不是病变程度最重的部分），继而导致漏诊，甚至表面角化可能会掩盖角化型浸润性鳞癌的本质。

▶ 三、镶嵌及点状血管图像

大部分阴道镜异常表现为镶嵌图像、点状血管图像以及醋酸白上皮的三联征。阴道镜下出现镶嵌图像和点状血管图像源自不同病变鳞状上皮及下方间质的结构特点和相互关系。穿插在鳞状上皮脚之间的、拉长的间质乳头中的血管可透过覆盖在其上的薄层鳞状上皮显示出来。点状血管图像和镶嵌图像分别由独立的间质乳头及交错相连的间质桥形成（图 7-7~图 7-9）。

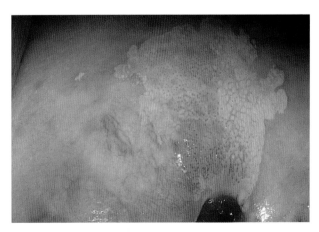

图 7-7　细镶嵌样图像和点状血管图像 LSIL（CIN1）

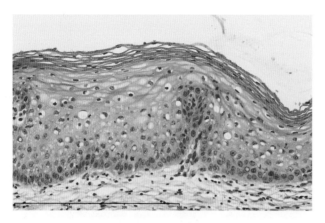

图 7-8　LSIL(CIN1)
鳞状上皮下 1/3 细胞有不典型性及个别异常核分裂

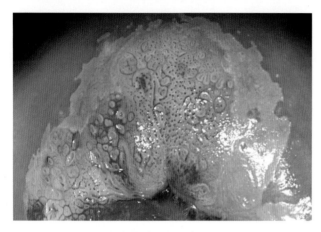

图 7-9　混合出现粗镶嵌和粗点状血管图像 HSIL
(CIN3)，其与转化区的边界清楚

特别需要注意的是，这些阴道镜下表现可由形态学完全不同的上皮细胞病变引起。棘皮样增生的上皮细胞会表现出更广阔的出芽和分支结构，上皮脚之间有十分纤细的间质乳头。这些间质乳头之间的距离不等，但通常不会特别远。相反，不典型上皮（上皮内病变）的上皮脚比较大且规则，间质乳头更粗大，并且相互距离比较远。明显角化过度上皮下的间质乳头常是拉长的。点状血管镶嵌实际上只有约 30% 的镶嵌和点状血管图像源自不典型上皮（上皮内病变）。组织病理上，转化区外的镶嵌及点状血管图像 70% 与良性增生性棘皮样上皮相关，只有 30% 与 CIN(SIL)相关。相反，在转化区域内的镶嵌和点状血管图像只有 20% 与良性增生性棘皮样上皮相关，而 80% 与 CIN(SIL)相关。

▶ 四、转化区的问题

正常的转化区往往界限清晰。转化是指柱状

腺上皮被鳞状上皮取代的化生过程。完整的转化区可通过存在腺体开口和（或）潴留囊肿被识别。因而，阴道镜下表现具有如下特征：腺体开口隐窝（图 7-10）、柱状上皮岛（图 7-11）、潴留囊肿（图 7-12），以及上皮区域的血管网（图 7-13）。然而，即使在覆盖着看起来正常的鳞状上皮区域，腺体开口及潴留囊肿仍然是转化区的标志。众所周知，鳞状上皮化生会导致上皮呈多种表现形式，可以是正常鳞状上皮、不含糖原的棘皮样上皮或者不典型上皮（上皮内病变），阴道镜下图像也会有所不同：与正常上皮相比，棘皮样上皮及不典型上皮会有明显的颜色差异。利用宫颈黏膜碘染色实验，可以观察到棘皮样上皮及不典型上皮与正常上皮之间的清晰界限。棘皮样上皮不会像不典型上皮一样在醋酸作用下变白。虽然转化区的基本结构会在所有类型上皮中不同程度有所保留，但增生的血管、不典型血管以及袖口样腺体开口提示出现不典型性（图 7-14～图 7-17）。

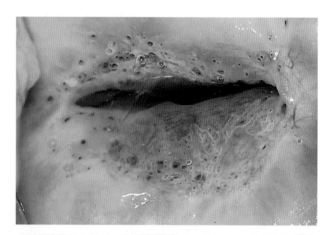

图 7-10　腺体开口隐窝

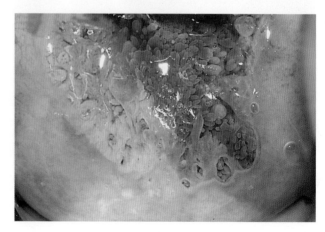

图 7-11　柱状上皮岛

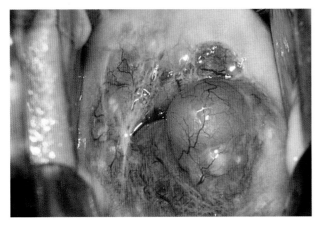

图 7-12　转化区上的纳氏囊肿
透过薄层上皮的长且规则的血管分支是其典型改变

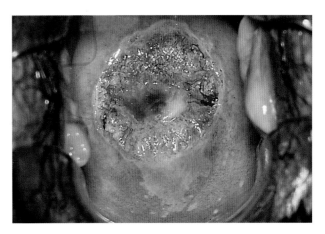

图 7-15　异常转化区内 LSIL

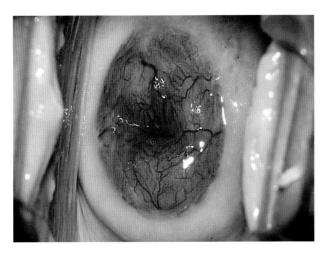

图 7-13　上皮区域的血管网

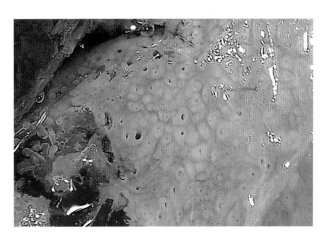

图 7-16　袖口状腺体开口
组织学显示为 HSIL（CIN3），累及腺体

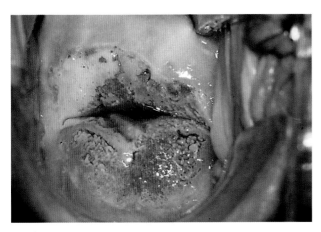

图 7-14　异常转化区内 HSIL

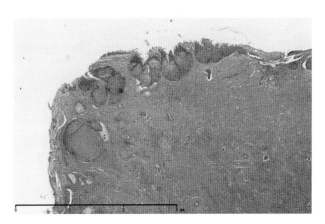

图 7-17　HISL（CIN3）伴累及腺体

▶ 五、糜烂-溃疡

（一）阴道镜下的糜烂

糜烂可自发出现。不典型上皮较正常或萎缩的鳞状上皮更加脆弱且缺乏细胞间黏附力,与上皮下间质的附着也更弱一些,可发生自发剥离。这也促进了宫颈脱落细胞学检查的成功应用。部分或整片上皮均可发生脱落(图7-18,图7-19)。尽管有纤维素覆盖,糜烂的表面通常仍是平坦的。即使糜烂周边的上皮是正常的,仍需注意,剥离的上皮可能有不典型性。

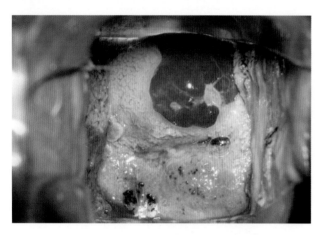

图 7-18　糜烂
见暴露的间质结构背景及残存的 HSIL(CIN3)

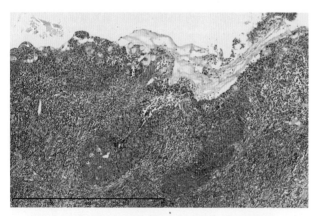

图 7-19　HSIL(CIN3)伴"袋状"结构(累及腺体)
部分表面上皮缺失(糜烂),小血管增生,大量炎性细胞浸润,上皮脚以及毛细血管间距离增加

（二）微小侵袭癌（ⅠA期）

早期间质浸润起源于上皮内病变。浸润灶表现为起自上皮基底部的不典型的椭圆形、杆状或指状

出芽突起。侵袭的出芽突起通常只有毫米级别大小。早期的间质浸润往往没有典型的阴道镜或是细胞学表现,微小的侵袭出芽在阴道镜下是无法识别的。阴道镜下不典型病变的面积越大,≥40mm²,发生早期浸润的概率就越大(图7-20)。面积较小的病变常不伴有间质浸润。

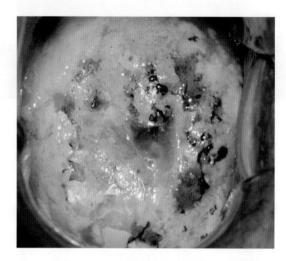

图 7-20　阴道镜下不典型病变的面积越大,显微镜下浸润癌的概率就越大

早期微小间质浸润灶可能有几毫米大小,成为可在组织学切片上用肉眼看到的病变。由局限小结节构成的微小浸润癌,常在宫颈外口或者宫颈管内的完整上皮之下。偶尔其表面会形成溃疡。血管较前更多、不规则并且更粗大。因此,对微小浸润癌的阴道镜诊断要综合考虑病变的位置、与表面上皮的关系以及间质和血管的反应性改变。位置较高的位于宫颈管内的微小浸润癌通常超出了阴道镜的观察范围(图7-21,图7-22)。

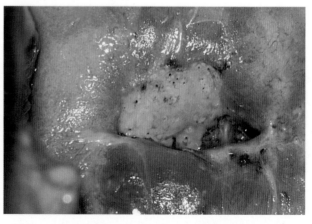

图 7-21　位于宫颈管内的微小浸润癌通常超出了阴道镜的观察范围

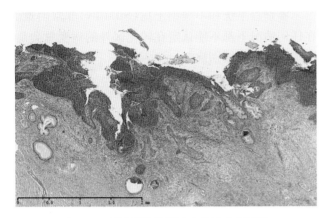

图 7-22　早期间质浸润（宫颈癌ⅠA1 期）
浸润灶位于中央部，细胞质浅染，周围间质水肿伴炎性细胞浸润

（三）临床上的浸润性癌（ⅠB1 期）

阴道镜下很难区分鳞状细胞癌和相对少见的腺癌。尽管侵袭性肿瘤的组织学生长方式多种多样，但它们在阴道镜下的表面是相同的。无论是外生性还是内生性肿瘤，其表面都是不规则、有裂隙以及出现乳头状突起（图 7-23，图 7-24）。一个重要的不同之处是，内生性癌对宫颈形状的破坏较小，表面仅有溃疡形成（图 7-25），因而容易漏诊。

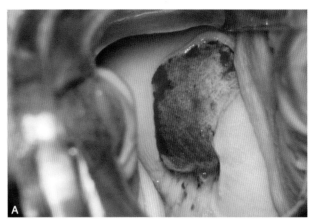

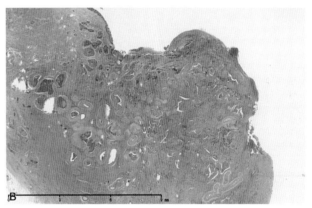

图 7-25　内生浸润性鳞状细胞癌
A. 宫颈鳞状上皮缺失，形成溃疡；B. 表面鳞状上皮部分缺失，部分角化过度，癌组织主要在上皮下方的间质内浸润性生长

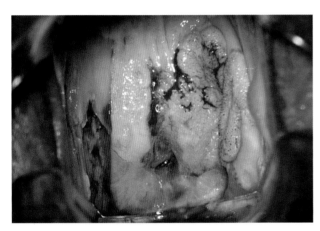

图 7-23　一定程度外生突起生长的鳞状细胞癌，可见多样的不典型血管（ⅠB1 期）

▶ 六、湿疣病变

湿疣病变的阴道镜表现取决于其表面情况，很容易观察到的乳头状生长的指状突起则取决于其组织学结构。角化物可覆盖于表面形成均匀的珍珠光泽，进而掩盖其深层结构细节。明显拉长的间质脊突或乳头也对其阴道镜表现有重要影响。每个都含有一条或是几条不同口径的血管。除非角化物遮盖，通常它们都明显易见（图 7-26，图 7-27）。扁平疣在阴道镜下可以表现为点状血管或镶嵌图像，取决于其间质形成脊突或乳头。其表面与不典型上皮病变表现相似，但由于其上皮的厚度以及间质乳头的高度，相对更粗糙一些。

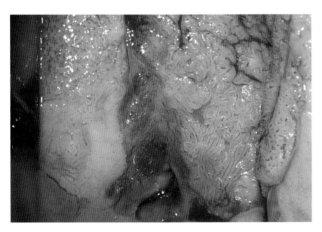

图 7-24　不典型血管的放大阴道镜图像

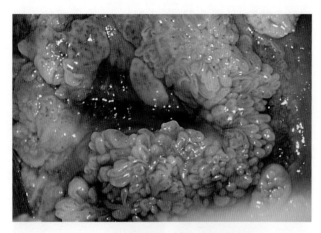

图 7-26　湿疣

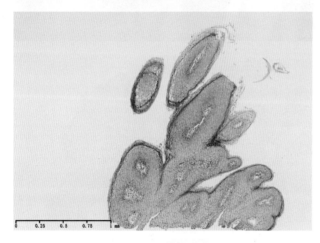

图 7-27　棘状湿疣
显示特征性的大量纤细指状突起

鉴别扁平疣和不典型上皮（SIL-CIN）非常困难。在任何情况下都不能认定在转化区外的病变总会是湿疣而不是高级别病变。

▶ 七、总结

阴道镜使临床医生对最终可能发展为 SIL（CIN）或侵袭性癌的疾病的进展有了更好地观察。上皮的透光性能变化以及间质血管的特点使鳞状上皮病变能够被观察到。病变鳞状上皮在细胞组成、高度、表面结构和界限等方面与正常含糖原的鳞状上皮不同。在某种程度上，它们具有相应特点，进而可用来鉴别多种病变。临床医生只熟悉特定的阴道镜图像（例如点状血管或是镶嵌状图像）是不够的，还应了解掌握相应的宫颈病理学知识。

（王文泽　霍　真　尤志学）

第 八 章　　　　　良性宫颈疾病的阴道镜表现

▶ 一、宫颈息肉

宫颈息肉（cervical polyp）是有蒂或无蒂的、来自宫颈或宫颈管的良性赘生物（图8-1）。临床表现为白带过多，月经间期或性交后出血，常见于多产妇女，很少见于初潮前或绝经后女性。宫颈息肉是宫颈管上皮局部增生形成的。它与局部血管聚集、慢性炎症或对激素刺激异常的局部反应是否相关，尚无定论。由于息肉与内膜增生有关，所以它与雌激素水平过高应该有关。不同类型的息肉可能与多种因素有关。

根据组织结构不同将息肉分为三种类型：黏膜性的最常见；纤维性的和血管瘤性的非常少见。息肉表面被覆柱状上皮同时可能伴鳞状上皮化生，有些息肉表面可能被覆成熟的复层鳞状上皮。

临床妇科检查或阴道镜很容易识别息肉。无论是否用生理盐水溶液处理，息肉表现为不同长度和直径为0.5～3cm的赘生物，通常有延伸的蒂部，黏膜性的为粉红色，纤维性和血管瘤性的为紫色。涂过醋酸后，如被覆柱状上皮则表现为葡萄状，若被覆化生上皮则表面光滑。碘染色则不着色。息肉需与黏膜下肌瘤、颈管黏膜微腺体增生和宫腔下段子宫内膜息肉、突出宫颈外口的子宫内膜腺癌相区别。

蜕膜息肉发生在妊娠期。

息肉有三种转归。

1. 化生（metaplasia）　化生常发生在息肉的末端，而颈管内部分没有改变。

2. 缺血和坏死（Ischemia and necrosis）　不常见，缺血可发生于蒂部细长的息肉扭转时，继发坏死时而让息肉自发性消失。

3. 恶变（malignant transformation）　息肉恶变很少见。其中鳞癌较多，腺癌其次，肉瘤最少。局限于息肉的鳞癌和腺癌预后好。

息肉切除后应送病理检查以排除恶性病变。去除宫颈管内的息肉并确定这一息肉是否是其他疾病的征兆非常重要，换句话说息肉可能只是子宫内膜病变如内膜息肉样增生和子宫内膜癌的一个表现。因此进行B超检查排除子宫内膜病变是有意义的，而基底比较宽的息肉有时需要在全麻下行外科切除。

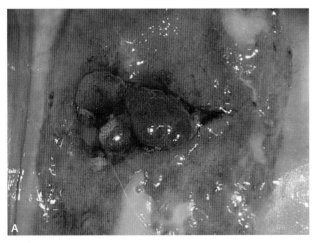
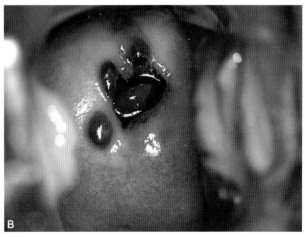

图 8-1　宫颈息肉

▶ 二、宫颈子宫内膜异位症

宫颈子宫内膜异位症（endometriosis）是指异位的子宫内膜在宫颈生长，是由子宫内膜种植到破损的宫颈上皮引起的，如宫颈活检后、手术操作或电热后的痂面。宫颈子宫内膜异位症不常见（0.1%～0.5%），多见于 40 岁妇女，大多数宫颈子宫内膜异位症没有症状，但可能引起月经前或性交后点状出血或痛经。

宫颈子宫内膜异位症在阴道镜下可表现为囊肿或溃疡（图 8-2）。

1. 囊肿　囊肿通常为红色或紫色，直径几毫米，也可能大于 1cm。穿刺可见巧克力样囊液。鉴别诊断要考虑以下情况：电热治疗后的出血渗出（表现多样和圆形分布）、纳氏囊肿、宫颈表面有规则的血管网（图 8-3）。

2. 溃疡　溃疡是囊肿破裂形成的，表现为没有炎症改变的红色病灶，可以出血，尤其发生在月经期出血。阴道镜下活检可以确诊。组织学提示鳞状上皮下看见典型的子宫内膜腺体。有些宫颈子宫内膜异位症位于宫颈间质的深处，单纯活检往往具有治疗作用。但有时需要电灼来控制出血或完全去除病灶。如果病灶较小或无症状，无需治疗。

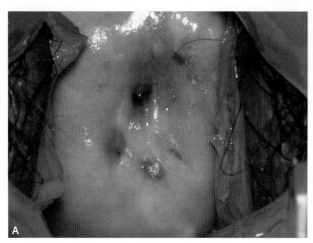

图 8-2　宫颈子宫内膜异位症

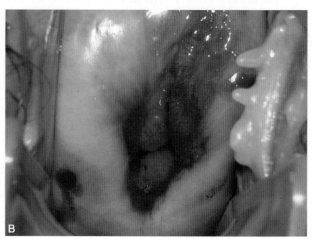

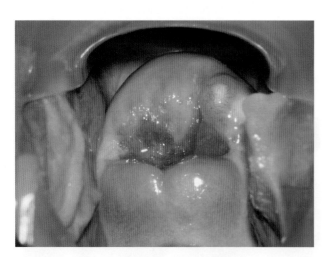

图 8-3　宫颈纳氏囊肿

▶ 三、白斑

白斑（leukasmus）即白色斑块（图 8-4，图 8-5），用醋酸前裸眼或阴道镜观察到的宫颈或阴道黏膜的

白色斑块是鳞状上皮的结构改变，变薄或增厚。白斑与表皮角化增加（角化过度）有关，过度角化引起细胞核固缩时称角化不全，IFCPC 的阴道镜术语中应用"角化"代替白斑，但是目前还存在争议，因为并非所有的白斑都是角化过度或角化不全。

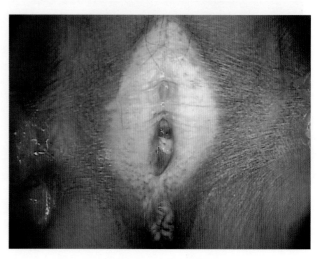

图 8-4　外阴白色病变

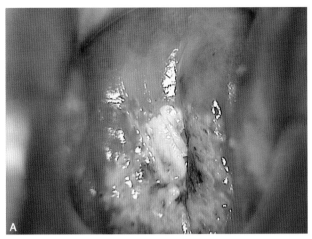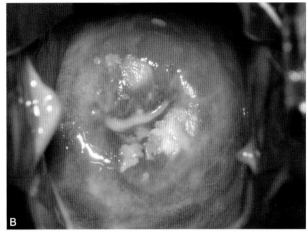

图 8-5　宫颈黏膜白斑

A. 宫颈黏膜白斑(复旦大学附属妇产科医院汪清提供);B. 宫颈黏膜白斑伴 CIN3 累及腺体(首都医科大学附属朝阳医院刘军提供)

白斑的发生率变化很大。过去认为 HPV 感染的年轻妇女发生率高。白斑可能与慢性炎症刺激、HPV 感染、创伤有关,白斑可能是对刺激的上皮反应,表层的上皮通过过度角化增厚以保护下层的组织避免损伤和感染,此时白斑提供了屏障保护。原始的鳞状上皮、化生上皮或不典型增生上皮表面均可出现异常的角化。白斑也可能与浸润前或浸润性病变同时存在。由于潜在的致病因子不同,在不同患者中白斑的生理意义不同。

白斑可表现为不同大小、分布和轮廓的白色斑块,甚至可以有不同的颜色。可以在转化区内,也可以在转化区外;可以散在多个,亦可表现为大的不规则的融合斑。典型的白斑有边界清晰的斑块或隆起,表面有蜡质感。薄的白斑在阴道镜下才能看到,醋酸染色后表现为稍高于表面或与表面相平的不透光区域,由于结缔组织被角化层覆盖,看不到血管,因糖原缺失碘染色阴性。厚的白斑突出于正常黏膜,表面粗糙,用生理盐水溶液洗脱前后均肉眼可见,角化上皮完全剥脱或去除后,可见到结缔组织中的红色血管。由于角化层自发性的部分或完全剥脱缺失,白斑的表象可以不同。

绝大多数白斑为良性病变,但是角化层下可能存在潜在不典型增生或角化型鳞状细胞浸润癌。所有白斑都要进行阴道镜下活检,即使白斑位于转化区以外。如果病理提示良性病变,不需治疗。

▶ 四、微腺体增生

微腺体增生(microglandular hyperplasia,MGH)

是一种复杂的病变,是对口服激素类避孕药的异常应答,或是炎症刺激的结果。目前认为,微腺体增生不仅与双相口服避孕药有关,还与孕酮有关,妊娠期孕酮水平升高也可发生微腺体增生。增生的腺体由颈管内突出于颈口的异常增生的柱状上皮组织组成。微腺体增生的阴道镜表现:独立的微腺体增生,可形成息肉状结构;融合的微腺体增生,可形成类似乳头状赘生物;丛状的微腺体增生,可形成息肉样团块。阴道镜下,即便血管征象正常,也应观察微腺体增生区域的黄色部分是否存在隐匿性癌(图 8-6)。

微腺体增生易与衣原体感染相混淆,后者柱状上皮过度增生、充血、发红,很少有黄色黏液脓性渗出或发生腺癌。

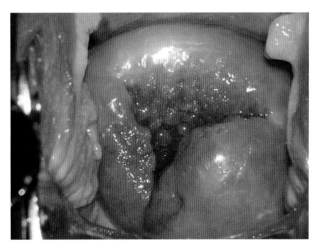

图 8-6　微腺体增生

▶ 五、肉芽组织

肉芽组织(granulation tissue)常发生在全子宫切除后阴道穹隆的缝隙、阴道修补或侧切术后的阴道壁。肉芽组织表现为快速生长的红色区域,基底宽,边界清晰,因有大量血管结构易出血(图8-7)。醋酸染色之后因为血管收缩而变得不透明,碘染色阴性。

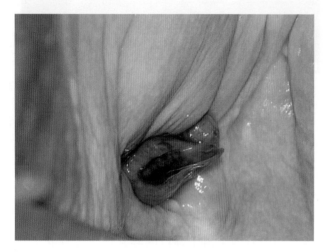

图8-7 肉芽组织

肉芽组织常引起接触性出血,分泌物增多。极少数病例中,它掩盖了癌灶。治疗可用息肉活检钳扭转蒂部,压迫基底部或用硝酸银止血,亦可电灼或用电刀切除。

▶ 六、外阴阴道假丝酵母菌病

外阴阴道假丝酵母菌病(vulvovaginal candidiasis)是由假丝酵母菌引起的常见外阴阴道炎,又被称为外阴阴道念珠菌病。

80%~90%的病原体为白假丝酵母菌,10%~20%为非白假丝酵母菌,包括光滑假丝酵母菌、近平滑假丝酵母菌和热带假丝酵母菌等。假丝酵母菌是大肠、口腔、阴道、直肠的正常定植菌,是条件致病菌,正常情况下菌量极少,呈酵母相,并不引起症状。当全身或阴道局部免疫功能下降时,假丝酵母菌大量繁殖,转变为菌丝相,引起阴道炎。常见诱因如妊娠、糖尿病、大量应用广谱抗生素、免疫抑制剂、口服避孕药、抗肿瘤药和多碳水化合物饮食。传播途径主要为内源性感染,其次性接触传播,极少数患者通过接触感染的衣物间接传染。多发生于性成熟期,青春期前和绝经后很少发生。

假丝酵母菌病临床特征是豆腐渣样、凝乳状或乳酪状分泌物,常伴随瘙痒。临床检查外阴和阴道口潮红,水肿和抓痕,有假膜附着于外阴、阴道壁和宫颈。典型病例不难诊断。

用醋酸后,阴道镜图像提示,较一致的黄白色斑块位于潮红的宫颈和阴道,呈地图样红斑。用醋酸后产生烧灼感,是因为阴道口皮肤细小破碎,这些区域碘不染色,但是阴道镜图像不是特异的(图8-8)。

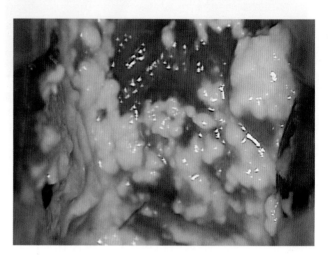

图8-8 真菌

将阴道分泌物置于常规生理盐水溶液中,显微镜检发现真菌孢子和假菌丝可以确诊。阴道 pH ≤ 4.5,培养是更精确的检查方法。复发或顽固性病例应做阴道分泌物真菌培养,确定是否为非白假丝酵母菌感染。

治疗:咪唑类霜剂和一些口服药能有效控制假丝酵母菌,在复发和持续的感染中,局部和全身结合用药将更有效。因为全身用药可根除肠道的假丝酵母菌群。没有充分证据证明是否应该对性伴侣行常规治疗。无症状的假丝酵母菌携带者不必进行治疗。

▶ 七、滴虫性阴道炎

滴虫性阴道炎(trichomonal vaginitis)是由阴道毛滴虫引起的阴道炎症。发生高峰在性活跃妇女以及绝经后妇女。有时无症状妇女巴氏涂片细胞检查中亦可发现滴虫,其中大多数将会在3~6个月内出现临床症状。

滴虫性阴道炎的发病机制:通过表面的凝集素和半胱氨酸蛋白酶,滴虫与阴道上皮细胞黏附,分泌蛋白水解酶,损伤上皮细胞,诱导炎性介质的产生,导致上皮细胞溶解、脱落,发生局部炎症。

传播途径主要为性接触传播,其次是通过接触感染的衣物间接传播。

滴虫性阴道炎的特征是大量泡沫状白带,黄绿色,有异味,伴有红肿、瘙痒、烧灼感,性交不适。妇科检查时,无论是否用扩张器,都会产生不适和疼痛感。宫颈和阴道很容易擦伤,尤其在做宫颈涂片时,偶有接触性出血的表现。

急性期,阴道镜下的特点是宫颈和阴道壁弥漫的细小的发夹样结构和斑驳的红点。这些红点是表层细胞糜烂,中间层细胞间质乳头充血引起的鳞状上皮溶细胞作用和白细胞包绕扩张的毛细血管所形成。醋酸染色后,红点会因为周围的血管收缩加深。碘染色后,在棕色背景下黄色点会加深,表现为豹皮样的图像(图8-9)。严重的感染,大量的红点能产生大的不规则的红斑(斑点状的阴道炎),甚至肉眼也可见。

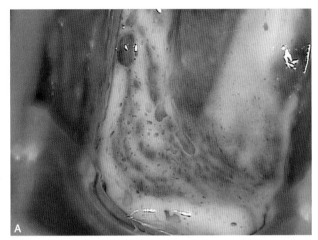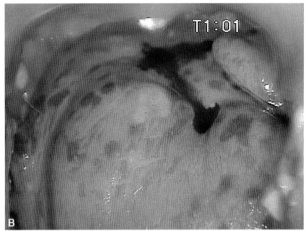

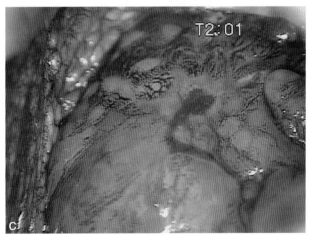

图 8-9　滴虫性阴道炎
A. 滴虫性阴道炎;B. 草莓样宫颈;C. 涂碘后呈豹皮样

通常情况下,典型病例很容易诊断。

阴道分泌物镜检发现活动的滴虫病原体可确诊。将阴道分泌物标本置于常规生理盐水溶液中,在低倍镜下能看到波状活动的滴虫病原体,称生理盐水悬滴法,敏感性 70% ~ 80%。阴道 pH>5。多次悬滴法未发现滴虫者做分泌物培养,准确性达98%。用 PAP 染色和特殊的 DIFQUICK 染色,也可以鉴别出滴虫,PCR 方法也可用于滴虫的诊断。

治疗:全身用药,甲硝唑 2g,单次口服,或替硝唑 2g,单次口服。也可用甲硝唑 400mg,每日 2 次,连服 7 日,或替硝唑 500mg,每日 2 次,连服 7 日。不能耐受口服或不适宜全身用药者,可选择阴道局部用药。性伴侣应同时治疗。主要副作用为胃肠道反应。若男性未能治疗和复发的病例需要继续治疗。在感染期,性生活应使用避孕套。

▶ 八、气肿性阴道炎

气肿性阴道炎(emphysematous vaginitis)是一种病因尚不明确、常伴发细菌或滴虫感染的罕见疾病,多见于妊娠期或免疫受限的女性。患者除阴道分泌物增加外大多无其他症状,若合并滴虫或真菌感染则表现为所感染病原体的临床症状。窥阴器检查时,可在阴道和宫颈内观察到气泡或囊腔,囊泡直径通常为几毫米,最大直径可达2cm,窥器进入或患者性交时可因气泡或囊肿破裂而发出"噗噗"的声音,偶有出血。

气肿性阴道炎的阴道镜表现具有特征性,可在宫颈阴道部或阴道壁看到聚集或分散的、多发的、小的、蓝灰色充盈气体的气泡,呈"多卵石"状。

气肿性阴道炎应与疱疹病毒感染引起的阴道炎相鉴别。前者气泡破裂后表现为溃疡,而疱疹病毒很少在阴道中引起病变。

若观察到典型的临床表现即可诊断,无需活检。若进行组织学检查,其特点为多个上皮下囊肿被多核巨细胞包围,囊腔内充满二氧化碳和空气以及缺乏上皮的结缔组织,上皮下的淋巴管和静脉扩张。

该病变可自行消退,针对感染的病原体如滴虫进行治疗后,气泡消失,组织学改变即可恢复。

▶ 九、结核

宫颈结核(tuberculosis)比较少见,常继发于子宫内膜和输卵管结核,而后两者常继发于肺结核(图8-10)。它由肉芽肿炎症组成。

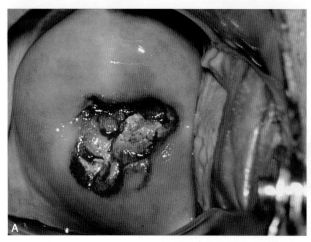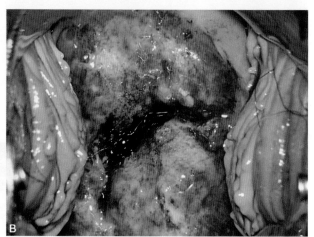

图8-10 宫颈结核

肉眼观易与宫颈癌混淆。阴道镜下显示有两个特征:一个是有不规则边界和肉芽肿的深溃疡,基底坏死,易出血,有正常上皮被覆的多发硬化结节,导致宫颈增大和形态改变;另外一些病例与宫颈柱状上皮异位有关,腺泡水肿肥大,分泌黄色黏液。

临床和阴道镜检查中,若无组织病理学支持,很难与宫颈癌鉴别。组织学特点是存在多个结核灶、中央干酪样坏死、栅栏样的组织细胞和多核巨细胞。周边可见淋巴浆细胞浸润。宫颈活检组织中找到结核分枝杆菌、宫颈活检组织培养可确诊。治疗首选全身抗结核治疗,若全身抗结核治疗效果不好,可考虑手术治疗。

▶ 十、梅毒初期

梅毒是由梅毒螺旋体(treponema pallidum)引起的侵犯多系统的慢性性传播疾病。梅毒主要通过性

传播,占95%,其次为非性接触传播,如医源性途径、接吻、哺乳等直接接触患者的皮肤黏膜而感染,亦可通过母婴垂直传播。梅毒分为先天性梅毒和获得性梅毒。获得性梅毒根据病程可分为早期梅毒和晚期

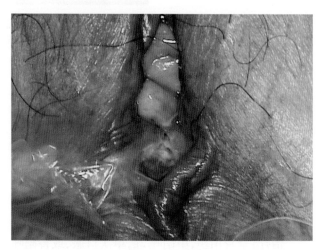

图8-11 外阴梅毒

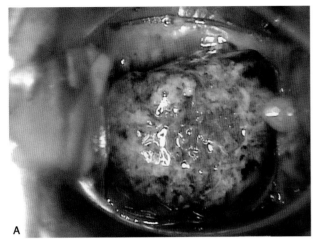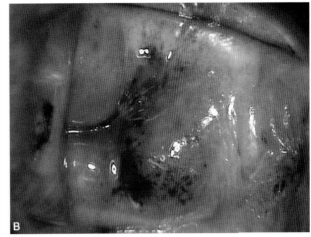

图 8-12　梅毒

A. 宫颈梅毒;B. 宫颈梅毒治疗后(图 8-11、图 8-12 由复旦大学附属妇产科医院汪清提供)

梅毒。晚期梅毒可累及全身多个器官,如骨骼、心血管、神经、眼等。

早期梅毒主要表现为硬下疳及皮肤梅毒疹,常发生于宫颈和小阴唇,很少在大阴唇、肛门、会阴和直肠(图 8-11,图 8-12)。梅毒螺旋体侵入机体在入侵部位形成硬下疳,最初表现为无痛的小红斑或丘疹,进而形成硬结,破溃后表现为糜烂,继而形成溃疡,典型的硬下疳边界清晰,多为单发、直径 1~2cm 的圆形或椭圆形无痛性溃疡,边缘稍高于皮面,溃疡基底有渗出,渗出物含有大量梅毒螺旋体,基底呈红色糜烂面,触之如软骨样,经 2~8 周可自然消退,不留瘢痕或瘢痕浅,进入无症状的潜伏期,硬下疳初期梅毒血清反应大多阴性,6~8 周后血清反应全部为阳性。

阴道镜下硬下疳无任何特征。当宫颈存在不典型或滋生型病灶时应该想到梅毒的可能性。理论上,梅毒硬下疳与宫颈癌在阴道镜下的鉴别是缺乏不典型血管,伴一侧或双侧的区域淋巴结肿大,活动度好,常被称作"弹丸",若硬下疳发展到宫颈、直肠及阴道上 1/3,感染的盆腔淋巴结不易触及。

用生理盐水溶液清洗可疑病灶的基底部,然后取渗出物,在暗视野显微镜下观察到梅毒螺旋体即可确诊。用肥皂清洗病灶可出现假阴性,3 周后血清试验 VDRL 呈阳性。

治疗首选青霉素,对青霉素过敏的患者可选择四环素、红霉素。

(张梦真　隋　龙)

第 九 章

生殖器 HPV 感染的细胞学、阴道镜图像及组织学

大约在 20 世纪 40 年代,细胞学被引入宫颈癌的筛查,即使在今天,细胞学的根本目的也是筛查肿瘤,并不是筛查 HPV 的直接手段。如前所述,高危型 HPV 感染是宫颈癌的病因,因而细胞学的筛查必然在判读时伴随着发现 HPV 感染的迹象。

进行筛查的患者通常没有自觉症状,医生会根据相应指南进行常规筛查,单独细胞学或者结合 HPV 检测等手段。

▶ 一、细胞学

判读的术语是根据组织病理诊断来进行分类的。但是细胞学作为筛查,只能进行描述性诊断,并不能等同组织病理的结果。因为存在这种不确定性,反映在各国医生之间的命名系统也不完全相同,不论用何种术语,细胞学医生和临床医生的交流是至关重要的。在过去的几十年,细胞学的命名已经历了一系列的改变,反映了这一时期对宫颈疾病发生发展的系列认识。

最早的分类系统是 1940 年由 Papnikle 医生设计的。此时,人类对宫颈疾病的认识只有正常、肿瘤两种,因而其分类系统以细胞异形可能与肿瘤的关系程度分级。

巴氏对宫颈涂片中的异常细胞分为五种:

一级,未见不典型和异常细胞。

二级,发现不典型细胞,但无恶性证据。

三级,发现不典型细胞,但不确诊是恶性。

四级,发现不典型细胞,高度怀疑恶性,但因特征不足或者异常细胞数量少,尚需进一步证实。

五级,发现恶性细胞。

由于高度的主观性,二、三、四级之间缺乏明确界限,特别是缺乏大样本的流行病学数据,这样的分类系统,不能充分阐明各级别诊断与组织学宫颈癌、癌前病变之间的关联性,对医生患者之间交流不利,甚至对于做细胞分析的医生和临床医生相互理解也有难度,因而细胞学还不能作为指导临床诊疗的有力工具。

在此阶段,对于 HPV 与宫颈癌的关系尚未被科学家充分揭示,细胞学报告中未体现 HPV 感染的描述。

随着医学对宫颈癌前病变的认识逐渐加深,以及大量流行病学、生物学证据证实高危 HPV 感染与宫颈癌的关系,细胞学的认知也在进步。一方面,组织病理相继诞生了"非典型增生"、"宫颈上皮内瘤变"以及最近确定的"鳞状上皮病变"这些被大家广泛接受的术语,细胞学作为描述性诊断也相应针对这些改变进行细胞异型性特征描述,包括核异质、核膜、核染色质、核仁、核质比等。通过判断这些特征的变化,进而判断是否存在宫颈病变或者宫颈癌。这种精细的判断,不再局限于过去仅描述是否存在恶性疾病,更有利于指导临床实践,因而取代了早期诊断系统。另一方面,根据现有认识,HPV 感染与宫颈上皮内瘤变 1 级被认为生物学特性较一致,临床处理一致,被解读为"低级别鳞状上皮病变"。细胞学和组织学采用一样的术语,使得细胞学诊断更易被解读,医患之间、细胞病理医生与妇科医生之间更易沟通。

现阶段较广泛使用的有两种细胞学诊断体系。

(一) 英国诊断体系

20 世纪 80 年代后期,英国临床细胞学(British Clinical Cytology, BSCC)尝试做了分级,将细胞异常与对应的病理学联系起来。这个分级用了核异型性,细分为轻度、中度及重度,相应的等同于病理学中 CIN1、CIN2、CIN3,

BSCC 分类用五种分级:

1. 不满意的细胞学。

2. 阴性。

3. 接近轻度核异型。

4. 核异型　轻、中、重度。

5. 恶性细胞提示浸润癌、鳞癌或腺癌。

（二）美国诊断体系 TBS 分类

同样是诞生于 20 世纪 80 年代后期的 TBS 诊断系统,被广泛接受。

与 BSCC 的不同点是把轻、中、重三个级别的细胞异型性简化成两个级别的 SIL。而且,该系统将鳞状上皮细胞与腺细胞异常分别描述,提出这样的分类是由于宫颈鳞癌与腺癌之间有不同的特点,并且需要不同的诊疗方法。

根据此目标,TBS 诊断系统描述了四个级别的鳞状上皮细胞:

1. 正常范围。

2. 非典型鳞状细胞,不能明确意义（ASC-US）或者不能除外高级别鳞状上皮病变（ASC-H）。

3. 更明确的的细胞异常　①低度鳞状上皮内病变;②高度鳞状上皮内病变。

4. 鳞癌。

此系统将腺癌以及癌前病变单独报告为腺细胞异常,并有复杂分类,并力图对异常细胞的可能来源进行描述:来源于宫颈管或来源于子宫腔。

这个系统将不能明确归类为良性炎性反应或者异常的细胞判读为 ASC-US 和非典型腺细胞,无特指（AGC）。这些分类里既可能包含 CIN、GCIN,又可能是炎症引起的反应性改变。

经过 TBS 的多年实践,在普通人群的筛查中,被判读为 ASC-US 的细胞片占异常片率的半数以上。对应着巴氏涂片 2 级或 BSCC 分级称临界阶段。大量流行病学数据显示,有半数 ASC-US 患者能被检出 HrHPV 感染,但是细胞异型性轻微,患者多无症状,其临床处理还需辅助 HPV 检测等手段。

典型的 HPV 感染可以出现易感部位的扁平湿疣、尖锐湿疣。部分患者的感染不能被肉眼识别,但能被细胞学识别。HPV 感染后,有时会出现较典型的细胞病理形态。早期 MEISEL 和 PUROLA 等医生描述过在巴氏涂片中能发现这种改变。细胞学涂片中帮助诊断 HPV 感染的细胞学的特征是:挖空细胞,双核或多核,细胞核异型和表层细胞角化不全等系列表现。值得注意的是这些异常细胞虽然异型性明显,只要细胞质有良好分化,就缺乏高级别鳞状上皮内病变的依据,研究显示这些 HPV 的生物学行为是倾向良

性,多数 HPV 感染都可以消退。这些显示被 HPV 感染的轻度核异型细胞多为中间层或者表层细胞,可以见到被病毒感染后增大的细胞核;因为细胞异常增殖出现比正常细胞更多浓染的染色质和更多颗粒状染色质、双核、多核、染色质在核膜周围富集,病毒活跃复制在巴氏染色中出现挖空细胞(图 9-1~图 9-5)。

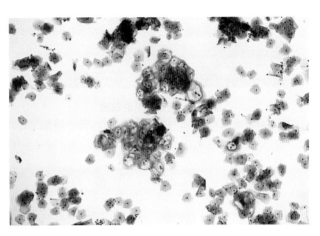

图 9-1　成片出现的挖空细胞

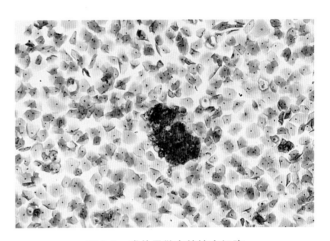

图 9-2　成片及散在的挖空细胞

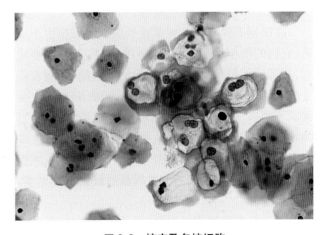

图 9-3　挖空及多核细胞
可见双核,三核,还有四核细胞

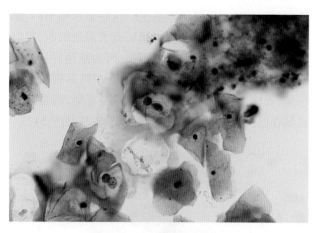

图 9-4　挖空与鬼影细胞
有些细胞核缺失，无法判断细胞异型性，提示细胞受损，制片过程中碎片化

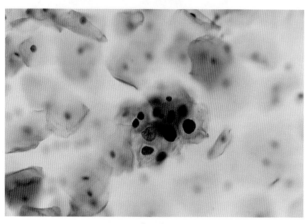

图 9-5　挖空与核异质
核深染，形态不规则，但是细胞质分化尚好

核异常的标准在经典的细胞学教科书中有精确的解释。核异型的主要标准是核质比例增大，核失去圆形或者椭圆形的形态。当病程向浸润癌进展时，随着核异型的程度加重，不论细胞核变大或者不变，甚至变小，核质比例也渐增。

高级别的鳞状细胞异常比低级别的细胞更不成熟，它们的核相对更大，染色质浓集，核有不规则轮廓，有粗糙颗粒状染色质。活检的证据提示，随着病变级别越来越严重，HPV 感染后的经典细胞学改变逐渐不明显。这和现阶段人类认知一致，高级别宫颈病变中，HPV 病毒整合入宿主细胞，使得宿主细胞突变，无序增殖，而病毒因为片段不稳定也不能很好完整复制，被检测到的完整病毒的数量不是更多，而是更少。

不论是哪种细胞学报告，哪种术语，它的报告最基本目的就是指出涂片正常或异常（包括可识别的良性改变），特别是应报告有临床意义的异常，包括

宫颈癌前病变，指导临床上给予的适当处理是最终目标。因而细胞学、阴道镜、组织病理是需要逐步相互沟通的宫颈病变诊断的筛查三阶梯。

当细胞学提示 HPV 感染时（即 LSIL）是否需要进一步阴道镜检查？关于这个问题，大量的流行病学数据显示，LSIL 不是高危 HPV 的特异表现，此类患者中，HrHPV 感染占 70%～80%，被证实为 CIN2 及以上病变的患者（HSIL+）约占 15%～20%。故而 ASCCP 指南建议可以直接行阴道镜检查或者 HPV 分流。

需要强调的是细胞学提示 HPV 感染不是最终的诊断，对于患者的处理需要临床医生的丰富经验，特别是结合 HPV 检测、阴道镜下定位活检的结果。

▶ 二、生殖道 HPV 感染的阴道镜表现

阴道镜检查是宫颈癌及癌前病变诊疗中的主要环节，其最大作用是帮助阴道镜医生定位活检。在阴道镜的检查中，有些为 HPV 感染较特征的图像，支持组织学 LSIL，在本章中进行逐一描述。

首先应确定什么时候需要进行阴道镜检查。

目前，应用最广泛的宫颈癌筛查方法是宫颈细胞学检查、高危型 HPV 检测，筛查阳性率多在 10% 左右（不同方法、不同人群有差异）。异常的筛查结果提示患宫颈癌前病变或宫颈癌的风险高于普通人群。宫颈癌前病变及宫颈癌诊断的金标准是组织病理学，这种检查相对昂贵和耗时，所以有必要形成规范的步骤：一方面要避免轻微异常的患者接受不必要的阴道镜和活检而导致过度诊疗；另一方面要防止宫颈癌前病变或宫颈癌高风险患者未及时检查而被漏诊。从临床上讲，后者更有意义，若没有引起足够的重视，则会遗漏。

虽然每个国家阴道镜检查的指征不尽相同，但是检查的最低的指征应该达成一致，在以下情况中，有必要推荐患者做阴道镜检查。

1. 细胞学提示宫颈浸润癌/HSIL/LSIL/ASC-H。

2. 细胞学提示 ASC-US，并且高危型 HPV 检测阳性。

3. 存在腺细胞的异常。

4. HPV16/18 型检测阳性。

5. 临床可疑宫颈癌时。

20 世纪 80 年代早期，使用阴道镜诊断和随访 HPV 感染仍处在初级阶段，经验是强调检查整个下

生殖道,不仅是宫颈,也包括外阴、阴道、会阴和肛周。因为宫颈有 HPV 感染,外阴和阴道也可能有同样或更重要的病变。外阴病变可通过肉眼检查到,阴道的病变要通过低倍放大的阴道镜来检查。现在,阴道镜检查的重点是宫颈,特别是宫颈转化区的观察,因为此处是宫颈癌及癌前病变的好发部位。本章重点在宫颈 HPV 感染。

(一) 阴道镜的组织病理基础

一个好的阴道镜医生要熟悉发生在生殖道上皮和间质的组织病理学改变,熟悉癌前病变、宫颈癌,才能解释 HPV 感染时引起的阴道镜下的异常图像。一个好的阴道镜医生在看到生殖道黏膜的异常时,就能推知活检组织在低倍显微镜下最可能检测到的图像。当阴道镜与宫颈细胞学和组织学三种方法恰当的联合起来,就能正确诊断、处理和治疗、随访患者。

每个阴道镜的图像都是三个主要因素的总和。这三个主要因素包括:上皮(结构、厚度和形态学的变异)、间质及组织的表面血管。事实上,上皮相当于过滤器,反射的光和入射的光通过它能产生最后的阴道镜图像。正常的上皮是无色的,其下的结缔组织通过血管而显色,间质的红色传递到检查者的眼中,被光线透过的正常或异常的上皮所修饰,上皮的厚度、结构和密度会影响正常上皮的粉红色外观。厚度增加或结构异常的上皮应用醋酸后,外观变得不透明。为理解 HPV 和相关的生殖道病理改变的阴道镜图像,要简单地对这三要素进行讨论。

1. 上皮　基于不同的组织病理学结构,不同的上皮会产生不同的阴道镜图像。宫颈外口含糖元的鳞状上皮是多层的、厚的,可有效地滤过光线,通过阴道镜,正常的鳞状上皮呈现出粉红色。宫颈内口的柱状上皮是薄的、高度透明的,产生红色的阴道镜表现。在转化区内,可见到不同成熟度的化生上皮和新的鳞状上皮。由于成熟度不同,化生上皮区域可能比鳞状上皮区域薄,缺失糖原而表现为红色。HPV 感染和高级别病灶的异常上皮与正常上皮不同,表现为多核和核密度大,呈现为不透明的阴道镜图像,出现暗红色混有灰色或白色区域。

2. 间质的效应　上皮下结缔组织的阴道镜图像不像表面的血管和上皮明显,然而,严重的间质炎症反应,导致阴道镜下的上皮的表现发生改变。不同程度的间质炎症浸润可能使上皮呈现灰色、白色或黄色。

3. 表面血管　表面血管对于阴道镜图像的影响已在其他章节描述过,表面的血管是由上皮的厚度和表面的形态所决定的,表面的形态可以是光滑或乳头状的,少数的阴道镜图像可以表现为白色斑片,甚至裸眼能检测到,这称为白斑,组织学基础是厚的角化上皮。

透过上皮,血管的形态是可见的。异常的血管形态常见的为两种形式:①点状血管,毛细血管通过上皮而显示出,表现为白色上皮下的红点,提示血管垂直走行于表皮间;②镶嵌,在间质乳头中,毛细血管像树枝一样把上皮细分为不同形态和不同大小的区域,导致镶嵌的表现,此处血管平行于表皮方向走行。

上皮细胞、血管、间质等要素形成正常和异常上皮的阴道镜图像,这也适用于生殖道 HPV 感染。无论是 HPV 感染还是高级别宫颈病变,没有一个单一的图像对于病理学诊断是特异的,但是醋酸实验、碘试验的不同表现有助于阴道镜分级诊断宫颈病变。阴道镜的拟诊有重要的价值,是三阶梯诊断中不可或缺的一环。

(二) HPV 感染的阴道镜表现

早在 1980 年,就有作者报道关于阴道镜下 HPV 感染的表现,以及这些病灶的病理学特征。第一次阴道镜诊断的报道来自于 meisels 小组,这些专家识别了四种阴道镜下的湿疣病灶:①典型的灰红色的尖锐湿疣;②早期湿疣;③扁平湿疣;④阴道湿疣。

最近,HPV 感染导致宫颈癌及其癌前病变的病因学研究在不断深入,同样研究的较清楚的是病毒导致大量的清晰的宫颈转化区内外的形态学改变。

尽管关于生殖道 HPV 感染的阴道镜特征和形态学存在很多争议,但大多数专家同意 HPV 感染将产生两种类型的病变:①不同形态的尖锐湿疣;②非尖锐湿疣状的 HPV 感染;后者应用醋酸后较明显,称作 HPV 亚临床感染(SPI)。因为它们在低倍镜下有特征的扁平的形状,因而把这一类的 HPV 亚临床感染称做扁平湿疣(图 9-6)。

1. 尖锐湿疣　在过去的 40 多年,对于 HPV 感染的阴道镜下的不同表现有了更清楚的阐述,根据低倍镜下的形态,经典的乳头瘤感染的阴道镜下形态是很容易识别的。外生的尖锐湿疣的特点是较多的细微的指样的上皮,这些病灶可以是单个的,或是多个的,可以发生在转化区外。醋酸染色后,通常有持续的醋白改变。上皮乳头变白后,更容易识别。

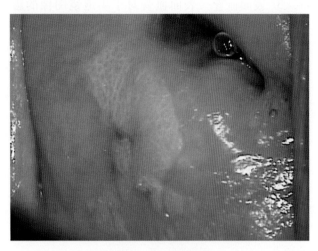

图 9-6　阴道镜检查

醋酸实验显示宫颈后唇延伸至后穹隆的醋白上皮薄
且边缘清晰

大多数血管在醋酸染色前是可见的，染色后常被掩盖起来。醋酸可导致乳头收缩，分离，变短、变圆，分离的乳头更易清楚地被识别。伴随着角质层增加，宫颈表面像脑回状。脑回状的形态被称作脑髓样或微卷曲样，这样的形态很难与疣状瘤区别，因为这样的赘疣在两种病例中都可见到（图 9-7）。

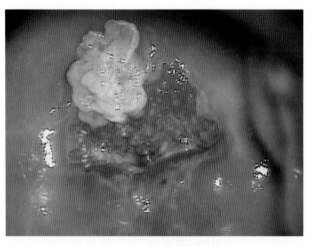

图 9-7　阴道镜检查

醋酸实验显示宫颈前唇赘生物，表面不平

在良性的外生疣的病例中，存在着异常的血管。在用醋酸前可以看到非典型的异常血管，口径大小不同。一些血管呈现鹿角样的改变，这在炎症中也经常出现。病灶有清晰的分界，没有经验的阴道镜医生可能把它和早期浸润混淆。

2. 扁平湿疣　扁平湿疣的组织学特点是棘上皮细胞含丰富的挖空细胞，中间层和表层细胞有大量复制的 HPV-DNA。

区别扁平湿疣和高级别宫颈病变有一定困难，尽管 SPI 病灶的阴道镜特征是微小乳头和细微血管，但它也可表现为扁平斑块的醋白上皮。这些病例中活检是必需的。HPV 感染有较多的形态是不足为奇的，阴道镜作为一个描述性的工具，区分扁平湿疣和癌前病变是很难的，阴道镜最大的意义是指导定位活检，而不是直接诊断癌前病变。

许多重要的扁平湿疣的特征已被 Coppleson 和 Pixley 描述过，通常情况下这些特征提示存在低级别的宫颈病变，临床上无明显不适。这些特征能帮助我们区别明显的高级别宫颈病变。在发生部位上，HPV 感染不受转化区的限制，即使明显的病灶多数发生在转化区内，也常发生在转化区外的鳞状上皮。不像高级别宫颈病变病灶，大多数出现在转化区。扁平湿疣的特点有三个基本特征：①上皮的颜色；②表面的轮廓；③上皮下血管的构型。阴道镜特征是来源于细胞角蛋白和血管分布的变化。

低级别宫颈病变和高级别宫颈病变醋白上皮的颜色是不同的。在评估上皮的颜色时，要考虑三种因素：①白斑；②白色上皮；③碘试验。

在用醋酸前，就能看到白色上皮，被称为白斑。然而白斑只是提示可能存在 HPV 感染而不是病理上的确诊。

在扁平湿疣的阴道镜图像中最常见的是醋白上皮，这是阴道镜检查宫颈病变的基础。拭净宫颈后，醋白反应的产生是很缓慢的。醋白上皮常夹杂着柱状上皮小岛和突起的腺开口，醋白的程度跟病灶的病理级别相关，薄的醋白上皮支持低级别病变。典型的 HPV 感染时，醋白上皮的边界是清晰的，云雾状的边缘更多是化生上皮的表现。进行碘实验时，扁平湿疣处不染色（图 9-8）。

在扁平湿疣中，醋白上皮并不总是光滑的，它表现为小乳头状突起，每一个突起都有结缔组织的核心，在低倍镜下，每一个微乳头称为钉突，总是包含一个毛细血管，当这些病灶覆盖于阴道壁时，称为阴道湿疣。扁平湿疣的另一个特征性的改变是表面似脑回状，这些隆起形成有特征的多角形的马赛克样的改变。

HPV 感染引起的血管改变是明显的，良性的改变多数有规则的形态，也有不规则的形态和口径。一些血管是垂直的上皮走行，形成小的单个的上皮内环，称点状血管，有些血管平行于宫颈表面，形成典型的马赛克样改变，每个"马赛克"小片有中心血管。在另外一些扁平湿疣病灶中，血管的形态不一。

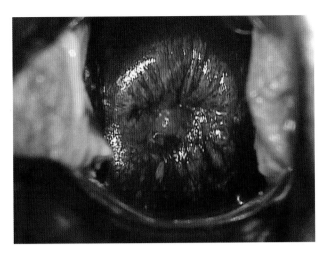

图 9-8 **阴道镜检查**
碘试验显示宫颈表面斑片状不着色

伴随扁平湿疣和癌前病变出现的血管形态并无明显的区别。

像前面强调的一样，HPV 感染是宫颈癌和癌前病变的最重要的病因，SPI 和高级别宫颈病变病灶常同时存于同一片宫颈上皮中，有时二者的阴道镜图像非常近似。因此，阴道镜直接诊断是困难的。另外阴道镜下区分宫颈浸润癌和尖锐湿疣也是非常重要的，主要的标志是宫颈癌常可见异型血管。最终诊断依赖于宫颈活检。

▶ 三、生殖道 HPV 感染的病理组织学

尖锐湿疣（又称生殖器疣、肛门生殖器疣）是由人乳头状瘤病毒（HPV）感染引起的性传播疾病，常发生在肛门和外生殖器等部位，呈良性肿瘤样增生性改变。在女性，外阴呈多灶发生，或在外阴、肛周或外阴、阴道、宫颈联合部位发生。妇产科临床常见尖锐湿疣类型为乳头状瘤型以及扁平型或内生型。

（一）外生型尖锐湿疣

外生型尖锐湿疣的组织学改变主要包括：鳞状上皮呈乳头状增生，乳头有融合现象；表皮角化不全，可伴角化亢进，角化不全的细胞胞核常较大且深染；棘层细胞增生、不规则增厚，中表层可出现单个散在或小灶性分布的挖空细胞，常见角化不良；基底

细胞可伴轻至中度不典型增生，核分裂增多、上移；真皮乳头多较纤细，毛细血管扩张，上移紧贴表皮基底；真皮轻至中度炎症浸润。挖空细胞的特点为：胞体大，细胞质透亮空泡化，核大、深染，且核表面不平滑，具一定异型性，可有双核或多核，核周见放射状的细胞质细丝呈"蜘蛛"或"毛毛虫"样改变。挖空细胞是诊断尖锐湿疣的重要依据，但不是唯一依据，因为挖空细胞并非出现在病变所有时期，在病变早期，挖空细胞尚未形成，而在病变晚期，挖空细胞又可消退。

（二）扁平湿疣/内生型湿疣

扁平湿疣在肉眼观察时，生殖道黏膜常看不到肿物或突起性病变，但在进行阴道镜检查时，用 3%～5% 的醋酸涂抹后，病变区域可呈现白色，称为"醋白上皮"。

扁平湿疣的组织学改变主要包括：病变的鳞状上皮增厚（与外生型不同），主要由缺乏糖原的鳞状上皮组成，以棘层细胞肥厚为主，可伴有角化不全及角化过度。增生的上皮中可见挖空细胞。挖空细胞有明显的核周空晕，空晕不规则且周围胞质深染，细胞核增大、深染，呈现异型性，可见双核或多核核膜有皱襞，染色质呈绳索状。挖空细胞主要分布在上皮的上半部分。有时 HPV 感染的细胞仅表现为细胞核增大，甚至完全没有变化（图 9-9，图 9-10）。

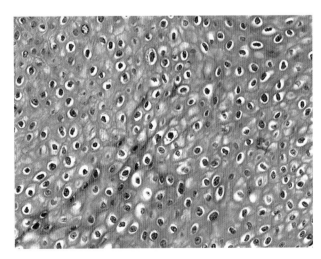

图 9-9 **宫颈活检**
鳞状上皮层的丰富挖空细胞

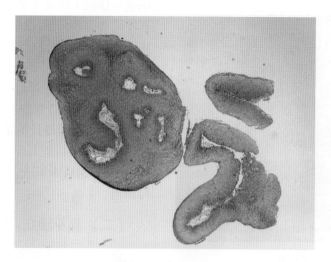

图 9-10　宫颈活检
尖锐湿疣的一个指状突起

（耿　力　游　珂　郭艳利　董　晶　隋　龙）

第十章 宫颈上皮内瘤变的阴道镜图像

▶ 一、背景

阴道镜可视为一种风险评估工具,阴道镜检查是通过阴道镜这个特定仪器,实时可视化评估宫颈,尤其是转化区(TZ),靠对图像的辨认来区分正常和异常组织。阴道镜检查是一种直观的技术,其图像解释有一定的主观性,各学者判定是否异常或异常程度可能不一致,直接影响活检的选择。阴道镜下活检与最终病理的符合率为45%~69.3%。所以初学者通常要投师于一位该领域公认的专家,经过一个阶段学习后才能掌握。阴道镜可以被用于指导随后的活检、治疗或随访的管理。

阴道镜从20世纪60年代后期开始普及,被推广作为宫颈细胞学筛查的辅助手段。在英国,阴道镜作为二级筛查工具,是"国家健康服务宫颈筛查项目"的一部分。为了提高阴道镜操作质量,目前已由英国阴道镜和宫颈病理学会联合皇家妇产科学院主办了正规的培训项目和认证程序。其主旨是培养识别并合理处理不同级别CIN的能力。

然而,阴道镜检查在不同国家的应用是有差别的。如果完成细胞学筛查后,再被要求行阴道镜检查,那么这些患者已经是CIN高危人群,因此疾病的检出率较高。而在以阴道镜为一级筛查的国家,大多数检查结果都是完全正常或是与正常生理相符合的轻微改变,CIN的检出率非常低。这可能也是导致不同阴道镜医生之间观察的差异度特别大的原因之一,在轻微病变的观察中,差异更显著。

尽管目前最常用的是经典的醋酸阴道镜检查,但有时其他方法也很有用。而且不同技术方法所呈现的CIN图像是有差别的,因此,有必要对不同的检查方法都做简明扼要的了解。

▶ 二、阴道镜检查技术

(一) 盐水阴道镜检查

该技术由 Koller 和 Kolstad 在挪威率先使用。患者躺在妇科检查床上,取改良膀胱截石位,双叶窥具暴露宫颈,用蘸满生理盐水的棉球涂抹宫颈,湿润上皮,清除对观察有影响的黏液等,有利于发现宫颈白斑及观察血管形态(图10-1)。白斑是在涂抹醋酸溶液前即可观察到的白色增厚上皮。此处应在阴道镜评估结束后活检。为了仔细观察血管形态,需要更高的放大倍数(×15,甚至×25)。绿色滤光镜有很好的辅助作用,它可吸收红光,使血管呈现黑色,会将毛细血管更清晰地凸显出来(图10-2)。在阴道镜下,可以通过观察毛细血管的不同形态,测量毛细血管间的距离来判断病变的情况。该技术尽管掌握起来很困难,但能在复杂的病例中辅助鉴别高级别和轻微病变。

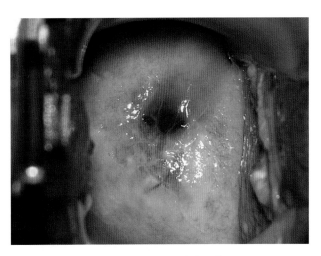

图 10-1 涂醋酸前的图像
异常上皮比周边正常上皮颜色更深

色。但是,并不是所有高核密度区域都是异常的,因此,并非所有醋酸白上皮都和 CIN 相关。再生的上皮、亚临床人乳头瘤病毒感染、未成熟的鳞状上皮化生和先天性转化区(图10-4)也可表现为醋酸白。阴道镜医生面临的一个挑战就是确定哪些醋酸白区域是真正的癌前病变,从而避免对良性病变的误诊、误治。

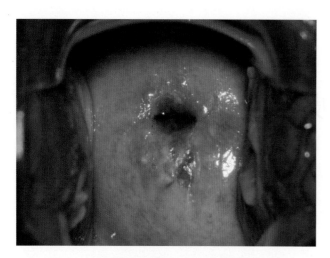

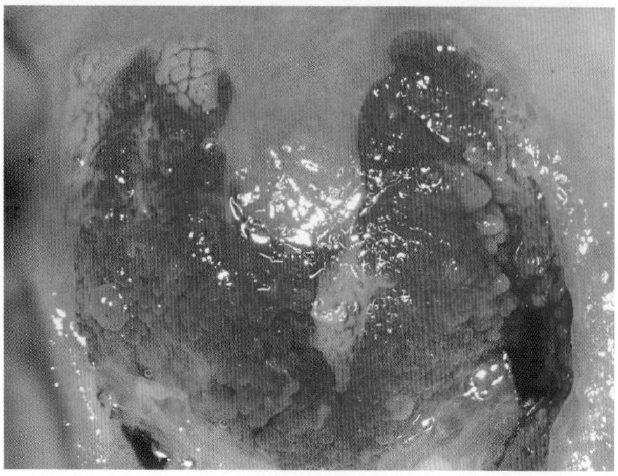

图 10-2　绿光滤光镜辅助下的盐水阴道镜检图像
异常上皮颜色更深,血管形态明显

(二) 醋酸阴道镜检查

醋酸阴道镜检查是最常用的阴道镜检查方法。用棉球、大棉签或喷雾器在宫颈表面湿敷或喷涂 3%~5% 的醋酸溶液。除了诊断之外,醋酸还有溶解黏液的效果,可以在检查前清除残余的黏液。在低倍(×4~×6)阴道镜下进行系统检查子宫颈和阴道穹隆、阴道壁黏膜,观察任何醋酸白部位。之后在高倍(×10~×15)阴道镜下仔细观察可疑异常部位和严重程度。CIN 区域呈不同程度的白色(图10-3),被称之为醋酸白,以区别在涂醋酸前已呈白色的过度角化或白斑的区域。CIN 组织遇醋酸变白的机制还不是十分明确。有学者认为,醋酸能使核蛋白或细胞角蛋白可逆性地凝结,掩盖了上皮下方血管粉红色的映射,因此,CIN 等核密度高的部位就会显白

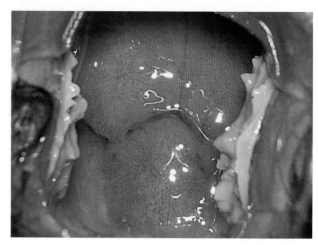

图 10-4　柱状上皮延伸到阴道穹隆,为先天性转化区

(三) 碘试验

正常上皮含有糖原,涂上碘和碘化钾的复方溶液后被染成深褐色。相反,癌前病变或癌症组织中不含糖原或含量极少,碘染后不着色。碘试验(图10-5)可用于醋酸阴道镜检查之后。尽管很多有经验的阴道镜医生认为碘试验对他们的帮助很小,但是对于经验不足的阴道镜医生却特别有用,可以发现一开始没被识别的异常区域,并在治疗前描记出异常和正常组织的边界。

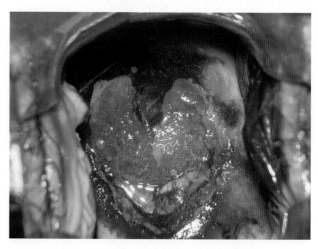

图 10-3　阴道镜下宫颈前唇表面形态不规则区呈浓厚的醋酸白色,提示 CIN3 可能

图 10-5　图 10-3 病例的碘试验图像
显示碘染阳性和阴性组织间的明显分界

（四）宫颈管检查

只有整个转化区全部可见时,才能说阴道镜检查是充分的、完全满意的。鳞柱交界作为转化区的上界是阴道镜医生最先注意到的特征之一(特别是涂醋酸后,柱状绒毛膨胀,使交界看起来非常明显)。如果鳞柱交界在宫颈口外不可见,可以用宫颈管扩张器(如 Kogan 窥具)观察宫颈管;如果阴道镜下病变延伸至宫颈管内,也可以尝试用宫颈管扩张器来确定病变的上界。

▶ 三、诊断中用到的阴道镜参数

大多数阴道镜医生会综合运用上述方法,根据一系列阴道镜检查的参数形成 CIN 分级的意见:

（一）醋酸白强度

醋酸白强度是一种主观的评价,受上皮的核密度以及上皮厚度的影响。绝经后女性上皮萎缩变薄,阴道镜下 CIN 的图像更隐匿,识别起来更困难。醋酸白的程度与 CIN 的严重程度不一定成正比,比如湿疣的醋酸白可以非常浓厚,而且显色很快;而隐匿的微小浸润癌可以只表现为灰白色。应用数字化成像技术后,现在已经可对一定光照强度下的醋酸白强度进行量化。

（二）醋酸白显色快慢和持续时间

虽然没有实验证据,但通常认为,病变程度越重,涂醋酸后显色越快,持续时间越长。随着数字化成像和计算机视频记录技术的发展,已经可对这一

假说正式进行验证。

（三）表面形态

宫颈表面形态可以是光滑(图 10-6),也可以是不规则的,这是由光反射的形式所决定的(图 10-7)。表面形态不规则提示高级别病变或是浸润癌,在阴道镜特点的 logistic 回归模型中,它是提示疾病预后最强的危险因素之一。

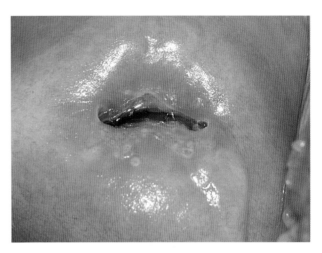

图 10-6　宫颈上唇表面光滑的醋酸白区域

（四）边界清晰度和规则度

轻微的病变一般与周围正常上皮很自然地融合(图 10-8),很难察觉,边界也比较模糊。但也有不同,比如先天性转化区等无临床意义的变化,边界反而会很清晰。随着病变程度加重,与周围组织的分界更鲜明,在异常转化区内可能出现大于一条的明显边界。这些"内部边界"可以在低级别病变的背景中划分出高级别 CIN 的界限(图 10-9)。在浸润性

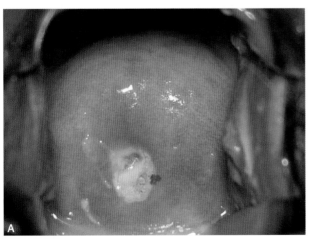
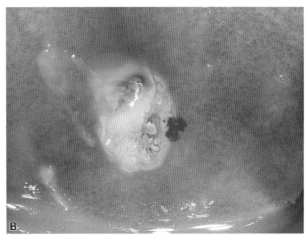

图 10-7　同一宫颈在不同放大倍数下的 2 个图像
光反射下表面不规则,组织学病理提示广泛的 CIN3

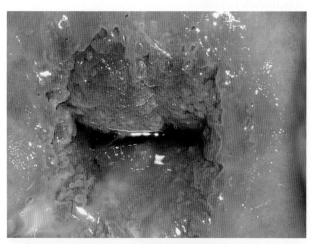

图 10-8　轻微的醋酸白改变
血管形态细腻,与周围鳞状上皮融合自然

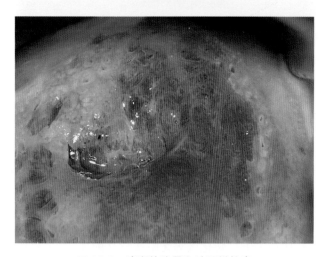

图 10-9　清晰的边界和地图样轮廓
组织病理提示中心为 CIN2,周围被低级别病变包绕

病变中,边界可能卷曲并掀起。

（五）点状血管

宫颈表面毛细血管襻的起点和终点呈斑点状（图 10-10）。间距极微的细管径环状毛细血管呈细腻的点彩状。随着 CIN 级别加重,毛细血管间距增大,管径变粗,形态也更粗糙。

（六）镶嵌

毛细血管与宫颈表面平行排列,呈镶嵌形态（图 10-11,图 10-12）。亚临床 HPV 感染等轻微的病变可表现为轻度或半透明的醋酸白上皮区域内呈细镶嵌形态。随着病变程度加重,血管形态全部消失,变为扁平的白色上皮。在低级别 CIN 向高级别 CIN 和最终的早期浸润癌演变过程中,如果典型的血管镶嵌形态仍然存在,则血管间距逐渐增加。经常可以在同一转化区内见到不同程度的镶嵌形态,代表不同级别的 CIN。转化区内也可以见到区分低级别和高级别 CIN 的内部边界。

（七）不典型血管

这些形态怪异的血管大小和形状不规则。它们管径粗,毛细血管间距大,提示浸润性病变。

（八）毛细血管间距

病变越严重,毛细血管间距离越大。对大多数阴道镜医生来说这是一个主观印象,识别细腻和粗糙血管形态的能力是需要通过不断积累经验获得的。如果阴道镜图像被记录下来,又已知放大的倍数,就可精确测量毛细血管间的距离。数字化成像

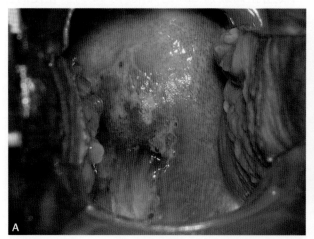
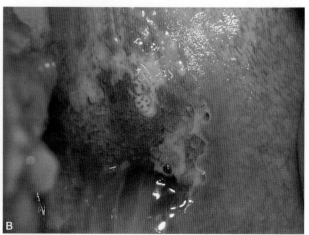

图 10-10　CIN3 的粗点状血管

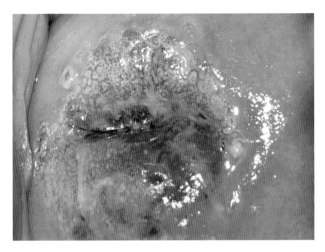

图 10-11 醋酸白上皮和清晰的血管镶嵌形态

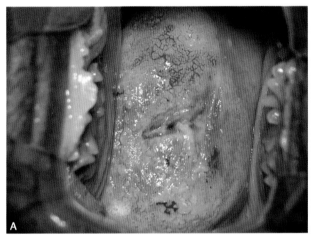
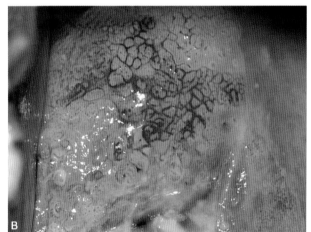

图 10-12 镶嵌
A. 血管粗镶嵌形态,提示 CIN3;B. 更高放大倍数下图像

系统使这一工作变得非常简单。

（九）病变大小

阴道镜下体积大的病变和小的病变相比,前者更可能是高级别的,局部微小浸润癌存在的可能性也大。病变大小也可能是导致细胞学假阴性的原因之一。一项衡量 CIN 组织学的研究发现,细胞涂片的级别与 CIN 的程度高度相关。但是,组织学级别与临床阴道镜检查的关系不大。一项调查阴道镜检查和宫颈细胞学结果相关性的研究发现,如果转化区大部分被醋酸白上皮所覆盖,那么细胞学结果的准确性更高。但是,更大规模的分析不支持这一结论,而再次强调了 CIN3 灶性散在于低级别病变

背景中的理论（也就是说,不是所有醋酸白上皮的 CIN 都是同一级别的）。

遗憾的是,对这些参数的解释并不统一。给阴道镜医生看同一张图像,观察者间的差异较大。尤其在疾病严重程度的两个极端,即轻微病变和早期浸润癌的判断上差异最大。最重要的参数是血管形态和毛细血管间距。CIN 的经典血管形态是点状血管和镶嵌血管。

目前有一些评分系统,通过一系列尝试来客观化阴道镜诊断流程（图 10-13,图 10-14）。

Reid 阴道镜评分体系（表 10-1）有 4 个参数,即病变边界、颜色、血管形态和碘试验反应,根据病变程度每项给 0、1、2 分。总计 0~2 分提示不典型 HPV 感染或 CIN1,3~5 分提示 CIN1~2,6~8 分提示高级别病变。

Coppleson-Pixley 分类法很实用,根据阴道镜图像将病变分为 3 级（表 10-2）。

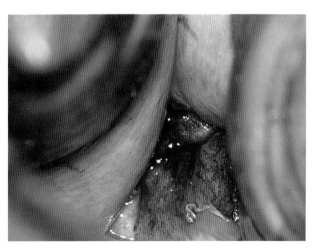

图 10-13 高度可疑病变
边缘卷起（箭头）,接触性出血。该患者诊断为浸润癌

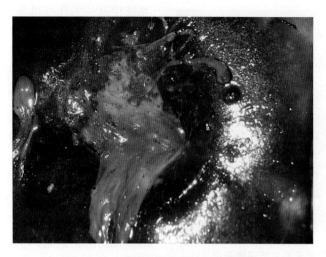

图 10-14　碘试验后斑驳的部分碘摄取

表 10-1　Reid 阴道镜评分

特征	分数	阴道镜发现
边界	0	湿疣或微小乳头样轮廓,边界不清。边缘呈羽毛状。卫星病变。醋酸白上皮延伸超过移行带;
	1	病变规则,轮廓平直而光滑,边缘锐利;
	2	边缘卷曲状(图 10-13)。各种病变混合,不同病变的图像有内部边界
颜色	0	明亮透明的模糊醋酸白;
	1	中度阴暗的灰白色;
	2	暗淡浓厚的灰白色
血管	0	均一、小管径、未扩张、树枝状,细点状或细镶嵌;
	1	涂醋酸后表面血管不可见;
	2	粗点状或粗镶嵌,界限清楚的扩张血管
碘试验	0	摄取碘后呈棕色,确定为低级别病变的区域无碘摄取;
	1	斑驳的部分碘摄取(图 10-14);
	2	确定为高级别病变的区域无碘摄取,芥末黄色
阴道镜评分	0~2　HPV/CIN1	3~5　CIN1~2　　　　　　　6~8　CIN2~3

表 10-2　Coppleson-Pixley 分类法

1 级(无意义和不可疑的)如化生、HPV 改变、CIN1	扁平稍显醋酸白的上皮,颜色明亮、半透明、边界模糊,涂醋酸后显色慢。血管管径细、毛细血管间距小、无不典型血管
2 级(有意义和可疑的)如 CIN2 和 CIN3	病变也是扁平的,但是醋酸白比 1 级更明显,显色更快,持续数分钟。病变边界清晰,血管形态规则,毛细血管间距增宽但无不典型血管
3 级(非常有意义和高度可疑的)如 CIN3 或早期浸润癌	白色或灰色非常明显的上皮。边界清晰,扩张的,形态不规则的,有时结构不典型的血管形态。毛细血管间距增宽而且差异大。表面轮廓可以不规则

▶四、记录阴道镜图像

　　尽管评分系统似乎增加了阴道镜诊断的客观性,但其可重复性仍然存在疑问。前面已经提到了阴道镜医生之间的观察者差异。一个观察者大约需要十余分钟来完成对阴道镜检查的观察。多数情况下,唯一的记录就是在患者病历本上画一条线描绘宫颈形态。偶尔,结果也会被记录在胶片上,甚至是保存在电脑里。这使得最初检查的阴道镜医生在以后,比如在拿到活检报告后,可以对阴道镜结果进行复阅,其他阴道镜医生也可以调阅结果。对这种方法的质疑是,一张静态的图像如何能包揽动态阴道镜检查中所观察到的所有主要特征。视频记录能帮助解决这个问题,应当被开发用于对阴道镜医生进行质控。计算机现在已经完全能够做到建立阴道镜检查数据库,记录视频序列,还有望进一步利用电脑技术对图像进行分析。Shafi 等对阴道镜参数(包括病变表面形态等)进行了多因素分析,建立了一个预测高级别病变的模型,发现细胞学指标和目前吸烟情况与组织学诊断的高级别 CIN 相关性最大。

(一) 绝经后女性 CIN 的阴道镜图像

绝经后女性进行阴道镜检查的指征与绝经前女性相同。这些女性阴道镜检查结果的可靠性相对较差,因为内翻的缘故,转化区的上界更难看清,而且上皮也更容易受损。上皮萎缩,也可能脱落、再生,使得宫颈涂醋酸后的变化不易被察觉。上皮变薄后,血管形态改变,需要仔细评估以决定它们是否真正异常。上皮萎缩后,鳞状上皮糖原生成减少,因此碘试验在绝经后女性中作用很小。

(二) 妊娠期女性 CIN 的阴道镜图像

孕妇的阴道镜检查也很困难。因为随着化生增加,宫颈和转化区变大;而且随着孕周增加,检查更难进行;此外黏液明显增多,而且黏性更大。阴道镜医生面临的挑战是宫颈血供增加,活检的风险明显增加。妊娠期往往会过度诊断 CIN,可能和血管显著增生有关。除非真正怀疑浸润癌,否则极少在妊娠期做活检。产后检查时,由于哺乳期雌激素水平偏低,可能会影响评估结果。如果影响显著,可以局部使用雌激素一个疗程,待情况改善后再行评估。

▶ 五、总结

CIN 的阴道镜图像千变万化。醋酸白并不一定表示 CIN。熟练的阴道镜医生在诊断时应能根据一系列参数,鉴别轻微和严重的病变。由于评价阴道镜图像时观察者间的差异很大,因此记录阴道镜检查时的静态图片或动态视频资料以备临床审查是很有裨益的。

(彭 彭　吕 嬿　陈 飞)

第十一章　宫颈浸润性病变的阴道镜表现

所谓浸润是指宫颈上皮与下方间质之间的基底膜受到破坏,并且侵入间质。浸润表现为邻近上皮的恶性细胞以指状突起的方式延伸进入间质中,或是不规则的恶性细胞巢散布于间质中。在这些恶性上皮细胞周围常可见纤维性和炎性细胞环绕。恶性细胞与邻近细胞相比,细胞核较大,核周边染色质聚集,核仁明显,胞质嗜酸性。子宫颈癌目前广泛应用的是临床分期,国际妇产科联盟(International Federation of Gynecology and Obstetrics,FIGO)最新一次更新是 2009 年,分期在治疗前进行,治疗后分期不变,在 FIGO 2009 年的分期中不再含有 0 期宫颈癌。2018 年更新的 NCCN 指南仍沿用 2009 年 FIGO 分期。

▶ 一、浅表浸润癌

根据 FIGO 2009 分期,浅表浸润癌按照其浸润范围又分为ⅠA1 期和ⅠA2 期。ⅠA1 期指癌细胞团呈圆形、棒状或指状突破基底膜侵犯基质,癌细胞排列较疏松、核大,细胞质透明、间质有水肿及白细胞浸润,其浸润深度往往不足 3mm,宽度不超过 7mm,阴道镜下与原位癌区别不大,常见于范围广的病变。ⅠA2 期指显微镜下可测量的小浸润灶,浸润深度大于 3mm,但不超过 5mm,宽度不超过 7mm,有间质水肿和白细胞浸润,基质血管增多,管径增粗,组织学上范围局限。阴道镜检查可发现醋白上皮中有细小的非典型血管,乳头状点状血管及不规则镶嵌。少数情况下表皮有破损,若浅表浸润癌发生于基质深部的腺体,则阴道镜下不可见。简而言之,ⅠA1 期:间质浸润深度≤3mm,宽度≤7mm;ⅠA2 期:间质浸润深度>3mm,但≤5mm,宽度≤7mm。

浅表浸润癌是一个临床概念,宫颈癌的诊断必须由组织病理学结果确诊。浅表浸润癌可由阴道镜检查作出初步诊断,但多数情况下,不能得到确切诊断。有学者提出,阴道镜诊断子宫颈浅表浸润癌的

准确率为 42.5%~93%。阴道镜的主要价值并不仅限于识别高级别不典型增生的特异细胞图像,还包括诊断病变严重程度及评估是否扩散到阴道的可能性。

浅表浸润癌的阴道镜图像常有如下特征:

1. 病变质脆,例如上皮表面脆弱易损伤。

2. 不规则点状血管和镶嵌,例如有异常血管的点状肿胀点和镶嵌状突起区域(图 11-1)。

3. 广泛的不典型转化区(atypical transformation zone,ATZ),伴有环状或点滴状的角化腺开口,正常转化区的特异性增生区不可见。

4. 管径不等、走行怪异、方向改变的不典型血管(图 11-2)。

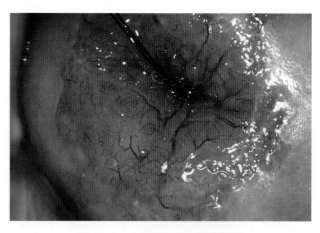

图 11-1　不规则点状血管和镶嵌

需要指出的是,这些阴道镜下的特点并非浅表浸润病变所特有,它们也可见于高级别鳞状上皮内病变。因此,阴道镜的初步诊断应以镜下所见异常区域的病理活检来证实。当病理活检确诊为 IA 期时需行诊断性锥切(也可为治疗性的)。基于此,阴道镜对于减少不必要的锥切术极其重要。虽然显微阴道镜检查可以用更高的倍数观察宫颈血管结构,然而目前尚没可靠的临床研究比较其与普通阴道镜对浅表浸润性癌的诊断价值。

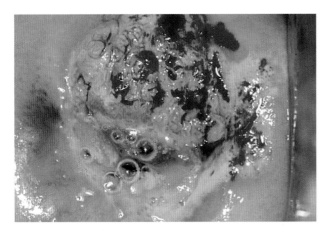

图 11-2　管径不等、走行怪异的不典型血管,表面质脆肿胀

▶ 二、鳞状细胞癌

大多数浸润癌肉眼可见,不需要使用阴道镜检查,它们多数向表面突出使表面不规则有裂隙或呈乳头状、息肉状等形态。它的特点是广泛的外生性和内生性病变,坏死、出血区和高度质脆弱区。在浸润性生长的最初阶段,阴道镜图像是很有意义的 ATZ。据我们的经验,浅表浸润或浸润性癌在 55% 的情况下都在有高度意义的转化区范围内。但是,一旦发生了基底膜浸润,宫颈癌的阴道镜表现就完全不同了。

浸润癌的转化区阴道镜特征如下(图 11-3 ~ 图 11-6):

1. 伴有充血上皮和残存角化红色糜烂或溃疡的区域进行性延伸。

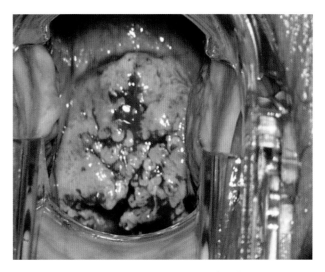

图 11-4　病变表面苍白、扭曲,血管质脆易出血

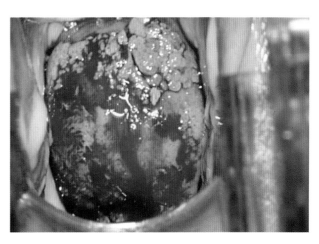

图 11-5　不典型的血管末端,大小、形态、走行和排布都不一,异常膨胀和坏死清晰可见

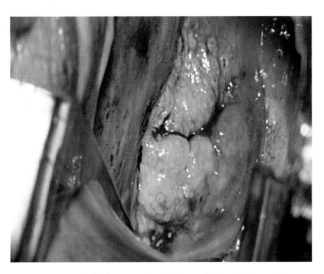

图 11-3　病变表面异常、升高、呈波状,宫颈阴道部凸起明显

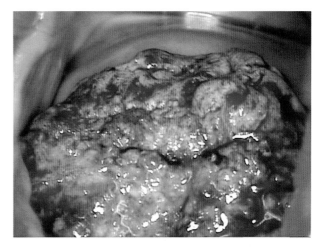

图 11-6　伴有充血上皮和溃疡区域进行性延伸病变表面坏死膨胀明显

2. 病变表面异常、升高、呈波状，在凸起程度上有明显不同。这一点在宫颈阴道部表现得很明显。有时能发现边界规整的扁平区域与小范围均一突起交替出现。这往往是由于钉状镶嵌黏膜被破坏掉后在浆膜面上留下的印迹。

3. 表面没有损伤的黏膜呈现伴有黄白或淡红色区域（像黄油）的苍白、透明图像和上皮结构完全扭曲的迹象。

4. 毛细血管脆性增加导致整个宫颈容易出血。

5. 不典型的血管末端，大小、形态、走行和排布都不正常，是浸润癌的典型特征。图像异常的膨胀和坏死清晰可见。血管结构可通过绿色滤光镜仔细观察。常见血管丰富的增生区域与血管缺失所致的坏死区域并存。坏死区域往往提示破坏性、侵袭性生长。

尽管在多数情况下，阴道镜下的不典型血管表现能提示浸润性病变可能，但阴道镜诊断无法代替最终的病理学诊断。

异常的溃疡区域可能被原始鳞状上皮环绕，这些上皮遇醋酸变白，遇碘液不染色。它可能是尚未受到侵袭性生长影响的残存不典型上皮，或是肿瘤的离心扩散，渗入正常鳞状上皮。一旦肿瘤长到一定大小，即可被临床检查发现，可不通过阴道镜来诊断。由于坏死、水肿和持续性出血，充分满意的阴道镜检查往往较困难。

临床检查发现的肿瘤图像也能被阴道镜医师观察到，宫颈癌一般呈外生性或内生性生长，或兼而有之，菜花状外生性生长是最常见的形态（占75%）。起源于单纯的增生可以扩散到各个层面，肿胀凸出的乳头排列成大的异常或疣状组织，肉眼即可见。增生组织易受损，而放置窥器检查常诱发出血。有时在临床检查时可以比较直观地诊断宫颈癌，但在早期病变不明显时可能被经验不足的阴道镜医师误认为是异常转化区，特别是对于有感染的区域。

瘤样病变与转化区中见到的间质乳头的阴道镜下不同特点如下：①恶性区域在涂醋酸后的强白色反应；②乳头融合形成不规则区域；③易出血；④柔软脆弱（易损伤）；⑤无光泽的裸露表面（图11-7，图11-8）。但是，阴道镜下伴有各种不典型血管的凹凸不平的宫颈表面、硬度低且质脆，高度提示浸润癌。外生性瘤也可能有部分溃疡表面。伴有界限明显的表面溃疡的不正常转化区可能隐藏着外生性癌。

内生性癌（占25%）表现为难以区别的表面轻度异常或溃疡，易被忽略。内生性生长的宫颈癌通

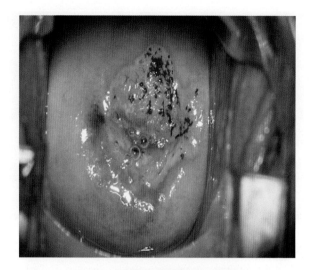

图 11-7　病变区域醋酸强白，易出血

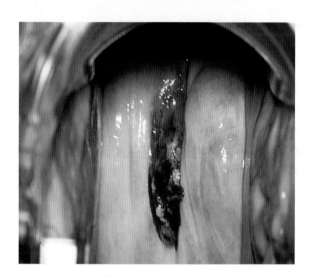

图 11-8　血管表面凹凸不平，部分表面溃疡型

常表现为占据坏死宫颈的大的不规则溃疡龛，其壁易出血。阴道镜下典型特征是覆盖上皮的缺失和脆弱易出血的纤维肌性间质。

良性溃疡病变（疱疹病毒、梅毒、结核所致的创伤性的）可能被误认为是肿瘤。但是，在这些情况下，要注意病变边缘的阴道镜表现，可能为正确的诊断提供有利的线索。良性病变轮廓清晰圆滑，血管形态规则或呈辐射状。不典型血管图像及可疑为浸润性病变的细胞学改变可能见于放疗后。这时，阴道镜专家就必须从这些提示恶变的图像表现中寻找有辨别意义的放疗后改变。疣状病变由于其突起的锐利边缘、异常的表面边界和较少的血管分布，可能与浸润癌相混淆。关键性的鉴别依赖于区分良性病变的规则的血管形态改变，和浸润癌中发育不良、图像混乱的不典型血管。

在早期的存在恶性病变的转化区（例如，不典型

增生区域的早期浸润,大部分浸润病变周边的不典型增生区域),阴道镜可指导活检位点。既不可高估阴道镜检查的作用,又要力求避免漏诊明显的浸润癌。

▶ 三、腺癌

与鳞癌一样,浸润性腺癌表现为基底膜破坏,异常的腺细胞浸润到周围间质中,浸润性腺癌可以是多灶性的,可以起源于宫颈管内膜的任何部位。由于其阴道镜表象的多样,以及错判为腺体改变的可能性,诊断宫颈腺癌的困难远大于鳞癌。原位腺癌(adenocarcinoma in situ, AIS)最初是由 Friedell 和 Mckay 在 1953 年辨别出来的,但是直到数年后,它才作为一种独立的病理学实体被认同。其定义是基于宫颈腺体柱状上皮的异形。曾有人提出各种不同的命名,如腺体异形、宫颈腺体异形、宫颈内的不典型增生和内宫颈腺体不典型增生。尚无用于 AIS 诊断和分级的统一标准。另外,考虑到 AIS 的自然历程尚不明,在某些情况下辨别 AIS 和微浸润癌可能存在一定困难。

腺癌被认为是比鳞状细胞癌侵袭性更强的肿瘤,而重要的是建立该肿瘤的明确诊断尚有困难。腺癌通常起源于子宫颈内并呈内生性生长,使得早期诊断更为困难。

腺癌没有特异性的阴道镜图像。而且,这类肿瘤的可疑细胞学发现仅见于 50% 的病例;而剩下的 50%,可疑发现提示鳞状细胞癌。有研究提示,细胞学检查结果为腺癌的患者中,27 例细胞学检查诊断为宫颈腺癌,病理的正确相关性为 63%(宫颈腺癌 59.3%,AIS 3.7%)。其他诊断为子宫颈内膜炎(7.4%)、子宫颈内膜增生过长(18.5%)、子宫内膜增生过长(3.7%),以及子宫内膜腺癌(7.4%)。

宫颈腺癌亦表现为外生和内生性生长。宫颈阴道部腺癌的外生性生长与肿瘤的坏死出血相关,而桶状光滑宫颈可能隐藏着内生性癌变。单纯的颈管内癌宫颈表面是完整的。碰到异常细胞学结果和异常表现不明显的阴道镜检查时,应当怀疑内生性肿瘤。当细胞学涂片显示腺体异型而没有宫颈阴道部病变时,应当对可疑病变进行阴道镜引导下的活检。但是阴道镜对腺癌诊断的可信度要低很多。尽管在窥器的帮助下可以进行宫颈内的阴道镜检查,但是宫颈管往往暴露不够完全且图像常会受到质脆区域

流血的影响(图 11-9)。

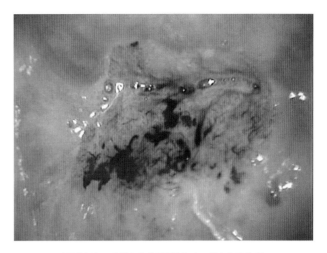

图 11-9　宫颈腺癌脆弱出血,伴异形血管

在早期的内生性浸润病变或小范围的外生性生长,阴道镜图像可能被认为是柱状上皮异位,应当通过观察涂醋酸后明显发白的肥大乳头和不典型血管图像做出鉴别(图 11-10)。不典型血管表现为管径多样、走行怪异、方向改变、螺丝锥和逗点状。阴道镜下的浸润性腺癌与鳞癌的特征相似,其中息肉状或乳头状病变更多见。对于那些弥漫在宫颈却未改变其形态的癌变,阴道镜可以显示不典型血管和质脆的恶性组织。

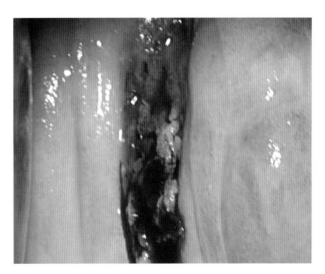

图 11-10　腺癌醋白加重,见肥大乳头及不典型血管

阴道镜引导下的活检通常用于确诊浸润癌,但是为防止漏诊,应进行宫颈管内诊刮或者锥切来检查宫颈管。尽管在系统性的常规阴道镜检查中加入宫颈管的检查有一定道理,然而在很多欧洲国家,初步检查中是不包含该项的。由于颈管诊刮取得的组织量很小,还混有血和黏液,该技术在浸润癌诊断中

的敏感度仅为22%。

显微阴道宫腔镜检查（microcolpohysteroscopy，MCH）使阴道镜医师能对宫颈阴道部和子宫颈管进行全景或活体的显微镜检，已成为阴道镜检查的重要补充。活检钳可从显微阴道宫腔镜的外科套管伸入，在视觉控制下获取小块活检组织。MCH指征如下：①三重取样中的细胞学改变（HPV，宫颈上皮内瘤变与癌症并存，细胞学和组织学不一致）；②细胞学改变伴有宫颈内细胞增生过长或腺癌；③异常出血；④不明原因的持续性阴道排液；⑤宫颈的形态学异常；⑥有多个宫颈癌危险因素的患者。

MCH的优势在于它能完整的评价界限、肿瘤体积和基底受侵，从而有效帮助界定可疑病变，使充分的靶向性取材成为可能。MCH也可用于评价子宫内膜浸润（Ⅱ期）。MCH可帮助鉴别诊断阴道镜下观察到的病变，也可用于保守性筛查宫颈癌高危患者，以及鉴别诊断宫颈内出血。

（赵　栋　浦筱雯　陈　飞）

第十二章

子宫颈癌前病变的治疗

对于任何的治疗措施,都必须充分评价其治疗的有效性和潜在的对患者可能的风险。对子宫颈癌前病变患者选择随访还是治疗应基于一个最基本的原则,即治疗是否可以预防转化区内的异常病变组织进展为浸润癌。异常病变组织进展的可能性越大,治疗的指征越强;反之,转化区内病变上皮进展为癌的可能性越小,治疗的指征越弱,原则上建议可以随访。比如一个 45 岁的妇女连续细胞学筛查正常和(或)高危型 HPV 检测阴性时,其发生子宫颈癌的可能性非常小。反之,若细胞学检查提示其存在高度鳞状上皮内病变,不论高危型 HPV 是否为阳性,其子宫颈癌前病变甚至子宫颈癌的可能性都相对大,都应该建议其行阴道镜检查,必要时可直接行诊断性锥切术以明确诊断并治疗。

转诊至阴道镜检查的妇女包括各种异常筛查结果及不同评估目的,所以阴道镜检查前应仔细核对转诊指征,有目的地进行阴道镜检查。

对疑有高级别鳞状上皮内病变(HSIL,CIN2 或 CIN3)的妇女,为了减少子宫颈癌的发生,建议治疗毫无争议,但对于年轻的 CIN2/CIN2,3 患者的治疗选择应谨慎,应严格评估治疗方法的"利"与"弊";对于妊娠妇女,最主要是评估该妇女有无浸润癌的风险,如无,可延迟至分娩后再次评估是否需要治疗。对于大多数低级别鳞状上皮内病变,由于其自然消退的可能性非常大,对这一人群的管理应以随访为主。但也应注意,阴道镜检查存在遗漏高级别病变的风险,特别是细胞学结果为 HSIL 的患者,这些人应结合其筛查结果、阴道镜诊断以及组织病理学结果综合评估,避免管理上的不足或过度。

治疗的一般指征:

1. 组织病理学提示为 HSIL。

2. 细胞学或阴道镜提示可疑浸润癌,但阴道镜下活检组织病理学未证实。

3. 细胞学或阴道镜活检组织病理学提示 AIS。

4. 阴道镜活检组织病理学可疑浸润癌。

5. HSIL 治疗后病变持续存在或复发。

6. LSIL 病变持续 2 年以上。

对 HSIL 妇女破坏或切除转化区是有效预防其病变进展为癌症的方法,如果适应证选择合适,无论是消融性治疗或是切除性治疗,其疗效相当。

▶ 一、子宫颈消融性治疗

(一) 电烙术

20 世纪早期,电烙术用于治疗被认为是子宫颈癌先兆的"慢性宫颈炎"或"宫颈糜烂",早期实验使用的是球形或铲形电极。电流通过电极使其发红发热而破坏组织。随着阴道镜的出现,腺体异位及其化生的过程被认为是转化区内上皮的正常变化,因此不再提倡对宫颈糜烂做常规预防性破坏。但是这些研究为以后使用物理方法治疗子宫颈癌前病变提供了根据。

Younge 等是最早报道了 43 例以电烙术治疗 CIN 的学者。他发现当原位癌病变仅累及上皮时,失败率为 15%,但若合并腺体累及,则失败率高达 63%。作者建议对原位癌的患者,做电烙术时应选择希望保留生育功能而不愿行全子宫切除或锥形活检的患者。其后 20 年,陆续有一些以电烙术或电灼治疗 CIN 获得高成功率的报道。Richart 和 Sciarra 报道 170 名患者有 89% 的成功率,但这些患者中有 67% 是 CIN1,仅少数患者为 CIN3(5 名)。电灼治疗似乎并不十分有效,成功率仅为 60%。Deigan 等描述在术后 3~6 个月的随访中,初次成功率为 89%~90%,但在长期随访中手术成功率从术后 1 年的 75% 跌至 5 年后的 46%。Wright、Richart 及 Ferenczy 在一篇关于电外科学发展的综述中报道了电烙术或电灼治疗 CIN 的主要缺点,包括 70% 的患者治疗后鳞柱交界消失、40 岁以上的患者常发生子宫颈狭窄、治疗过程中有明显疼痛,以及治疗 CIN3 的有效率低等。

（二）冷凝固

1966 年，Semm 等展示了一种治疗良性子宫颈病变的"冷凝固"新装置，包括一个小的电子监护仪和多个可更换的热探头。这一技术之所以被称为"冷凝固"，是因为其推荐的治疗温度范围在 48.8~71.1℃（沸点以下），因此"相对"较冷。以往电烙术烧灼子宫颈组织时温度可达 204.4~815.5℃。冷凝固相对无痛，并且更适用于治疗"慢性宫颈炎"。数年后，冷凝固被发现有治疗 CIN 的潜能。

1. 疗效　Gordon 和 Duncan 展示了一种有效治疗 CIN3 的方法，即冷凝固，手术使 1628 名患者中的 1518 人子宫颈涂片恢复正常，治愈率达 93%，但 6 年后，成功率降至 91%。Loobuyck 和 Duncan 报道了使用 Semm 冷凝固器对 1165 名 CIN1~2 的患者行"即诊即治"，初始成功率为 96.7%。在 Duncan 的试验中，病患在初诊时全部行阴道镜检查并取 2~4 点活检。如果阴道镜认为病变程度低于 CIN3 且转化区完全可见，可行冷凝固。其后许多作者也相继报道了使用冷凝固治疗并获得的类似结果，如 Williams 等报道的 125 名组织学证实为 CIN2~3 的患者，冷凝固治疗后随访 18 个月，手术成功率为 96.5%。Smart 等在一项比较激光和冷凝固治疗 CIN2 和 CIN3 的随机实验中，589 名患者接受治疗，随访时间最短为 12 个月，激光治疗的成功率（11.5%）和冷凝固（10%）的无显著差异。

Gordon 和 Dunca 还报道了在 26 名 CIN3 复发患者中行第二次治疗后仍有 5 例失败（19%），包括 1 例腺鳞癌、1 例鳞癌、1 例 CIN3 合并原位腺癌、1 例 CIN2、1 例 CIN3。由于这些失败的例子，他们推荐若初次治疗后疑有持续或复发性 CIN3 应选择切除术治疗。

2. 选择冷凝固治疗的标准

（1）转化区必须完全可见。

（2）无可疑微小浸润癌或原位腺癌。

（3）既往对转化区未经任何治疗。

3. 并发症　冷凝固治疗的并发症主要有手术时的疼痛、术后持续流血及阴道排液。Farquharson 等随机选择了 714 名 CIN2~3 的患者接受 Semm 冷凝固或 CO_2 激光治疗，他们发现在疼痛和阴道流血方面两者有显著区别。在实验中，21% 的激光治疗患者要求局麻，在冷凝固中仅有 8% 的患者要求局麻。两组在治疗后疼痛方面均相对常见。激光治疗

后阴道流血的患者略多（66.6% vs. 57%，$P = 0.04$）。术后阴道排液无明显区别。作者认为，在疼痛、治疗时间及术后阴道流血方面激光治疗在患者中的接受度略差。Duncan 报道接受冷凝固治疗的患者中有 1% 主诉术后阴道排液，3.5% 主诉术后 1~6 周有持续阴道流血，1% 主诉有持续性盆腔痛，有 1% 患者因子宫颈狭窄行扩张术。

（三）透热电凝固

电外科学的发展使临床医师应用时可产生多种组织效应，它可将标准供电转换成高频交流电，由此产生特殊波形而起作用。自 1970 年起，市场上出现了更多复杂的晶体管化单位供门诊患者使用。1971 年，Chanen 和 Hollyock 以透热电凝固作为治疗子宫颈癌前病变的一种物理消融的特别模式，最初在全麻下进行，但近期已成为门诊患者局麻下的治疗方法。它需要一个有吸烟装置的窥阴器。电流可能是持续性的，也可能是脉冲性的 2~3 秒一次。缓慢移动及直接接触组织可达到所需的凝固深度。为破坏子宫颈深部的腺体隐窝，要将电极针垂直插入子宫颈至少 7mm 深，插入次数依靠经验以及与病变区域和范围相关。Chanen 建议每次插入电极针应持续至少 2 秒，透热术的目标是该区域完全干燥，无有分泌功能的腺体存在。

1. 疗效　Chanen 报道了 2990 个患者初次治疗成功率达 98%，将近 2/3 的患者经组织学证实为 CIN3，治疗后发现病变复发或残留的间隔时间分别为 12 个月至 10 年不等。但是大部分病变的复发都在第 1~3 年间随访时发现。

2. 选择透热电凝固治疗的标准

（1）不论 CIN 级别如何，异常转化区边界完全可见或通过操作使其边界充分暴露。

（2）术前获得组织学证实。

（3）若异常转化区延伸入颈管深部、完全位于颈管内、疑有微小浸润癌或腺上皮异常，则是透热电凝固的禁忌证。

3. 并发症　观察 2990 例透热电凝固后，Chanen 总结并发症发生率如下：继发出血 1.2%，盆腔感染 0.4%，子宫颈管狭窄 0.4%。但令人意外的是，长期随访并没有发现其对子宫颈功能、受孕、妊娠或分娩有副作用。

（四）冷冻治疗

1967 年由 Crisp 和他的同事首次报道了使用冷

冻治疗 CIN,20 世纪 70 年代相继有数位学者报道了 CIN 的冷冻治疗。在许多国家,冷冻治疗迅速成为最受欢迎的 CIN 治疗方法。这一技术使用冷冻头冻结子宫颈异常上皮,对组织的破坏基于将局部温度降至-20℃,使细胞内水分结晶,细胞核结晶使胞膜瓦解,导致细胞死亡。它有多种冷冻头可供使用。一些研究评价了冷冻头和子宫颈的相互作用,以及为充分破坏异常组织所需的冷冻时间以及这一技术的有效性。制冷气体可以是二氧化碳或一氧化氮。一般认为一氧化氮气体更适合,因为其冰点(-90℃)较二氧化碳(-60℃)低。气体罐需保持 750~830mmHg 的常压,以保证足以冷冻的效果。至少要使用 9kg 的大气罐,因为低压力的气罐可能仅制造霜冻,但不足以冷冻上皮。

Creasman 等在 75 名患者中比较了单次冷冻(-60℃,3 分钟)和双次冷冻(冷冻 3 分钟,解冻 5 分钟,再冷冻 3 分钟)的疗效,患者都经活检证实为 CIN3。这些患者在 6 周至 3 个月内再次接受了全子宫切除术或锥切术。手术样本中,单次冷冻患者 48% 有病变持续存在,而双次冷冻患者中仅有 18%。2 例患者经锥切发现为微小浸润癌,被认为代表了术前活检的"遗漏"。这一报道发表后,大部分仍使用冷冻术的阴道镜医生提倡使用双次冷冻技术。

目前 WHO 也推荐使用"双冻融"模式治疗子宫颈癌前病变,即冷冻 3 分钟,解冻 5 分钟,再次冷冻 3 分钟(图 12-1)。

1. 疗效　温度、冷冻时间、探头类型、子宫颈外口形状、子宫颈病变的范围和程度都是影响其有效性的重要因素。

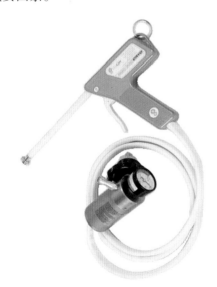

图 12-1　冷冻枪

Boonstra 等在 64 名次日将行全子宫切除术的患者中进行了子宫颈冷冻,以观察冻烙术破坏转化区上皮的生物物理作用。他们应用电脑化图表测量了冷冻病变的深度和直线距离,结论认为要获得足够的冷冻效果需较长的冷冻时间,尤其是对于大面积的 CIN3 或局限于 3 点或 9 点位置的 CIN3。这次研究的结果揭示探头的类型和解剖方位是影响冷冻效果的 2 个独立因素,以冷冻探头完全覆盖病变范围为宜。在子宫颈 3 点和 9 点处由于血供丰富可能是导致这 2 处冷冻术不成功的主要原因。只有当冷冻时间延长直至温度达到-20℃,且探头边缘外 5mm 也被冷冻时,才能使 3 点及 9 点达到 100% 的冷冻效果。

在一篇冷冻治疗的综述中,Hatch 总结了数个关于 CIN 级别和复发关系的研究,CIN1 的治疗失败率为 5.6%,CIN2 为 5.5%,CIN3 为 10.4%。在 354 个冷冻治疗的患者中,Ostergard 发现 CIN3 治疗后有 19.6% 的失败率。基于他的临床经验,他认为冷冻治疗并不适用于治疗 CIN3。Wright 和 Davies 也发现 CIN3 持续存在概率很高,建议若以冷冻术治疗这一级别的 CIN 应当特别谨慎。但积累了 11 年冷冻治疗的经验后,Bryson 等评价了 453 名 CIN3 患者的治疗结果,失败率为 7.1%,结论认为冷冻治疗能有效治疗 CIN3,但严格的患者选择原则和细心的技术在获得高成功治疗率方面起着重要作用。Benedet 等也报道了冷冻治疗对所有级别的 CIN 都有出色的治疗效果。10 年随访后,作者推荐长期持续随访,因为复发风险一直存在。

在使用冷冻治疗时也应注意,虽然阴道镜下多点活检组织病理学证实为子宫颈癌前病变(CIN2,CIN3),但子宫颈锥切后组织病理学发现点活检可能有 5% 的早期浸润癌的漏诊,应引起重视,所以对于细胞学、阴道镜可疑浸润癌,虽组织病理学尚未证实也建议行子宫颈锥切术。

最后,Hatch 总结了冷冻治疗 CIN 和病变大小的关系。他回顾研究了 3 项研究共计 632 个患者,当病变范围累及子宫颈 1/4 内时失败率为 6.8%,超过 1/2 时为 14.1%。所以 WHO 在推荐使用冷冻技术治疗子宫颈癌前病变时建议病变面积应小于子宫颈面积的 75%。

2. 选择冷冻治疗的标准　为提高治疗成功率,采用冷冻治疗应有严格的适应证:

(1)子宫颈转化区完全可见。

(2)颈管诊刮阴性。

(3)未妊娠。

（4）无己烯雌酚暴露。

（5）无浸润癌或腺上皮病变证据。

（6）患者充分知情并选择。

Benedet 和他的同事描述了获得 CIN 治疗高成功率所需的特定子宫颈和生物物理条件：①转化区仅小部分延伸入子宫颈；②病变边缘完全可见；③探头可完全覆盖转化区以及病变区域；④病变边缘外 3~4mm 有满意的冰球形成；⑤足够的冷冻气压。

3. 并发症　冷冻治疗的并发症非常少见。冷冻术后感染可能是最常见的并发症。术后出血极少见。Benedet 等报道 1675 名患者中仅 1 名需要治疗出血。子宫颈闭锁导致子宫腔积血和积脓也很少见，较为常见的是由于子宫颈狭窄而导致后续随访时细胞学取材受到影响。

图 12-2 中患者为女性，28 岁，G1P0，筛查提示细胞学 ASC-US、HPV52 阳性，阴道镜检查，转化区 1 型，诊断 HSIL，病变主要位于子宫颈 3、4 象限，面积小于子宫颈面积的 50%，多点活检为 CIN2、CIN2-3，P16 阳性，ECC 阴性（图 12-3~图 12-6）。

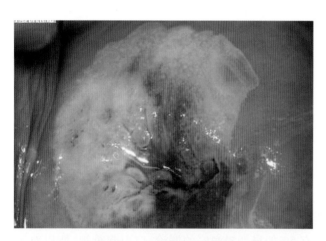

图 12-2　女性，28 岁，G1P0

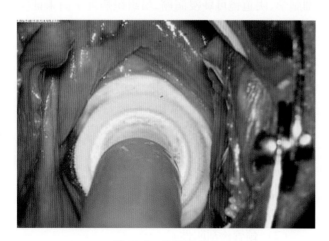

图 12-3　冷冻治疗中

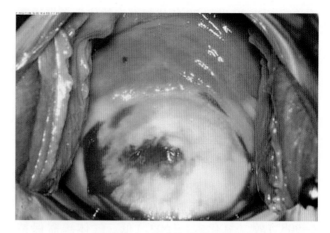

图 12-4　冷冻治疗后即刻

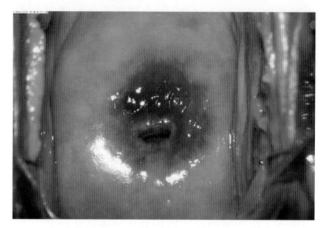

图 12-5　冷冻治疗后 2 个月

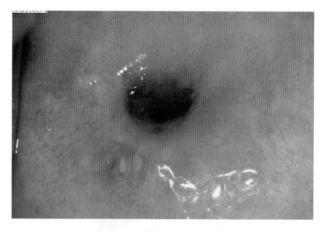

图 12-6　冷冻治疗后 6 个月

（五）激光气化

激光是"受激辐射式光频放大器"的缩写。传统的自然光线会向各个方向照射，而激光可产生一致的光线或波长相同的平行光束，因此能通过镜头聚焦于较小区域，产生巨大能量。特定波长的放射性能量可由激光转换热、光、无线电波、电等而产生。

二氧化碳激光最常应用于治疗 CIN,是由放电产生的,波长为 $10.6\mu m$,位于红外线波段中,肉眼不可见。在临床实践中,可见的氦氖激光束也聚焦于组织表面的相同点以协助手术者操作。二氧化碳激光是在 20 世纪 70 年代后期被用于临床的,因为它的功率、准确性而广受欢迎。

激光束能量会被大量含水的物质所吸收,如子宫颈组织。气化组织包括水蒸气和碳碎片的混合物,从阴道内经固定在窥阴器上的吸烟器排出。长久以来,人们都认为若要应用消融性技术获取最好疗效必须治疗整个转化区。CIN 累及子宫颈腺体隐窝对于这些治疗方式的有效性也十分重要。Anderson 和 Hartly 研究了 343 个锥切样本的累及和未累及的腺体隐窝深度,发现累及的腺体隐窝的平均深度为 1.24mm,未受累腺体隐窝的平均深度为 3.38mm。他们的结论认为治疗时破坏深度达 3.80mm 将根除 99.7%(均数+3 标准差)的患者的受累腺体隐窝。因此 Monoghan 等认为破坏整个转化区和最深的腺体隐窝是激光治疗获得成功所必需的。阴道镜检查整个转化区后,用激光先在转化区外缘外 3mm 处环形划出边界。一旦勾勒出转化区后,推荐去除治疗区域组织深度至少在 7mm 以上。

Jordan 等报道在 711 个单次激光气化深度达 5~7mm 的妇女中有 90% 的成功率。在研究开始时,作者报道了组织破坏深度不足是导致治疗失败的一个重要原因,经过反复研究,他们认为为了获得充分的治疗,破坏的深度应达 5~7mm,并且消融处应呈圆柱形。这些研究为今后激光消融或切除异常转化区提供了理论依据。

因为在气化组织中发现危害操作者的物质如 HPV 存在于烟雾中,烟雾应当经过有效的过滤装置过滤后才能排放到外部。另外,这一治疗过程通常应在局麻下及在使用血管加压剂的作用下进行。

1. 疗效 激光气化治疗 CIN 被认为是非常有效的。Ali 和他的同事报道 1234 名患者二氧化碳激光治疗后成功率达 96.2%。他们治疗成功的标准是一年或多年后随访时细胞学及阴道镜检查结果均为阴性。Wright 和他的同事报道 429 例各种程度的 CIN 激光治疗后成功率达 95.3%。尽管这一研究包括激光切除治疗,但大部分患者(357 人)接受的是激光气化。有几篇激光消融治疗文献报道了类似的成功率。

2. 选择激光消融治疗的标准 选择激光消融治疗的标准与上述其他消融治疗非常类似。

(1)患者必须经有经验的阴道镜医生检查。

(2)整个转化区必须完全可见。

(3)无浸润癌证据。

(4)无腺上皮病变证据。

3. 并发症 Berget 等报道了包括 204 名二氧化碳激光或冷冻治疗妇女的随机试验,发现并发症发生率有些差异。激光治疗时感觉到中度或重度疼痛的患者略多($P=0.05$)。术后阴道排液在冷冻治疗后更多见。两组各有 1 名患者发生盆腔炎性疾病。在治疗后 3 个月阴道镜随访时,激光治疗的患者鳞柱交界更为可见($P<0.001$)。Monaghan 建议激光治疗中应注射局麻药以减少术中疼痛,并发现若有子宫颈感染时出血风险较高,因而推荐术前检查予以排除。

4. 激光和冷冻治疗的相对疗效

比较一些冷冻和激光消融疗效的研究,大部分随机对照试验没有显示治疗组间有显著差异。Mitchell 等在一项比较冷冻、激光气化和环形电切术治疗鳞状上皮病变的随机试验中发现一致的高成功率。在这一研究中,"病变持续存在率"(治疗后 6 个月内)高于"复发率"(治疗后 6 个月以后),但在 3 种治疗形式中,这些概率相似。在病变范围大的女性中疾病持续存在的概率更高,而年龄超过 30 岁,感染 16 或 18 型 HPV 或以前接受过治疗的患者复发率更高。当然,6 个月随访对于疗效的观察时间太短。Guijon 等对 436 名 CIN 妇女进行队列研究,随机分配行激光或冷冻治疗,发现与治疗失败最相关的危险因素是:①患者年龄;②HPV 类型;③病灶大小;④CIN 级别;⑤生育情况。

总之,对于 HSIL 的治疗如适应证选择合适,其疗效同子宫颈锥切术。由此可见,消融性治疗适应证的选择非常重要。

2017 年《中国子宫颈癌综合防控指南》建议的子宫颈消融治疗的适应证为:

(1)病变全部局限于子宫颈表面,未扩展至子宫颈管的 CIN2;

(2)细胞学及组织病理学结果间无明显差异;

(3)细胞学、阴道镜及病理检查无子宫颈浸润癌证据;

(4)细胞学及组织病理学未提示子宫颈腺体的非典型增生;

(5)子宫颈管取样病理未见异常。

子宫颈消融性治疗的禁忌证为:

(1)阴道镜检查不充分,转化区为 3 型;

（2）细胞学结果或阴道镜检查以及组织病理学可疑浸润癌或腺上皮异常；

（3）HSIL治疗后病变持续存在或复发。

▶ 二、子宫颈切除性治疗

（一）转化区大环切

1981年，在第4届世界阴道镜和子宫颈病理会议上，Cartier报道了他使用小金属圈获取活检并切除转化区的经验，同时达到了治疗及为组织学提供完整组织标本二次诊断的双重目的，且创伤较小。转化区大环切（large loop excision of the transformation zone，LLETZ）源于Cartier的工作，使用更大金属圈一次性去除整个转化区。LLETZ使用现代低伏特透热电外科仪器和绝缘环。手术在局麻下进行。该方法在20世纪80年代早期在布里斯托尔引入临床实践，迅速地被广为接受。这一技术被称为LLETZ，但在进入美国时被改名为LEEP。

LLETZ的主要优势是它切除转化区时保留了组织的完整性，这样切下的转化区组织可被完整地用于组织病理学检查，排除微小浸润癌，同时评价切缘并识别有无过度治疗。此外，这一技术可用于需治疗转化区的任何情况。不论转化区在颈管内或颈管外，大或小，是否包含鳞形上皮或腺上皮异常，LLETZ都适用。这一技术适用于门诊患者，保留了消融方法的优点，同时又优于传统的冷刀锥切术。

这一技术之前已经详细描述。图12-7以最简单的形式阐述了该步骤。

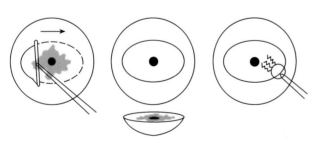

图12-7 LLETZ简图

LLETZ可在需要局部毁损时应用（1型或2型转化区），也可在需要锥形切除时应用（3型转化区）。LLETZ的失败率非常低。

1997年，Flannelly和他的同事报道了他们最早行LLETZ治疗的1000名阿伯丁妇女，显示4年累积复发率为10.1/100。977人（97.7%）至少随访了1

次，317人随访了4年。LLETZ后12个月随访时的细胞核异常率为4.4%，与之前报道的LLEZT和激光消融术后的概率类似。

Dobbs和他的同事随访了394名1991～1992年接受LLETZ治疗的妇女，最长随访时间达10年，平均随访了73个月，平均随访细胞学涂片6次，获得343名患者（83%）的完整随访资料。14人（4%）经组织学证实为CIN复发，其中，2人在CIN3切除未净后发生浸润癌，但均为IA期，在随后进行了全子宫切除治疗。

1. 阴道镜实践中消融治疗的地位　门诊局麻下消融性治疗CIN代表了子宫颈疾病预防发展的里程碑。在认识到CIN局限于通常可见的转化区同时，20世纪70年代，4种安全有效的组织消融模式开始发展。因此患者得以避免冷刀治疗或全子宫切除术的过度治疗。为了使无意中以消融术治疗浸润癌的风险降到最低，需要严格掌握消融性治疗的适应证。

传统上为排除浸润癌会在阴道镜指引下于转化区内病变最严重处行2～4点活检，第2次就诊时根据组织病理学的结果再决定是否需要治疗。这一方法有3个瑕疵：①阴道镜医生不能可靠识别转化区内病变程度最严重处；②阴道镜指引下的活检不足以完全排除浸润癌；③原位腺癌或腺上皮异常在阴道镜下缺乏容易识别的特征。

排除微小浸润癌可能是最困难的一个条件，因为阴道镜下识别微小浸润癌本身就有很大困难，而且阴道镜指引下活检部位的选择以及活检数量的不足也是影响检查的重要因素。很多研究均证实阴道镜检查及其指引下活检不是可靠识别微小浸润癌的方法。在Reis和他的同事近期发表的综述中，在行锥切、全子宫切除及根治性切除子宫前，阴道镜及其引导下活检在识别早期浸润性病变方面仅有50%（CI：40.10-59.04）的敏感性。

2. CIN的最佳治疗是什么　在成功率/失败率方面不同的子宫颈消融性治疗或是切除性治疗两种不需过多选择。所有这些方法均非常有效，且并发症低，对1型转化区的HSIL均能充分治疗。主要的区别在于其是否符合消融性治疗的适应证。

LLETZ、激光切除术等切除性治疗的附加价值：

（1）可以选择性的"即诊即治"。

（2）有助于充分识别（或排除）微小浸润癌。

（3）可通过组织病理学评价切缘的状况。

（4）可能识别（或排除）腺上皮的异常。

（5）阴道镜医生可通过锥切术后的病理结果反思阴道镜评价病变级别以及对阴道镜下最严重病变部位的选择是否得当，治疗方法选择是否合理，从而不断提高诊断治疗质量。

（6）可进行任何转化区类型的 HSIL 及 AIS 治疗。

3. 电切术的热损伤　激光或 LLEZT 切除会导致对伤口和手术标本的人为热损伤。有利的一面是这种人为热量有时可能会进一步破坏未切除干净的异常子宫颈组织；但不利的一面是有可能影响到对切缘状况的组织病理学评价。一些研究报道，大面积破坏不利于对切除组织的病理阅片。Paraskevaides 等研究了 40 例行锥切术后又行经腹全子宫切除术的患者，比较了激光和 LLETZ 的热损伤，结论认为常规环形透热切除术导致的热损伤相对较少。

LLETZ 的短期和长期致病率都很低，对未来生育或分娩的影响各种研究结论不同。但是大多数研究认为对将来妊娠可能有一定的负面影响，主要是导致将来妊娠时早产、胎膜早破等风险增加，但这种风险的增加与切除组织的深度以及体积相关，所以在子宫颈锥切术手术类型选择上应规范，应根据转化区的类型决定手术的类型。对于 1 型转化区的切除应行 1 型切除术，切除组织长度为 7～10mm；2 型转化区切除应行 2 型切除术，切除组织长度为 10～15mm；3 型转化区的切除应行 3 型切除术，切除组织长度为 15～25mm，避免过度治疗对将来妊娠带来的负面影响。

（二）子宫颈锥切术

1. 2017 年《子宫颈癌综合防控指南》中有关子宫颈锥切术的适应证：

（1）存在细胞学（HSIL、AGC 倾向瘤变、AIS 或癌）、阴道镜与组织病理学诊断不一致。

（2）子宫颈管取材阳性。

（3）HSIL 病变的任何部位位于颈管内，需进一步进行组织学评价。

（4）细胞学或阴道镜提示可疑浸润癌，但阴道镜下活检组织病理学未证实。

（5）细胞学或阴道镜活检组织病理学提示 AIS。

（6）阴道镜活检组织病理学可疑浸润癌。

（7）阴道镜检查不满意，特别是细胞学为 HSIL 或子宫颈活检为 HSIL。

（8）HSIL 治疗后病变持续存在或复发。

子宫颈锥切术的主要目的是切除整个转化区和异常腺上皮，只有这样才能进行全面的组织病理学检查并判断切缘状况。在一项 CIN 病变延伸入颈管、超越阴道镜检查范围的研究中，Guerra 和他的同事在锥形活检前先进行了显微阴道宫腔镜以评价颈管情况，确定转化区的上界。结果显示 43%（ $n=$ 174）的上界在子宫颈外口上方 5mm 处可见，46% 在 6～10mm 处可见，10% 在 10～20mm 处可见。当疑有腺上皮异常时，90% 的病变发生于新鳞柱交接上界旁 1.0cm，所以锥切时需包括颈管内腺体病变处的部分，应按 3 型转化区切除，切除组织长度应达 15～25mm，必要时锥切后可行残余颈管内膜的诊刮术（图 12-8）。

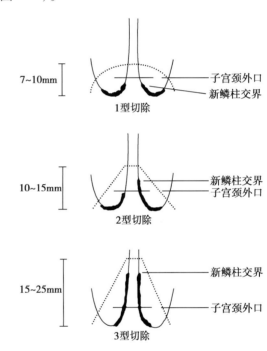

图 12-8　子宫颈锥切术不同切除类型的示意图

2. 治疗不足和过度治疗　对不必要进行治疗的低级别病变的转化区进行切除或消融性治疗可能是过度治疗。Luesley 等发现，当采用不经选择的"即诊即治"时，过度治疗率高。但是也有研究表明，经选择性的"即诊即治"方案即对于筛查细胞学为 HSIL 及以上者进行"即诊即治"，可以将阴性切除率控制在 5% 以下。还有，对于转化区外过多的正常组织的破坏也被认为是过度治疗，所以子宫颈癌前病变的治疗一定要在阴道镜下完成，避免对不必要的个体或不必要的正常组织进行破坏。

过度治疗使妇女遭受不必要的病痛和焦虑，但治疗不足可能有更大的损失。正如预期的，转化区切除不完全与病变的持续存在或复发相关。但切除不完全并不总是(或经常)意味着病变的持续存在/复发,切除后的进一步电凝止血时的热效应可进一步破坏病变组织。切缘阳性(组织病理学发现有HSIL)的患者是病变持续存在/复发的高风险人群,之后的随访方案以及第一次随访时间与切缘阴性者不同,应区别对待,风险分层管理。

随访时也应注意,治疗后子宫颈解剖上会发生改变,在复查的细胞学取样以及阴道镜检查时会有一定的难度,如果条件允许,细胞学联合 HPV 检测随访,可提高随访的敏感性。同时阴道镜检查时,持续存在/复发的病变往往存在于子宫颈管内,检查时应加强对于子宫颈管的评估。

切除不完全是比较常见的,切缘阳性发生率为6.00%~35.80%。Ghaem-Maghami S 等在 2007 年的一项包括 66 项研究涉及 35 109 例 CIN 妇女的 Meta分析中发现,23%的切除标本至少存在一侧切缘的受累,且不同锥切手术方式切缘阳性的比例也不同,LEEP 较 CKC 可能更常见。

为何会发生切除不完全?是因为对于特定转化区切除太浅?是由于阴道镜医生无法可靠识别转化区的上界?是由于我们的病理科医生因人为损伤而不能判断切缘情况?还是因为我们使用了不恰当的切除方式?

答案可能是多因素的。使用不恰当的切除方式以及没有按照转化区的类型选择相应的切除方式可能是主要的原因。所以,应加强对阴道镜医生的培训,建议对于子宫颈癌前病变治疗方法选择应由阴道镜指导,并在阴道镜下完成操作。对于选择子宫颈锥切术的患者应严格按照转化区的类型选择手术类型,避免治疗的不足与过度。

虽然 LEEP 基本可满足子宫颈癌前病变的诊断和治疗需求,但在一些患者中,如细胞学、阴道镜或组织病理学高度可疑子宫颈浸润癌或原位腺癌,需要通过锥切进一步诊断和治疗时,为了获得完整的可用于组织病理学诊断且切缘没有物理损伤的标本,有时需进行冷刀锥切术(CKC),见图 12-9。

3. 治疗后的随访　对子宫颈癌前病变无论是进行了子宫颈消融治疗还是切除性治疗,治疗后均存在病变持续存在、复发以及进展为浸润癌的风险,

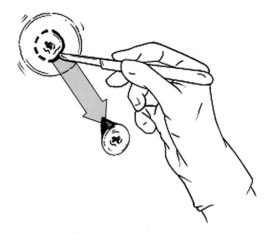

图 12-9　CKC 手术示意图

复发实际大多在治疗后的 2 年内,且子宫颈癌前病变妇女今后 20 年内发生子宫颈浸润癌的概率高于普通妇女,所以手术后应加强随访,尤其是手术后的1~2 年,如手术后 1~2 年复查细胞学+HPV 检测均为阴性,以后可每 3 年复查一次,持续 20 年。

治疗后的随访应根据治疗后病变持续存在/复发的风险进行评估,这些风险主要与治疗方式选择以及行切除治疗后切缘的状况有关,切除治疗后切缘阳性者的病变持续存在/复发明显高于切缘阴性者,应重视。Ghaem-Maghami S 等研究发现切缘阳性者较切缘阴性者病变持续存在/复发风险增加 5~6 倍。

(1)病变持续存在/复发高风险人群:即切除治疗后切缘阳性尤其是子宫颈管的切缘阳性者以及治疗方式选择不合理者,如具有子宫颈消融治疗禁忌证者而选择了消融治疗,建议术后 4~6 个月行细胞学、阴道镜、ECC 评估,确诊病变持续存在者,建议重复锥切;无病变持续存在者,6 个月后再次复查。

(2)病变持续存在/复发中等风险人群:即切缘阴性者以及进行了消融治疗者,建议术后 6~12 个月行细胞学联合 HPV 检测复查,任何阳性结果均建议转诊阴道镜;结果未见异常者,12 个月再次复查,仍为阴性者,建议每 3 年复查,持续 20 年。对于随访中发现的病变持续存在/复发者,建议再次行切除性治疗;对于不能进行再次切除性治疗者可考虑行全子宫切除术。

(毕　蕙　隋　龙)

第十三章　阴道上皮内瘤变的阴道镜检查和治疗技术

阴道的阴道镜检查是下生殖道阴道镜检查重要的一部分,对于阴道上皮内瘤变(vaginal intraepithelial neoplasia,VAIN)的发现起着非常重要的作用。

在相当长的一段时间内,阴道镜几乎仅用于对宫颈的检查,对阴道壁的评估不够重视。第一篇有关 VAIN 的论文发表于 1933 年。近三十年,大家开始逐渐重视阴道壁病变,尤其是高级别的 VAIN,阴道镜检查成为诊断 VAIN 的重要手段。VAIN3 的恶变潜能是毫无疑问的,因此阴道镜医生必须了解 VAIN 的自然过程和潜在的恶变危险。

▶ 一、阴道上皮内瘤变

VAIN 的实际发生率远低于 CIN,占所有下生殖道上皮内瘤变病例的 0.5%,近年来,随着生殖道 HPV 感染率的上升和妇科医生的重视,发病率呈上升趋势。VAIN 可为原发病变也可为继发病变,发病年龄平均在 40~60 岁,明显高于 CIN 患者,而VAIN3 患者的年龄长于 VAIN1 和 VAIN2 的患者。目前认为 HPV 感染是发生 VAIN 最主要的因素,HPV 感染常发生多中心病灶(宫颈、阴道和外阴病变共存),在阴道镜检查过程中,常为了发现或满足于发现宫颈病变而忽视了对阴道壁的检查,导致漏诊 VAIN。其他可能的病因为宫颈癌或外阴癌曾接受放射治疗和免疫抑制剂治疗,也有学者认为绝经后萎缩的上皮在 HPV 感染下更易发展成 VAIN。

(一) 分级

根据镜下表现,表皮层细胞可部分或全部发生分层不清、排列失去极向和出现异形细胞核。按表皮层细胞病变的范围分为:病变局限在上皮 1/3 为VAIN1 级(轻度不典型增生);中下 2/3 为 VAIN2 级(中度不典型增生);超过 2/3 或全层为 VAIN3 级

(重度不典型增生/原位癌)。2014 年国际癌症研究机构(International Agency for Research on Cancer,IARC)在 WHO 第 4 版《女性生殖器官肿瘤分类》用低级别鳞状上皮内病变(low-grade squamous intraepithelial lesion,LSIL)和高级别鳞状上皮内病变(high-grade squamous intraepithelial lesion,HSIL)二分法,代替原来的 VAIN 三分系统。LSIL 同义词为VAIN1、轻度鳞状上皮异型增生、扁平湿疣、非典型挖空细胞及挖空细胞形成;HSIL 包括中度鳞状上皮异型增生或 VAIN2、重度鳞状上皮异型增生或VAIN3 和原位鳞状细胞癌。

(二) VAIN 并存 CIN

大部分 VAIN 病例并存 CIN 或有既往史。由于阴道上 1/3 与宫颈上皮有共同的胚胎起源——泌尿生殖窦,对 HPV 有共同的易感性,VAIN 的病理组织学特征与 CIN 完全相同的占到所有病例的 75%;约2%~2.5% 的患者中,宫颈和阴道上端同时存在异常上皮,其中 67% 的异常上皮有连续性。VAIN 病变可以认为是宫颈上皮内病变的延续,是宫颈异常移行带的延伸。一些妇女的 CIN 病变从移行带延伸到阴道穹隆和阴道上 1/3(图 13-1)。对于这些患者,确定阴道病灶的病变程度和级别范围,对有效和精准的治疗是非常重要的。

(三) VAIN 好发部位

多数病灶(>90%)发生在阴道上 1/3(图 13-2),阴道中下 2/3 段有病灶者不足 10%,这与生殖道发育学有关。绝大多数 VAIN 是多发病灶,约占 92.4%,VAIN 常表现为多灶性、多发性(图 13-3),这也是VAIN 容易持续存在或复发的主要危险因素。因 CIN切除子宫者,病灶多数发生在阴道顶 3 点和 9 点部位,就是所谓的"狗耳",约占 82.08%(图 13-4)。

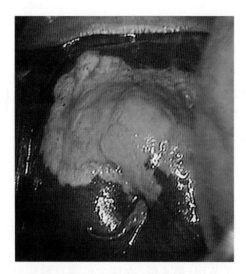

图 13-1　CIN3 累及穹隆

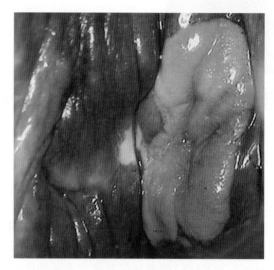

图 13-4　阴道左侧残端 VAIN（狗耳）

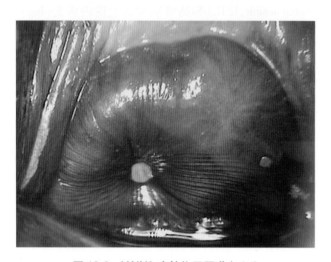

图 13-2　VAIN2 病灶位于阴道上 1/3

（四）CIN 或宫颈癌治疗后的 VAIN

因 CIN 和宫颈癌而行子宫切除的女性中，大约有 5%~10% 的患者手术多年以后在其残端或阴道穹隆部可以发现有新生的 VAIN。这些患者在全子宫切除术后应该继续接受筛查。倘若在因 CIN 行子宫切除术时已经明确 VAIN 的存在，通常可确保在切除阴道上端时尽可能切除已经存在的 VAIN 病灶。这就要求子宫切除术前必须进行阴道镜检查，明确是否存在 VAIN 和 VAIN 的范围（图 13-5）。使用 Lugol 碘溶液来辅助确定阴道切除的范围，在穹隆或阴道壁有 VAIN 的情况下，可能更适宜行扩大的子宫切除术（切除部分阴道）。因此，对于子宫切除术后的人群需要继续筛查，3 年一次细胞学单独筛查是合理的，联合使用 HPV 检测可延长筛查间隔，提高成本效益。

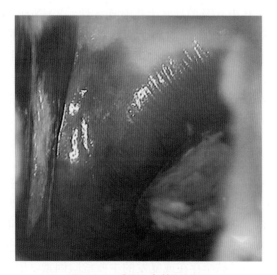

图 13-3　CIN1 合并 VAIN1

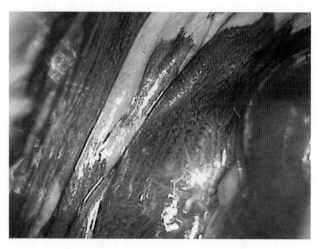

图 13-5　VAIN 范围

既往没有 CIN 或宫颈癌的患者全子宫切除后发生阴道病变的风险非常小。但该组人群术后如果有无保护的性生活,也应该进行筛查。

(五) 诊断

VAIN 在大部分患者中没有症状,且多灶性、病灶微小容易被漏诊。仔细、全面的临床检查颇为重要。TCT 取材时注意除了宫颈取样,也要兼顾阴道壁和穹隆,必要时分别取样、分瓶标记。近年来,随着 TCT 和 HPV 检测的普及,阴道镜规范化操作的推广和普及,VAIN 的检出率明显提高。

妇科检查肉眼观绝大多数外观正常,仅部分患者呈局部黏膜充血状,绝大多数病变发生于阴道上 1/3 处,尤其是阴道穹隆部,病变隐匿。因阴道黏膜的皱襞性及 VAIN 发生的多灶性,仅仅依靠临床症状和一般妇科检查,容易漏诊。如 TCT 发现异型细胞,需进一步行阴道镜检查,并在阴道镜下对异常区域进行活检,即宫颈病变的三阶梯诊断技术(细胞学-阴道镜-组织病理学),同样适用于阴道病变的诊断,其中阴道镜检查最为重要。目前阴道镜检查是发现 VAIN 的主要方法,且是唯一的方法。阴道镜下对阴道壁进行可疑部位的活检,标本行病理检查,是 VAIN 诊断的金标准,对明确阴道病变程度及范围、指导阴道切除范围、减少残端阴道病变的残留有重要意义。

▶ 二、阴道的阴道镜检查指征

(一) 检查指征

患者行阴道镜检查常因以下几种原因:

1. 因涂片异常而作为常规宫颈阴道镜检查的一部分。

2. 患外阴上皮内瘤变或外阴癌的妇女。

3. 因 CIN 切除子宫后细胞学异常的妇女。

第三种原因最有可能发现重要的病理学异常,但也最难做到充分的阴道镜检查。

(二) 临床上哪些情况提示 VAIN 可能

1. 临床症状不明显,但实验室检查持续异常;当宫颈细胞学异常和(或)HPV 阳性,但在阴道镜检查时未发现宫颈和宫颈管内病灶时就应该注意仔细检查阴道壁。

2. CIN 治疗后 HPV 仍持续阳性但宫颈和宫颈管检查无异常。

3. HPV 定量持续低负荷。

4. 病灶微小隐匿,穹隆和阴道壁皱褶部位的微小病灶。

(三) 阴道的阴道镜检查操作

阴道镜检查时应从阴道顶端到阴道口按顺序逐步检查。阴道的阴道镜检查的基本步骤与宫颈阴道镜检查相同。先低倍放大检查,然后高倍放大,先后应用稀释醋酸和 Lugol 碘溶液,注意两种液体除了涂抹宫颈,也要全面涂抹穹隆和阴道壁。

不同于 CIN,VAIN 病灶可能有时不如 CIN 的醋白反应明显,难以发现病灶。应用醋酸后高级别 VAIN 呈白色,边界清晰,表面颗粒状,有时可观察到点状血管(图 13-6),镶嵌较少见。病灶的边界在应用 Lugol 碘溶液后呈淡黄色或不染色,比较易于观察,因此更多 VAIN 是在碘不着色的情况下被发现的。

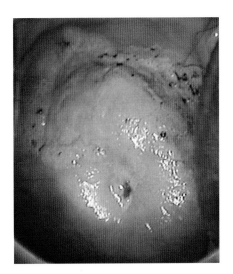

图 13-6　点状血管

阴道检查的区域相对较宽大,应使用最大号的窥阴器,且要经常旋转变化位置,阴道全长都应检查。窥阴器连续变化位置,一边慢慢向下移动,一边 360°观察阴道穹隆和阴道壁,使用透明窥阴器可能更有优势。阴道黏膜的皱襞可能使较小的 VAIN 病灶隐匿,有必要展平这些皱襞并使碘液全面染色以防止病灶遗漏。

在全子宫切除的患者中,阴道上部 3 点和 9 点处常因黏膜凹入而扭曲,即"狗耳",有时可深达

2cm,仔细地在阴道镜下检查这些"狗耳"是非常必要的,因其常是 VAIN 的唯一病灶点。使用宫颈钳或拉钩可以帮助探查"狗耳"深部(图 13-7)。必要时需要在全麻下行阴道镜检查。

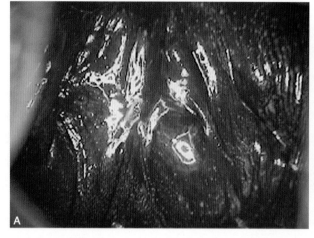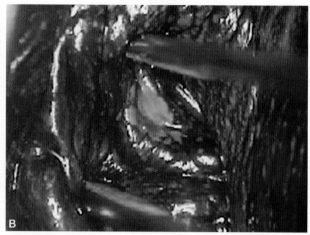

图 13-7　探查"狗耳"深部
A. VAIN1;B. 长镊辅助暴露阴道左侧残端

还有一种不易被阴道镜检查到的 VAIN 位于缝线内,其可能潜在进展为浸润癌,因此应常规行直肠检查,是否存在阴道顶上的肿块,除外浸润性病灶。无法由阴道镜发现来解释的持续阴道涂片细胞学异常应考虑行阴道上部切除。

对于老年妇女由于上皮萎缩,细胞内糖原积聚缺少常表现为弥漫性碘不着色,并不同于边界清晰的 VAIN 区域。在这些妇女中有必要在阴道镜检查前,局部应用含有雌激素的栓剂治疗 2~4 周,雌激素会逆转萎缩性改变及碘不染的情况,使鳞状上皮向成熟方向转化,待阴道黏膜充血减轻后再进行检查。

(四) 浸润性阴道癌

有症状的阴道癌在临床检查中比较容易被发现,典型的体征为阴道壁肿物,可为菜花状(图 13-8)、结节状、糜烂状或溃疡状。阴道镜表现和宫颈癌相似,包括厚的醋白上皮、异型血管等。

(五) 除外 VAIN 的原发阴道异常

有一些阴道病灶会被误认为是 VAIN 或浸润性疾病,如先天性转化带、阴道腺病、放疗后等。

1. 先天性转化带　一些年轻妇女中会有一个白色上皮区域,常有规律的镶嵌或斑点状延伸到阴道穹隆。曾在一些胎儿的宫颈中发现这种区域,被认为代表了发生在晚期胎儿的鳞状化生。

这些区域常呈三角形,延伸到阴道前后穹隆,偶尔也可延伸到侧穹隆。这些改变是良性的,但有时会被经验不足的阴道镜医生误认为是 CIN 延伸到阴道。若有疑问应在对这些区域治疗前行活检。

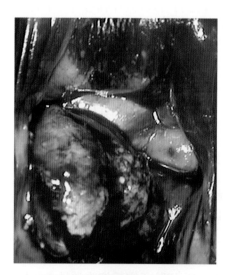

图 13-8　菜花状阴道癌

2. 阴道腺病　是指阴道壁或宫颈阴道部表面或表皮黏膜下结缔组织内出现腺体组织或增生的腺组织结构。正常的阴道壁和宫颈鳞状上皮覆盖部一般无腺体组织存在,阴道壁出现腺组织被认为是胚胎时期副中肾管残余。病灶腺上皮可转化为正常鳞状上皮,也可发生恶变。患者常表现为阴道分泌大量黏液和性交后出血。阴道镜可观察到阴道表面单纯柱状上皮、柱状和化生上皮混合或是分泌黏液的隐窝。多数认为阴道腺病发生与其母亲妊娠期服用非甾体类合成雌激素己烯雌酚（DES）或类似的合成雌激素有密切关系。DES 的遗传毒性可以通过胎盘而导致胎儿一系列的发育异常，服用 DES 的孕妇可造成胎儿发育中副中肾管内中胚层组织生长到正常的宫颈外口以下，使鳞形上皮和柱形上皮交界下移。另外也可能干扰胎儿发育过程中泌尿生殖窦上皮和副中肾管上皮的正常转化过程，使部分腺体残留未能及时转化为鳞状上皮。以后在女性婴儿或青春期，受某些因素如炎症、激素、损伤等影响，导致残留腺体增生而形成阴道腺病甚至肿瘤。阴道腺病的发生与胚胎早期接触 DES 的时间、剂量正相关，接触时间越早、越长、剂量越大，则阴道腺病的发生率越高。在妊娠 18 周前服用 DES 治疗的母亲其子代约 1/3 发生阴道腺病，如果在妊娠 8 周前服用 DES 则其女性后代阴道腺病的发生率达 70%，18 周以后服药，却无一例发病。此类病例多在青春期被发现。预防措施：妊娠期避免滥用雌激素，以减少和防止阴道腺病的发生。对宫内有过 DES 影响的妇女，应定期进行妇科检查，加强随访。

3. 放疗后　放疗后阴道镜可能因穹隆狭窄而操作困难，尤其是在绝经妇女中。检查时应特别小心，因为上皮薄弱易损伤。常可见不规则血管，可能被误认为是浸润性疾病。如有疑虑应在放疗伤口愈合后取活检，尽可能由有经验的阴道镜医师进行操作。

▶ 三、VAIN 治疗的选择

VAIN 的自然病程尚没有明确的定义，VAIN1 自然逆转高达 90% 以上，VAIN2、VAIN3 的自然逆转率还不清楚，但如果 VAIN2、VAIN3 不治疗有 10% 以上会发展成浸润性阴道癌。

对于 VAIN1 病灶，期待或观察政策已被证明为正确的，因为大部分病例会自然消退；对于 HSIL 中的 VAIN2，可以进行 p16 免疫组化检测，表达阳性需治疗，p16 表达阴性可密切随访；VAIN3 应当积极治疗，以免发展为浸润癌。不论使用哪种方法治疗高级别病变，长期随访发现疾病复发或进展都是非常重要的。

VAIN 的治疗尚无规范统一的治疗方案或指南。但治疗务必个体化，治疗手段繁多，包括局部药物、手术切除或消融、腔内放疗。选择合适方案，需个体化考量多个因素，包括患者一般情况、病理类型、病灶位置和范围、医疗机构的技术水平，还需重视保护邻近的输尿管、膀胱和直肠等脏器。

1. 二氧化碳激光气化　是目前 VAIN 治疗最常用的有效方法，适用于各年龄段，对单发及多发病灶、病灶位于阴道残端和 VAIN 复发患者均适用，病灶残留可以多次做（图 13-9）。正常阴道壁厚 4mm，VAIN 累及厚度平均为 0.1~1.4mm，因此激光治疗深度为 0.25~0.30cm，范围至少包括病变区域外 0.5cm。激光的优点是安全有效、创面愈合快、出血少、去除病灶范围精确、对患者性功能影响小；缺点是无组织学标本进行病理检查，可能造成不可逆的阴道黏膜损伤等。

2. 手术　是现代 VAIN 处理的主流方法，多用于病变位于阴道上段，尤其适用于穹隆部病变、高级别 VAIN 病变多次激光治疗后病灶残留患者，优点是可进行病理检查，及时发现隐匿性浸润癌。但对手术医生技能要求较高，并发症相对较多，如膀胱及尿道损伤等。《FIGO 2015 妇癌报告》阴道癌诊治指南，建议环形电刀或冷刀切除 VAIN 病灶，若 VAIN 病变范围广、接近累及阴道全长，采用其他保守治疗无效时需行全阴道切除和厚皮瓣移植。

3. 药物治疗　5-氟尿嘧啶在 VAIN 中广泛使用，适用于大面积病灶或多发病灶。主要的不良反应为阴道灼热痛、性交困难、皮肤溃疡及局部不适等。可造成严重的外阴阴道炎，伴随的黏膜刺激和溃疡导致大部分妇女出现难以承受的阴道排液。5% 咪喹莫特于 1997 年通过美国食品与药品管理局（FDA）批准用于 HPV 诱导的下生殖道病变，如生殖道疣等，它能诱导免疫细胞，增强自然吞噬细胞活性，清除 HPV 感染。其适用于各个阶段的 VAIN 患者，也可用于治疗前缩小病灶范围及术后协助清除 HPV 感染。不良反应多为阴道烧灼及疼痛感。可作为替代手段用于年轻、HPV 阳性、多病灶、高级别病变（VAIN2、VAIN3）的患者，可作为手术切除的辅助疗法。有报道雌激素栓剂每周使用 2~3 次，持续 3~6 个月，可使绝经后 VAIN 妇女 50% 的细胞学和阴道镜恢复正常。

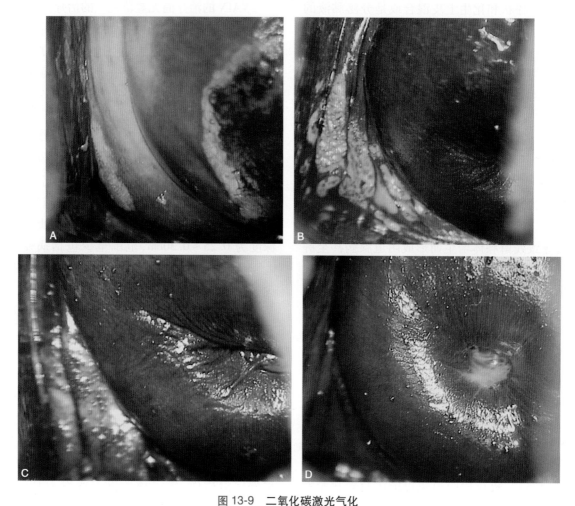

图 13-9　二氧化碳激光气化

A. CIN1 合并 VAIN 激光前；B. 第一次激光后 CIN1 病灶消失，VAIN 病灶变浅；C. 阴道壁第二次激光后随访；
D. CIN1 激光后，VAIN1 两次激光后

4. 放射治疗　目前主要有高剂量腔内近距离放疗和低剂量腔内近距离放疗。高剂量腔内近距离放疗是对整个阴道，而低剂量腔内近距离放疗仅对阴道的上半部分，因此前者毒性反应更强（尤其是阴道狭窄），在患者病变局限于阴道上 1/3 时可考虑选择低剂量腔内近距离放疗。

▶ 四、总结

阴道的阴道镜检查是发现 VAIN 的主要方法。

检查的主要任务是发现 VAIN 和确定病变范围。高级别 VAIN 有发生恶变的可能，应当治疗，可以通过激光、药物或激光联合药物治疗。必要时需要通过手术切除。VAIN 治疗后的长期随访是必要的。VAIN1 可以保守处理。阴道萎缩性改变、阴道腺病和先天性转化带可能偶尔会和 VAIN 混淆。

（吴　丹　陈丽梅）

第十四章 外阴的阴道镜检查和 会阴及肛管的高分辨率肛门镜检查

外阴的阴道镜检查是妇科检查的重要部分,但通过阴道镜检查并不能反映外阴病变的自然病程,这是因为外阴组织覆盖着复层角化上皮,外阴上皮内病变的多灶性给检查带来更多困难,但外阴病变仍应做阴道镜检查,活检明确病变性质,并指导治疗。解剖学上,外阴指代女性生殖器官的外部,包括阴阜、大阴唇、小阴唇、阴蒂及其系带和包皮、前庭(前庭、阴道口)以及开口在前庭和处女膜的腺体结构。阴道镜检查中,外阴包括尿道口外部、会阴、肛周区域和肛门。

这些结构的胚胎学起源不同。外阴皮肤的表皮和其附属器起源于外胚层,真皮起源于中胚层,前庭是唯一起源于内胚层的结构,和膀胱及尿道相同。因此,这些结构的组织学也不同。外阴皮肤包括起源于外胚层的角化表皮,不生成糖原的复层鳞状上皮和两层真皮(乳头状和网状的),其下为脂肪组织。

阴阜、大阴唇外侧部和肛周区域覆盖着有毛发的皮肤。毛发、毛囊、皮脂腺、立毛肌和顶泌腺形成了一个独特的功能单位——毛囊皮脂腺单位,同时也有汗腺。大阴唇的内侧部分、整个小阴唇和阴蒂由没有毛发的皮肤覆盖。这些区域皮脂腺丰富,直接开口于皮肤。前庭覆盖着未角化的鳞状上皮,含有黏液分泌腺。

用阴道镜检查外阴,有必要先了解外阴皮肤的组织学,因为病灶的外观主要取决于受影响处的组织结构。除了外阴皮肤的结构特殊性,它还有独特的功能特点。外阴生理学同其他女性生殖系统部分的原则相同,对性激素有反应性。临床可识别的一生中的外阴改变和生育期的周期性改变是卵巢激素分泌的序贯变化的结果。重要变化发生在青春期、性交、妊娠、分娩、绝经期和绝经后期,可改变外阴的外观和功能。关于周期性变化的知识对于外阴病变的诊断和治疗都很重要。

应当记住的是起源于内胚层的前庭对性激素的敏感度小于邻近结构。对某些外阴疾病如前庭炎应将这一因素考虑在内。

▶ 一、外阴阴道镜检查的组织学基础

不同外阴病变的阴道镜图像取决于受检查的组织的特征。最重要的是上皮的厚度和其下间质的血管分布。皮肤的厚度影响着不透光性,个体差异大,外阴不同区域间也不同。长毛发处的皮肤比外阴其他区域的皮肤厚,这就是为什么组织学相同的病变在外阴的不同部分会有不同的外观。外阴上皮非常干燥,通过表面角化层不能为检查其下血管提供清晰的视野。色素沉着掩盖了血管。因此血管图像没有特征性,也不如宫颈血管图像可靠。

血管异常如点状血管和镶嵌图形不易在外阴皮肤上出现。它们非常少见,只有在无毛发生长的区域才可能看见,即角化层较薄的小阴唇内侧部和不含角化层的前庭上皮。

外阴病理最常见的阴道镜表现是白斑和醋白上皮。影响阴道镜表现的间质改变通常是因为血管增加,可能是因为炎症、免疫反应或病变新生血管。在这些病例中,皮肤颜色会转红。血供也可能减少或间质发生纤维化,导致肤色变白。

▶ 二、外阴阴道镜检查和活检技术

外阴和宫颈阴道镜检查并无不同。患者取膀胱截石位,检查过程会给一些妇女带来不适甚至疼痛。因此有必要轻柔地操作,但要全面彻底。外阴所有部分都应被检查:大小阴唇、前庭、阴蒂、尿道末端、会阴、肛周和肛门直到其黏膜皮肤交界。如果患者能忍受的话,作肛管的高分辨率肛门镜检查(high resolution anoscopy，HRA）也是明智的。检查分为几个步骤：

（一）肉眼检查

外阴检查应首先从对整个外阴的直视检查开始。简单检查阴阜、大阴唇、小阴唇边缘、会阴和肛门。有毛发的皮肤也应尽量充分检查。检查时应分开大、小阴唇，使整个前庭暴露在视野中。

这一部分的检查特别重要，显示了充血、角化过度（白斑）、色素沉着、溃疡和萎缩。生殖器疣或浸润癌很容易辨认。类似宫颈阴道镜检查中应用盐水，应用可溶于水的润滑剂可一定程度上减少角化效应，有助于视检异常血管。

（二）应用醋酸

第二步是应用醋酸，是阴道镜非常重要的步骤，许多未被发现的病灶，尤其是 HPV 病灶呈醋白区域。病灶会呈发亮的白色斑片，表面棘刺状或微小乳头状。小阴唇黏膜面可能会出现点状血管或镶嵌，也应主动搜寻这种情况。相比宫颈阴道镜检查，外阴醋酸效应弱。为使对角化皮肤的检查更有效，醋酸应当大量、频繁应用，增加溶液浓度（5%），使用要足够，通常 2~3 分钟，以使外阴病变显形。一个有效的方法是在外阴用浸有醋酸的纱布压迫。

阴道镜应从最小放大倍数（×6）开始快速审视外阴。其后必要时可调高放大倍数，并检查较小的卫星灶病变。角化使外阴表皮更不透明。良好的光线和足够的放大倍数可协助更好地勾画出病灶。

（三）Collins 试验

Collins 试验是用甲苯胺蓝溶液标记外阴病灶。甲苯胺蓝是一种核染剂，应用于活体内会固定于细胞核表面。活跃的细胞核会保留色素并染色。这种情况不仅发生在肿瘤中，在溃疡、撕裂伤、修复期和角化不全中也会出现。因此尽管十分实用，但这一试验的特异性并不高。有报道指出甲苯胺蓝试验价格便宜，能可靠区分 VIN 和增生性而非肿瘤性的上皮病变，并需在外阴选择活检点。

Collins 试验使用 1%甲苯胺蓝溶液于皮肤 2 分钟，此后以 1%醋酸脱色，表面上皮不含细胞核，因此正常皮肤上的颜色可完全洗去。而病变处含有核细胞的表皮保留色素可在阴道镜下发现。

（四）活检

外阴阴道镜可准确定位病灶，但通常不能预测病变的组织学性质。有异形血管的增生组织总会被疑有浸润癌，但是大部分的外阴病变没有特征，因此外阴病变的诊断依赖活检。必须活检的情况有：①快速生长的病灶；②溃疡；③出血区域；④任何颜色异常的区域。

大面积病灶和多中心病灶需要多点活检。外阴活检相对容易操作，可使用多种器械。应用局麻药可有效减轻患者的疼痛。活检点可用细针在表皮或真皮下注射 1%利多卡因或 3%普鲁卡因溶液。除了麻醉效应，注射还会抬高皮面，易于活检。应尽量使样本组织达到 5mm 厚。

Keyes 器械（Keyes 点活检钳）常用于外阴点活检，能摘除所需半径的圆形皮肤组织。通常选择 3~5mm 点活检钳，将活检钳稳固掐入皮肤，旋转切下组织。深度取决于器械的锋利程度和所施压力，以及上皮厚度。当器械达到真皮时，阻力减小，如果此时进一步加压，有活检过深的危险，可能导致严重出血。需要精细的组织钳或剪刀将样本和真皮组织分离。活检后的皮肤缺损可敞开让其自然愈合，过程需 2 周。Monsel 溶液（含铁碱式硫酸盐）对于控制出血非常有效。只有极少数情况需缝合伤口。

最简单的活检方法是用宫颈活检钳，出血少，可用简单加压或 Monsel 溶液止血。溃疡性病变和非常厚的病灶应完全切下以除外浸润癌（切除活检）。可用手术刀行椭圆形切除，用 2-0 或 3-0 可吸收线缝合伤口。活检后，样本应置于吸收纸，真皮面向下，上皮面向上。常用甲醛（10%）做固定液。适合的样本定位非常重要，以免混淆切面而造成组织学读片困难。

（五）外阴所见的记录

外阴的阴道镜发现应当精确记录。多年来人们都满足于患者病历中的图解式描绘。为此，能代表大阴唇、小阴唇两面、前庭和肛门的外阴简化图解就足够了。任何发现的确切定位都应在此图中标记。阴道镜图像的更多客观记录可通过附于阴道镜的照相机或连于阴道镜的录像机、实时监视器和图像打印机来获得。使用数码彩色阴道镜成像系统，应用于宫颈检查，对客观记录外阴所见也很有价值。

1. 正常外阴所见　大阴唇长毛发处的皮肤特征与其他非生殖区域的皮肤相似。正常皮肤光滑，轻微色素沉着，覆有毛发，含皮肤附器，有时清晰可见。正常小阴唇黏膜和前庭光滑，在儿童略呈粉色，在生殖期则呈广泛或局限性微乳头或绒毛状。在小阴唇和处女膜附近可见大量皱褶和乳头,偶尔它们会融合聚结而被误认为是 HPV 感染的表现。小阴唇皮肤可能有色素沉着,在青春期变得明显。阴唇上段和内侧以及小阴唇有时会出现光滑、大约 1~2mm、白色或黄色的丘疹。这些细小的隆起是 Fordyce 点,代表正常皮脂腺,在这些部位直接开口于皮肤表面,而在毛发生长区它们开口于毛囊。偶尔也能看到小的前庭腺开口。

绝经后缺少雌激素,外阴皮肤变苍白,薄而干燥,导致瘙痒症和刺激感。应用醋酸后皮肤变白。这与年龄增加、阴唇毛囊减少而导致的毛发稀疏以及色素沉着减少有关。

学习外阴"正常表现"非常重要,因为这些情况是轻微外阴改变的典型例子,可能被"过度治疗"。正常外阴阴道镜外观包括:①醋白区域;②绒毛区。

(1)醋白区域:应用醋酸后,不同程度的醋白区域延伸到 Heart 线附近(小阴唇非角化前庭上皮和薄层角化上皮交界线)。通常它从外侧延伸数厘米到小阴唇内侧面的外阴-阴道线。外阴-阴道线由处女膜或其残迹界定。此处向上为富含糖原的非角化阴道上皮。

这一醋白区域的外观特征呈马蹄形。这与 HPV 感染无关,但代表了正常上皮的变异,可能是搔抓和摩擦造成的,通常这在临床上没有重要意义。目前醋白程度和外阴病症的关系还没有完全确定。如果有广泛醋白,必要时需行活检来除外 VIN,特别是在病变延伸到阴道上皮时。

(2)生理性增生(前庭乳头状瘤病):前庭乳头状瘤病出现于 1% 的妇女中,如今这种变化较为常见,也有称为假性湿疣等。对于前庭乳头状瘤病的病因学还没有统一意见。最初这被认为是正常的解剖学变异,后来这种变化被描述为 HPV 感染甚至 VIN。但是大量研究无法证实前庭乳头状瘤病和 HPV 感染的关联。研究显示在这种病例中仅 6.9% 检测到 HPV DNA,等同于女性正常外阴黏膜的 HPV DNA 存在率。这些病灶中 HPV 的存在率太低,无法被认为是病因。

前庭乳头呈细小的赘生物,非常有规律并对称地分布于前庭黏膜,有时会呈线形分布于小阴唇内侧面、前庭和阴唇系带,在性活跃妇女中,可能会占据整个前庭周围。本质上是被正常上皮覆盖的结缔组织的突出。在大部分病例中,这只是偶尔的发现,没有症状,但有些患者诉有瘙痒、外阴痛、性交困难

或性交后疼痛。这在服用口服避孕药的患者中更常见,但在没有性生活的女孩中也会发生。

前庭乳头呈多枚白色光滑柔软的指状突起,可有几厘米长。因此有它们存在的区域看似珍珠状,有时可延伸 6~8mm。可依靠这些乳头的规则形状和分布、一致的颜色、柔软、没有融合倾向来和 HPV 诱发的病变相区别。

对前庭乳头状瘤病患者随访 18 个月后显示这些乳头的分布和外观都没有改变,男性伴侣也没有发现 HPV 相关病变。除了对前庭乳头状瘤病的病因还不确定,长时间存在且分布对称的前庭乳头状瘤病不应治疗,但要观察。

2. 异常外阴所见的特征 角化或多或少的干扰了滤光效应,而这是阴道镜的宫颈和阴道成像所依靠的。角蛋白不透明,导致对受影响外阴上皮厚度的估计有困难,因此预测组织学诊断不如宫颈和阴道。

外阴阴道镜表现的特征包括:①颜色:正常、白色、醋白、红色、棕色、其他色素沉着;②血管:缺如、点状、镶嵌、不典型血管;③表面形状:扁平、抬高、微乳头状、微小湿疣状、绒毛状、丘疹样、角化过度(白斑);④分布:单病灶、多病灶、多部位,如会阴、尿道、阴道和宫颈。

结合外阴病变的特征有助于在阴道镜下预测其组织性质,但其可靠性远低于宫颈。

(1)颜色:从阴道镜角度来看,外阴病变的主要特征是颜色,这可能是较其他病变而言最有价值的区别。颜色变化在外阴上皮中很常见,肉眼就容易看到。外阴病变的颜色从白色到黑色,变化很大,这取决于色素沉着、真皮的血管分布和被覆上皮的厚度。外阴病灶基本有白色、红色、灰色。

1)白色病灶:白色病灶不一定是瘤变,浅表角化层、色素沉着的程度、组织相对缺乏血管和对醋酸的反应都对白色病变有影响。

当表面角化层因外阴区域湿度增加而发生软化时,透明度降低,颜色变白或变灰。角化层越厚,这种效应越明显。

色素减退是因为失去或缺乏黑色素沉着,如果基底层的黑素细胞缺失或被破坏,或这些细胞失去了产生黑色素的能力,就会产生这种情况(白癜风)。溃疡愈合残留的瘢痕也会因暂时色素缺失导致局部白色改变。

当表面血管变细或间距增加时血管分布相对减少,见于硬化性苔藓。组织学上来说,白色病灶可能出现在:①非瘤变性上皮病变;②HPV 感染;③VIN。

为鉴别 VIN 和其他外阴白色病变,需要进行活检。

2) 红色病灶:正常皮肤颜色是真皮浅表血管光反射的结果。随着光线穿过表皮,上皮变薄或血管分布增加都会使皮肤颜色变红。表皮变薄或溃疡、炎性血管舒张、免疫反应或瘤变新生血管会导致红色病灶。

大部分红色病灶是有症状的,常伴有瘙痒、疼痛,或因表面毛细血管脆弱而偶尔有出血。弥漫性的红色常与良性病变有关(炎症,多种皮肤病),而局部红色病灶可能疑有肿瘤。

红色病灶可能出现于由如下病变引起的局部免疫反应或炎症反应:①炎症(皮炎、湿疹);②感染(念珠菌病、股癣、毛囊炎);③皮肤病(牛皮癣、扁平苔藓);④瘤变(VIN、佩吉特病、癌症)。

3) 灰色病灶:灰色病灶是因为黑色素或血管色素含量增加或浓聚而造成的。若黑色素在外阴上皮内和(或)真皮内,外阴病灶呈灰色。在这些病灶中,表皮黑素细胞的黑色素合成增强。过量的黑色素进入真皮乳头,由此被噬黑色素细胞摄取。这一机制被称为"黑色素失禁",使许多 VIN 病灶呈灰色。外伤、使用雌激素药膏涂抹外阴和阴道来治疗阴道炎或服口服避孕药也可能导致外阴皮肤色素沉着。

灰色病灶可能出现于:①色素淀积紊乱、色素沉着过度;②痣、斑点、角化症;③VIN;④恶性黑素瘤。

外阴病灶也可能显示多种其他颜色:血管来源的如血管瘤或绒癌呈紫色;坏死组织常呈黄色。

(2) 血管表现:皮肤表面少有典型的血管表现,尤其是有毛发的区域。若有点状血管或镶嵌,可用阴道镜分级宫颈病变的相同方法来估计血管间距(镶嵌区的大小或点状血管的间距)。清晰的不典型血管通常提示有浸润癌。

(3) 表面形状:不论病灶表面如何,所有外阴病灶都可认为与周围组织的水平有关联。它们可如下定位:①低于周围皮面(糜烂和溃疡);②在皮肤内(斑疹、醋白病变、色素紊乱);③高于周围皮面(增生性病变、水疱、丘疹、脓疱、白斑)。

糜烂和溃疡低于周围上皮的平面,是一些感染

和皮肤病的典型表现,如疱疹感染、梅毒、Behcet 病或 Crohn 病、其他溃疡性和大疱性皮肤病。溃疡性病灶常提示肉芽肿性性传播疾病或癌症。

在皮肤内的病变通常是皮肤病的一部分,如过敏反应或色素紊乱。亚临床 HPV 感染和 VIN 也可仅位于上皮层内,尤其是在小阴唇皮肤或前庭上皮。这些病例可用颜色变化来识别。

大部分病变高于周围皮面,HPV 感染、VIN 和浸润癌通常如此。其他病变如良性肿瘤、瘤样病变、皮肤病或白斑应通过活检来排除。不论这些病变位于哪里,它们的表面可以是光滑(半球形或扁平)或不规则的(微乳头状、疣状、绒毛状)。

(4) 病变位置:外阴病变可以位于皮肤(毛发覆盖或无覆盖)和黏膜处。许多外阴病变都是多部位的。要检查外阴各个部位。外阴病变可能为:①单病灶;②多病灶。大部分 VIN 都是多病灶的,要寻找多病灶改变。

一些外阴所见的阴道镜分类非常精确地定义了多种外阴病灶,如近期 Audisio 等提出的一种分类,对实践非常实用,外阴的异常阴道镜外观可总结如下:①在应用醋酸前的单个或多发白色、红色或色素沉着病灶;②长时间用浸醋棉棒浸透皮肤后出现的醋白改变;③可能看到异常血管图像,但并不常见,可能是源于角化的伪效应。

基于肉眼外观和外阴病变的分布不可能鉴别外阴病变的各种类型,基于外阴病变特征的鉴别也不能预测组织学结果,因此为明确诊断外阴病变必须行活检。外阴阴道镜可准确定位病灶,尽管它对于临床上明显可见的病变不具有重要意义,但它在指导活检和切除术时描绘病灶边界中十分实用。

(六) 外阴检查的术语

对许多医师来说,外阴疾病的诊断一直是个难题。原因之一是多年来对外阴疾病的分类在各个专科医师中未得到统一(包括妇产科、皮肤科、直肠病科等)。此外,理疗师、心理学家、性治疗师都涉及为这类疾病的患者服务。病理学家使用的术语又和临床医师不同。跨学科的协会如国际外阴阴道镜疾病研究学会(International Society for the Study of Vulvovaginal Diseases,ISSVD)有助于各学科代表间的交流,统一术语。

许多外阴病变的患者会到阴道镜门诊就诊。阴道镜医师不仅要处理细胞学异常,对治疗 HPV 相关疾病和下生殖道上皮内病变也有不少经验。阴道镜医师能用阴道镜记录病灶,运用 CO_2 激光、透热疗法、冷冻治疗等方法治疗下生殖道病变。国际宫颈病理与阴道镜联盟(The International Federation of Cervical Pathology and Colposcopy, IFCPC)于 2008 年在奥克兰成立,阴道镜医师可以用 IFCPC 的术语来报告宫颈病变,但以往没有用于外阴的 IFCPC 术语。

IFCPC 推荐在诊断、治疗和科研等方面尽快使用 2011 外阴(包括肛门)术语。外阴阴道镜检查不同于宫颈检查,因为外阴包括皮肤和黏膜。阴道镜在处理外阴疾病中的作用是有限的,患者并不一定需要做阴道镜。对于许多病灶来说,放大检查非常有帮助,但醋酸白试验并不方便,仅在部分病例中有用,如 VIN 和早期浸润癌。不鼓励把醋酸试验作为外阴阴道镜检查的常规步骤。VIN 患者常有多中心病变,对这些患者应当检查宫颈和阴道,阴道镜检查十分重要。对外阴癌和癌前病变的筛查没有系统可靠的方法,对这些病变的鉴别还要依靠患者的症状、对疾病的认识以及医师的临床敏锐性。外阴活检包括点活检和小切口活检,最好位于病灶的边缘,包括一小部分正常组织。若疑有浸润癌,应当在最为可疑的部位做活检。为获取准确诊断,外阴活检组织直径应≥4mm。活检后要在活检部位压迫止血,伤口可用可吸收线做 1~2 针缝合。

外阴术语包括几个部分,见表 14-1~表 14-3。

表 14-1　2011 IFCPC 临床/阴道镜外阴术语(包括肛门)

分类	描　　述		
基本定义	各种结构:		
	尿道,skene 导管开口,阴蒂,阴茎包皮,系带,耻骨,大阴唇,小阴唇,阴唇间沟,前庭,前庭导管开口,巴氏腺开口,处女膜,阴唇系带,会阴,肛门和鳞柱交界(齿状线)		
	组成部分:		
	鳞状上皮:有毛/无毛,黏膜		
正常表现	微小乳头瘤,皮脂腺,红色前庭		
异常表现	总原则:病灶大小(cm),位置		
	病灶类型:	病灶颜色:	继发改变:
	斑点(macule)	肤色	湿疹
	斑块(patch)	红色	苔藓样变
	丘疹(papule)	白色	抓痕
	斑块(plaque)	灰色	紫癜
	结节(nodule)		瘢痕形成
	囊肿(cyst)		溃疡
	小囊泡(vesicle)		糜烂
	大疱(bulla)		皲裂
	脓疱(pustule)		疣
多样表现	外伤		
	畸形		
疑癌	大体肿瘤,溃疡,坏死,出血,外生性病灶,角化过度,有或无白色、灰色、红色、褐色褪色区		
异常阴道镜/其他放大表现	醋白上皮,点状血管,异型血管,表面不规则 异常肛门鳞柱交界(齿状线)		

表 14-2 原发病灶类型的定义

术语	定义
斑点（macule）	面积<1.5cm² 的颜色改变；不高出皮面，触摸无感觉
斑块（patch）	面积>1.5cm² 的颜色改变；不高出皮面，触摸无感觉
丘疹（papule）	面积<1.5cm²，高出皮面，可触及
斑块（plaque）	面积>1.5cm²，高出皮面，可触及的平顶病灶
结节（nodule）	>1.5cm² 的大丘疹；常呈半圆形或边缘不清；可能位于皮面以上，皮内或皮下；可能为囊性或实性
小囊泡（vesicle）	<0.5cm² 有液体的水疱；囊液清
大疱（bulla）	>0.5cm² 有液体的水疱；囊液清
脓疱（pustule）	含有脓液的水疱；囊液白色或黄色

表 14-3 继发改变的定义

术语	定义
湿疹	一组炎性疾病，临床上表现为以瘙痒为主要特征的红色斑块，边缘不清，可有微小囊泡，经常伴有继发性皮损
苔藓样变	组织增厚，皮肤标记突出，外阴苔藓样变可能不伴有鳞屑。苔藓样变可能为亮红色、暗红色、白色或肤色
抓痕	因反复瘙痒搔抓而导致的表皮破坏
糜烂	皮肤表面的浅表缺损；表皮至基底膜部分或全部缺损；真皮不完整
皲裂	细直线形皮肤表面糜烂
溃疡	更深的缺损；表皮和部分/全部真皮缺损

▶ 三、外阴病变的分类

外阴病理涉及几种专业，反映了复杂的形态学和妇女生命周期的各种功能。在外阴可发现许多局部或系统性疾病。可影响外阴的病变类似于外生殖器皮肤上的病变，从感染、炎症、皮肤病，到 VIN 和浸润癌。

为统一各种外阴疾病的命名，包含多种学科专家如皮肤病学、病理学和妇产科学的国际外阴阴道疾病研究学会（International Society for the Study of Vulvovaginal Diseases，ISSVD）于 1990 年提出外阴病变分类制度。1993 年这一分类得到补充，至今仍是最合理的一种。推荐的术语区别了非肿瘤性皮肤病变和 VIN。

ISSVD 提出了包括硬化性苔藓、鳞状上皮增生和其他皮肤病的术语"皮肤和黏膜上皮内非瘤样变"，以及包括不典型增生和原位癌的 VIN。但"上皮内非瘤样变"这一名词导致了另一混淆，因为它可能与肿瘤性病变同时存在。因此，ISSVD 命名委员会在 1997 年 11 月进行了修改。外阴非瘤样变炎性病变包括更多累及外阴的常见病变，但外阴病理学更加复杂，包括许多其他疾病，大致可分为：①创伤性病变；②色素沉着紊乱；③慢性特异性外阴疼痛综合征；④感染；⑤皮肤病（ISSVD：非瘤变性上皮病变）；⑥类肿瘤病变；⑦良性肿瘤；⑧上皮内瘤变（ISSVD：瘤变性上皮病变——VIN 和非鳞状上皮内病变）；⑨浸润癌。

这些疾病的外观各异，有些可能会模拟癌和癌前病变的外观。认识到外阴病理的复杂性，本文仅选择其中一小部分来讲，因为这些疾病对临床医生有重要意义。

（一）创伤性病变

外阴创伤性病变可能由于物理、化学和放射性损伤导致。外阴物理损伤包括意外伤害、女性生殖器毁损和性暴力导致的损伤。这一类型的外阴损伤通常因水肿、血肿、撕裂伤和瘢痕而容易识别。化学和放射性损伤导致严重的坏疽反应，通常会产生明显瘢痕。从阴道镜角度来说，由性侵犯导致的损伤及因放射导致的病变应当给予特别关注。

1. 性侵犯 性侵犯（强奸）是法医学名词，其特征是违背受害者意愿的性犯罪。关于意愿的问题最终由法院来判定。然而，获取确切的体检证据来支持所指控的性活动是医学评估的一个重要部分。评估结果取决于准确的检查。医师必须获得确切的性侵犯细节，获取详细的妇科病史，并熟练进行全身体格检查。必须了解外伤的位置、性质和程度，如有可能，应拍下所有可见病变的照片。

可以明确的是，体格检查是处理患者的重要步骤，因为检查的发现可以是确认强奸至关紧要的因素，在历史上传统的记录仅 10%~30% 的病例有阳性生殖道发现。阴道镜的放大作用可能最大化生殖器发现。阴道镜放大作用带来的清晰图像使生殖器改变的特征进一步与强奸相联系。阴道镜的频繁使用及可靠性使其能在事件发生后 48 小时内鉴定强奸受害者的体检发现。这使阴道镜及阴道镜图像在临床法医诊断中尤其重要,并且是记录所见的可靠方法。

生殖道检查应从外阴大体视检开始,特别应注意阴道口、处女膜、会阴和阴道远端 2cm 内的情况。在阴道镜以 15 倍放大倍数检查这一区域后,对该区域应细心的检查并作图。应使用白光和绿光过滤。阴道内置窥阴器,仔细检查阴道和宫颈。取所有法医学涂片后,于阴唇系带处涂抹甲苯胺蓝,然后以肉眼和阴道镜重新检查这一区域。累及真皮深层的撕裂伤不染色,可将其视检率从 4.16% 提高到 50.83%。但在浅表损伤和新生上皮开始生长的区域甲苯胺蓝使用较少。

如果在性交后 6 小时检查,可见到微小擦伤,在 10% 的患者中可见其他创伤体征(血管分布增加、末端血管扩张、毛细血管破裂和水肿),但这些改变并不是局限的。与之形成对比的是,强奸受害者常有典型的阴唇系带后方损伤,这是连接于会阴体的解剖位置,也是受压时最大压力承受点。除此以外,这也是阴茎和阴道接触的最早位置,由此造成的损伤可能以急性骑跨伤为特征。

损伤主要位于后阴唇系带的 3、6、9 点处,集中于 5 点和 7 点之间的区域,包括撕裂伤、擦伤、瘀斑和水肿。在大阴唇及其邻近组织可能发现有咬痕、强奸灼伤、指甲抓伤,小阴唇内侧面可能看到擦伤。通常撕裂伤位于 6 点,常延伸到舟状窝和处女膜。后阴唇系带的皱褶给肉眼观察生殖器创伤带来困难。

从阴道镜角度来说,不难鉴别生理皱褶、陈旧瘢痕和新的可见撕裂伤,也可区分处女膜皱褶之间的血肿和肉眼无法看见的小裂隙和擦伤。即使是钝性力量没有导致处女膜撕裂,也可看到处女膜毛细血管系统的完整性被破坏。在最初的 24~48 小时,可能看到处女膜底部有小血肿。如果这一系统有多处损伤,血肿可能为多发。48 小时后这些血肿消失。

急性损伤愈合平均需 25 天。处女膜撕裂不会再接合,上皮形成完全,没有瘢痕,除非患者要求缝合。愈合过程的文件证据是法医学评估的重要部分。这些文件将创伤事件和所观察到的损伤相联系,确定了损伤发生期限的可靠性。结合了医学检查和阴道镜的多学科团队对强奸受害者的迅速评估可能是收集和记录强奸案例法医学证据的最佳方式。

2. 放射性损伤 外阴和阴道的急性和迟发性损伤是妇科肿瘤放疗后常见并有潜在严重性的并发症。外阴组织对 X 线较敏感,可能导致坏死性溃疡,出现坏死碎片剥落、裸露的间质粘连、结缔组织增生和硬结。其后黏膜变的光滑、薄弱、呈黄色,再转为苍白的粉色且脆弱。组织失去弹性,可见到典型的末梢血管扩张、萎缩和色素沉着。区域性的缺血性坏死可能会持续一段时间,长者可达 6 个月。急性期后的迟发型坏死类似于有密集细小网状血管分布的白斑病,也疑似复发病灶。一般认为这种组织有发生癌症的倾向。卫生措施和局部应用抗菌剂或集落刺激因子是治疗外阴和阴道急性反应的原则,这些都是基于长期临床经验。局部应用雌激素会促进上皮增殖,有关其描述常与治疗和预防迟发性放射性损伤有关。

(二) 色素沉着紊乱

色素沉着紊乱包括色素沉着过度和色素减退。色素沉着过度是由于皮肤内存在含铁血黄素和黑色素,或是服用某些药物后的皮肤反应。显著的弥散斑疹性色素沉着过度可能是炎症后反应。着色斑是表皮或黏膜黑素细胞良性着色性增殖,表面光滑、扁平,非炎性,单个或多发,淡至中等棕色,常出现在小阴唇和前庭周围。痣是皮肤或黏膜上单发、独立、轻度突起的病灶。黑棘皮症较罕见,是一种特殊的皮肤病,可单独发生,也可以是内分泌综合征的一部分。它通常与体内恶性疾病有关,最常见于腺癌,也可见于淋巴瘤或上皮性癌。尽管病变可在皮肤或黏膜表面其他部分发现,最常影响的还是生殖道区域。病变呈暗黑色,起初表面呈鹅绒状,其后呈疣状。在程度较轻的病例中,可能在临床上与假性黑棘皮症相混淆,假性黑棘皮症皮肤皱褶呈黑色增厚的区域,常与肥胖者的皮赘相关联,体重减轻后消失。白癜风是局限性完全性脱色,边界清晰,通常呈对称性,其发生是由于黑素细胞减少或缺如。

(三) 慢性特异性外阴疼痛综合征

妇科最令人困扰的问题是慢性特异性外阴疼痛综合征,包括:特发性外阴痛和前庭炎。主要提及这两种疾病是因为它们的临床重要性,缺乏任何特征性的肉眼或阴道镜发现。这些疾病的病因不明。患者通常情绪抑郁,有明显焦虑,过分担心自己的健康,趋向于向多名医生询问自己的症状,相较于其他外阴病变患者,性功能受影响程度更严重。医生常会在诊断不正确的情况下错误开药,尤其是局部类固醇制剂、抗真菌软膏或抗生素。在一些患者中,当前的不适实际上可能与不恰当的用药相关,可能加重了外阴不适或疼痛。

1. 外阴痛 原因不明的非激惹性顽固疼痛被命名为特发性外阴痛,一般认为这是一种独特的综合征。对外阴痛的特征以前描述如下:

(1) 长时间持续性症状。

(2) 缺乏可论证的病理。

(3) 由于症状而直接导致性生活减少。

(4) 咨询多名医师后均未成功治疗。

(5) 对许多常见阴道制剂"敏感"。

(6) 不愿意接受该病可能是精神病理学原因造成的。

(7) 情绪易激动和情感依赖。

2. 前庭炎 外阴前庭炎综合征(性交困难等)是另一常见的外阴疼痛综合征。这是一种慢性、难治性、由刺激引起的疾病,在性交或任何前庭接触时出现。它可在任何年龄出现,但最常见于年轻、性活跃的妇女。该病有3项特殊标准:

(1) 接触前庭或阴道时有严重疼痛。

(2) 局限于外阴前庭的压痛。

(3) 体检仅发现前庭红斑。

这一综合征中所见的红斑可能弥散或集中,可能局限于前庭大、小腺的开口处或阴唇系带。对前庭组织中是否有任何特征性变化尚有怀疑,因为在健康无症状的妇女中存在相同的生理学改变。目前认为前庭炎或阴道前庭炎性交困难综合征是某些未被发现的过程的结果。这些疾病的最佳处理应包括多学科的医学方法,也应该是同情而仔细的方法,使患者不仅感觉她们的疾病被诊断,也感受到尊重。

(四) 类肿瘤病变

类肿瘤病变包括:异位组织、结节状筋膜炎、硬纤维瘤、疣状瘤、子宫内膜异位瘤和囊肿。子宫内膜异位瘤常起因于外阴切开术和手术伤口,呈蓝色或紫色,囊性,为硬实或有波动感的膨胀团块,导致不适。囊肿可起因于发育残留(中肾),由于腺体导管阻塞(潴留囊肿)或上皮包涵物。

(五) 外阴良性肿瘤

外阴良性肿瘤相对少见,通常由皮肤科医生为诊治而提及。良性肿瘤的临床特征可能与恶性肿瘤有重叠,因此常需活检以明确诊断。外阴良性肿瘤可能起源于上皮或其下的间质,上皮性肿瘤包括一组常见皮肤病变,体积从小到大,有时形似恶性病变。

1. 鳞状上皮乳头状瘤 鳞状上皮乳头状瘤是见于中老年妇女的单发病灶。病因学尚不明确。病灶呈指状突起,包含间质纤维血管组织,表面覆盖棘皮并过度角化。这一病变中不存在细胞不典型,一般认为没有恶变潜能。

2. 纤维上皮息肉 纤维上皮息肉是常见外阴病变,常单发、柔软,有时表面皱起。它由覆盖着鳞状上皮的结缔组织组成,表面可能萎缩或覆盖棘皮并角化过度。病灶通常呈小息肉状结节(数毫米至数厘米),有时可能达到惊人的大小,出现肉茎。病灶表面脆弱、圆滑、颗粒状或疣状,着色可能与周围皮肤相似或更深,从淡棕色到黑色。有时由于色素沉着增加,病灶看似恶性黑素瘤。

3. 基底细胞乳头状瘤 这类肿瘤发生于身体任何部位,最常见于中年后,单发或成团,常导致刺激感,偶尔有疼痛。病灶形态为外生性,有时丘疹状,颜色从淡棕色到黑色,柔软、易碎、多脂,鹅绒状或疣状,表面扁平,常不规律,集结成斑块,大小从几毫米到几厘米。有些病例中由于色素沉着明显,临床上可能与恶性黑素瘤混淆。

4. 角化棘皮瘤 这是一种良性鳞状细胞皮肤病,常见于中老年,出现于暴露于阳光处的皮肤。当它出现在外阴时,大阴唇表面是最易受影响的部位。临床上和组织学上它类似于扁平细胞癌。病灶的特性有:坚实、圆形或卵圆形、肉色或红色。数周内它们可发展为边界清晰的半球形结节,中央凹陷,直径1~2cm,形似巨大的软体动物。该病的临床过程可能发展迅速,数周可见惊人生长。典型的病灶持续生长6个月,然后自然退行,留有凹陷小瘢痕。显示出恶性特质的病理非常罕见,但即使如此,没有记录描述它们的行为是恶性转移性的。治疗为完全切除。

5. 间叶细胞肿瘤 源于间叶细胞组织的良性肿瘤通常较大,介于2~8cm,偶尔可达巨大。病灶通常呈皮下结节或有蒂(由于地心引力效应),有时为表面有溃疡的团块。病灶最常源于大阴唇,但在阴蒂发现了一些较大的良性肿瘤;可源于光滑或纹状肌肉(平滑肌瘤或横纹肌瘤)、纤维组织(纤维瘤)、脂肪(脂肪瘤)、血管(血管瘤)、淋巴(淋巴瘤)或神经(神经瘤)。最常见的是血管良性肿瘤。

6. 血管瘤 血管瘤是源于血管组织的良性产物,常发生于儿童。临床上严重的外阴血管瘤很少见,仅有一小部分有文献报道。这类肿瘤在临床上大部分不被发现,但在某些病例中可达显而易见的大小。血管瘤可能位于阴蒂,偶尔导致阴蒂增大。这类疾病可能被误诊为雌雄间性或先天性肾上腺增生。

7. 血管角质瘤 所有血管瘤中最常见的是血管角质瘤,常见于 20~40 岁的妇女,外阴是好发部位,其中大部分源于大阴唇。通常患者无症状,但可能导致瘙痒和出血。血管角质瘤常为单发,但也可多发,甚至可达 20 多个独立病灶,直径 2~10mm,外观可呈丘疹状、球形或疣状。早期常呈红色,但以后转为棕色或黑色。当血管角质瘤呈黑色疣状时,形似恶性黑素瘤。切除术可确诊,同时也是治疗。

(六) 外阴感染

外阴皮肤形成一个温暖潮湿的环境,暴露于尿道和粪便污染中。尽管角化上皮保护其免受感染,仍有一些因素使这一区域易于感染,包括正常共生菌(葡萄球菌等)的存在、局部温暖潮湿的环境以及众多脂肪腺的正常活性。

感染常导致临床实际问题。每个妇女在一生中至少有一次外阴感染。影响外阴的感染可能由多种不同微生物导致,包括寄生虫和病毒。在许多病例中,外阴感染会产生难以与真性肿瘤相鉴别的病灶。由于感染性外阴疾病的问题值得在流行病学方面获得更多关注,我们将仅讨论应被充分认识的最常见或产生最典型临床表现的疾病。

1. 寄生虫性侵染
(1) 阴虱
1) 病原体:阴虱。
2) 传播:性接触。
3) 潜伏期:30 天。
4) 临床表现:耻骨、会阴和肛周区域最易受影响。患者有明显瘙痒,典型的皮肤病灶是"蓝斑",快速褪色的浅蓝-灰色斑疹。可能在毛发根部发现微小的淡棕色昆虫和虫卵。
5) 治疗:0.5% 马拉硫磷洗剂。
(2) 疥疮
1) 病原体:疥螨。
2) 传播:密切和长时间的直接接触或由污染衣物间接传播。
3) 潜伏期:12~30 天。
4) 临床表现:在寄生虫产卵的微小皮肤穴洞附近有顽固瘙痒和表皮脱落。
5) 治疗:5% 苄氯菊脂软膏。

(3) 蛲虫病
1) 病原体:蛲虫。
2) 传播:从受染皮肤、食物和水中吸入虫卵。
3) 临床表现:夜间肛周瘙痒导致可见的肛周表皮脱落,可能出现外阴刺激和外阴阴道炎。蛲虫长 3~12mm,可能在肛周或阴唇间发现。
4) 治疗:对二氮己环盐。
(4) 阿米巴病
1) 病原体:阿米巴虫。
2) 传播:直接接触或经苍蝇、食物和水传播。
3) 潜伏期:20 天(4 天至数月)。
4) 临床表现:多数病灶始于皮肤脓肿,可破裂,导致疼痛,在有腐肉形成的基底上有匐行的溃疡。也可能表现为疣状病灶。会阴、外阴、宫颈和局部腺体也可受感染。这些病灶通常由于肠道病灶直接蔓延而来,但也有人认为这是由性接触导致的病原体接种。
5) 治疗:灭滴灵。
2. 真菌感染
(1) 外阴阴道念珠菌病
1) 病原体:假丝酵母类,最常见的是白色念珠菌。
2) 概述:这类感染较常见,一般认为 75% 的妇女在一生中至少有一次有症状的念珠菌病,这些妇女中 45% 易于再感染。一些妇女症状较轻,许多患者阴道内有念珠菌群落,但没有相应症状和体征。在无症状妇女中有 15%~20% 可分离出念珠菌。妊娠、抗菌治疗、口服避孕药、糖尿病和免疫抑制都是外阴阴道念珠菌病的常见易感因素。
3) 临床表现:严重外阴瘙痒是外阴念珠菌病的主要症状。烧灼感、排尿困难、阴道分泌物和情感不快也可能出现。症状与外阴红斑的程度正相关。小阴唇可能有充血、水肿和抓痕。在自然皱褶中可见小溃疡和裂隙。感染可延伸到生殖股襞、肛周区域、进入尿道甚至膀胱。通常外阴和阴道同时受影响。阴道也会充血,块状分泌物黏附于阴道壁。分泌物没有恶臭,pH 低于 4。
4) 诊断:通过显微镜和培养实验室确诊。
5) 治疗:氮二烯五环衍生物(咪康唑、克霉唑、氟康唑)。
(2) 股癣
1) 病原体:红色毛癣菌、絮状表皮癣菌。
2) 概述:热度和潮湿是刺激因子,感染最常见于穿不透气紧身内衣的妇女,尤其在温暖的季节。
3) 临床表现:生殖股区域浅表真菌感染表现为

局限、微小、红色、干燥、有鳞屑的病灶互相聚结。搔抓导致皮肤苔藓样硬化。主要影响腹股沟，但也可能达外阴或播散到会阴和肛周区域，可能表现为延续的皮疹，或表现为区别于正常皮肤的炎性区域。

4）诊断：显微镜检查皮疹边缘刮削下的碎屑或培养。

5）治疗：咪唑或克霉唑软膏。

3. 细菌感染

（1）脓疱病

1）病原体：金黄色葡萄球菌或链球菌。

2）流行病学：能自体接种，快速播散。

3）临床表现：出现薄壁水疱和大疱，边缘红色，破溃后表面结痂。

4）治疗：抗生素（新霉素）。

（2）疖

1）病原体：金黄色葡萄球菌。

2）临床表现：毛囊感染导致外阴毛囊炎，若感染播散到毛囊周围组织则导致疖，形成局限性蜂窝织炎。一些毛囊触之为坚硬、脆弱的皮下结节，不经化脓即可消退。疖起初为坚硬、脆弱的皮下结节，突破皮肤，流出血液和脓性物质。在排除坏死组织核后，病变愈合。

3）治疗：引流，抗生素。

（3）丹毒

1）病原体：β溶血性链球菌。

2）临床表现：侵入浅表淋巴而导致的快速播散的皮肤红色病变。在外阴常见于外伤或手术后。可能出现水疱或大疱，伴随通向淋巴结的条纹状红斑。红斑性外阴炎可能与系统性症状如寒战、发热和疟疾有关。

3）治疗：抗生素。

（4）化脓性汗腺炎

1）病原体：链球菌或葡萄球菌。

2）临床表现：顶泌汗腺的难治性感染。可见多发性、化脓性皮下结节，最终发展为脓肿并破溃。感染倾向于累及外阴的所有皮肤，导致多发性脓肿和慢性窦道。

3）治疗：局部清洁（聚维酮碘）结合系统性抗生素（甲硝唑）。抗雄激素治疗也被发现为有效治疗。

（5）软下疳

1）病原体：杜克雷嗜血杆菌。

2）传播：性接触。

3）潜伏期：3~10 天。

4）临床表现：在阴唇、阴唇后系带、会阴或肛周出现单个微小的疼痛性脓疱，也可能出现在阴道和宫颈上，快速破裂，留有疼痛性溃疡。这些凹凸不平的碟状溃疡被炎性水疱所环绕。典型病灶会产生较多污秽分泌物，50%的患者仅有 1 个溃疡，但也可能有成簇溃疡。有时病灶维持脓疱状，构成所谓的 Dwarf 软下疳。一半患者会出现疼痛性腹股沟淋巴结炎，常为单侧。腹股沟淋巴结炎可能发生坏死和自然引流。

5）鉴别诊断：同其他原因引起的生殖道溃疡/淋巴结病综合征，尤其是梅毒、生殖器疱疹、性病性淋巴肉芽肿和外伤后继发感染相鉴别。

6）诊断：从溃疡或腹股沟脓液中分离出病原体。

7）治疗：红霉素。

（6）腹股沟肉芽肿

1）病原体：肉芽肿鞘杆菌。

2）传播：性接触。

3）潜伏期：7~30 天（8~12 周）。

4）临床表现：影响外阴、会阴和腹股沟区域的慢性溃疡性肉芽肿性疾病。通常无局部或全身性症状。初始病灶为红色丘疹，随着边界清晰的柔软、红色的颗粒状区域的出现而溃疡。卫星灶可能融合成一个大病灶。愈合非常缓慢。腹股沟水肿在迟发性腹股沟淋巴结炎出现后较常见。慢性溃烂过程可能累及尿道和肛门区域，导致瘢痕和狭窄，并致显著疼痛。

5）鉴别诊断：生殖器和肛周的病灶类似于二期梅毒的湿疣，因此这种疾病总是需要行血清学检测。

6）诊断：病史、活检或刮除病灶（存在传染性病原体 Donovan 小体）。

7）治疗：四环素或氨苄青霉素。

（7）性病性淋巴肉芽肿

1）病原体：沙眼衣原体（侵袭性 L 血清型）。

2）传播：性接触。

3）潜伏期：2~5 天（多至 21 天）。

4）临床表现：原发病灶为较小的无痛性丘疹或水-脓疱。常出现于阴唇后系带，尽管也可见于阴唇、阴道或宫颈。其后形成溃疡。可能出现淋巴水肿。几周后，该病有特征性的淋巴结肿大出现。腹股沟淋巴结增大，有疼痛感并可能化脓，留下窦道。愈合缓慢，瘢痕形成，直肠狭窄，阴道狭窄和象皮病。

5）鉴别诊断：性病性淋巴肉芽肿需与其他导致生殖器溃疡的疾病或淋巴水肿，尤其是梅毒相鉴别。

6）诊断:临床和实验室(补体固定)。

7）治疗:四环素。

（8）梅毒

1）病原体:梅毒螺旋体。

2）传播:性接触。

3）潜伏期:10~19天,常为2周。

4）概述:20世纪梅毒的发病率有所下降,然而它仍是重要感染,文献报道早期梅毒的发病率增加与使用非青霉素类抗生素治疗淋病同时发生。患者在患病最初几个月的传染性最强,若不经恰当治疗,患者可传播该病长达5年。

5）临床表现

一期梅毒:长期认为主要病灶局限于宫颈,但近期资料提示外阴更易受感染。最初病灶呈斑点状,迅速成为丘疹,质硬的无痛性丘疹形成溃疡,留下典型病灶称为初期下疳。病灶为硬结性无痛性椭圆形溃疡,基底呈暗红色,边缘隆起。外阴病灶可能导致显著的阴唇水肿。原发病灶出现后1周,局部淋巴结肿大,通常为无痛性,质硬且光滑。若不治疗,病灶持续3~8周。

二期梅毒:初发病灶出现后2周到6个月(平均6周),可能出现二期梅毒全身皮疹暴发。除全身症状如精神萎靡和发热以外,还会出现皮肤和黏膜病灶以及全身淋巴结炎。皮疹为斑疹、丘疹、有鳞屑的丘疹和脓疱。外阴因皮疹而受影响,包括扁平湿疣和黏膜斑。扁平湿疣出现在外阴外围和肛周,呈柔软的海绵状团块,表面扁平,基底较宽,可能互相结合。糜烂面排出有高度传染性的浆液。黏膜斑和皮肤斑丘疹同时出现,无痛、圆形,看似灰白色的糜烂区,最常出现在小阴唇。随着病情加剧和缓解,二期梅毒持续9~12个月,此后感染的临床症状消失。

三期梅毒:单发慢性溃疡。

6）鉴别诊断:包括浸润癌、生殖器疱疹、外伤后感染、硬下疳、淋巴肉芽肿、性病性淋巴肉芽肿和Behcet病。

7）诊断:暗视野检查和血清学。应记住血清学试验在初发硬下疳出现后1~4周才有反应性。

8）治疗:青霉素或四环素。

（9）结核

1）病原体:结核分枝杆菌。

2）概述:尽管结核的发病率和死亡率在发达国家有所下降,但该病仍是全世界最重要的传染病之一。肺部最常受感染,其他部位包括生殖器也可能受感染。外阴结核可能通过接触患有肺结核的性伴侣的痰液或有附睾或直肠结核者的生殖器分泌物而成为原发外生型感染处,也可能为上生殖道或血源性感染的远处传播。

3）临床表现:在真性原发性结核,起始病灶为不显眼的棕红色丘疹,但可能消失以致临床表现被腹股沟或大腿部淋巴结肿大所占据。原发结核灶常在几个月后愈合,但增大的淋巴结可能持续存在并破溃。在慢性期,纤维化导致瘢痕和外阴淋巴水肿,可能出现不易愈合的窦道。在其他类型的外阴结核中,皮肤和(或)黏膜病灶也呈结节状,破裂后形成溃疡,柔软且边界凹凸不平,或呈质硬的真菌状生长的团块。

4）鉴别诊断:慢性病如性病性淋巴肉芽肿、汗腺炎、浸润癌。

5）诊断:培养结核分枝杆菌或组织学。

6）治疗:全身性抗结核治疗。

4. 病毒感染

（1）传染性软疣

1）病原体:传染性软疣病毒(MCV),为痘病毒,家族中包括天花和牛痘病毒。分两型:MCV Ⅰ 和MCV Ⅱ。

2）传播:与受染人群密切接触或自体接种。

3）潜伏期:2~6周。

4）概述:温暖、潮湿的环境下易受感染。MCV仅感染鳞状上皮。在过去数年中,传染性软疣的发生率在性活跃和免疫缺陷的人群中有所增加。在成年人中,它被认为是性传播感染。观察发现它与萎缩性、恶性疾病、长期使用皮质醇和免疫抑制剂等有关。

5）临床表现:病灶可为多发性,不仅影响外阴,还影响下腹部、耻骨和周围皮肤,从不出现于宫颈和阴道。外观常呈对称性,可能为多发(可能发现1~20个独立病灶)。典型的软疣病灶为有脐形凹陷的丘疹,表面光滑,呈圆形半球状的皮肤色小病灶。病灶大小不同,2~5mm,鲜有超过15mm者,中央有一凹陷的小洞,内含干酪样内容物,形似有脐形凹陷的丘疹。可能见到累及毛囊的周围皮肤湿疹样反应或炎性反应,或形成脓肿。炎症预示着病变将消退。一些妇女的病变可自然消退,另一些可持续数年。

6）鉴别诊断:多发病灶可能类似HPV感染,单发病灶类似基底细胞癌,若继发感染,类似于疖。

7）诊断:活检或刮除后显微镜检。在细胞质中可发现无数包涵体(软疣小体)。

8）治疗:这些病灶是否应当治疗仍有争议。必须考虑到这些病灶是良性的,有疼痛的治疗过程可能导致不必要的组织创伤。治疗的目的是防止进一步的传播,缓解症状,有些病例则是为了美容。化学腐蚀(在病灶中央应用苯酚)、局麻下刮除或冷冻通常有效。

(2)单纯疱疹病毒感染

1)病原体:1型和2型单纯疱疹病毒(HSV1和HSV2)。大部分生殖道病灶由HSV2引起,与HSV1略有不同,HSV1常影响唇缘,但也可能造成7%～37%的生殖器病灶。

2)传播:性传播。

3)潜伏期:3～7天。

4)概述:HSV感染为下生殖道疾病,代表了最常见的STD之一,传染性很强,性伴侣受感染者有75%发病。50%由HSV1引起的女性原发生殖器疱疹及80%的HSV2引起的原发感染在1年内复发。疾病复发可能由焦虑、压力激发,也可能与月经周期或暴露于阳光有关。

5)临床表现:感染初期有前驱症状,包括身体不适、寒战、发热和腹股沟淋巴结增大。病灶可出现在外阴任何部位,但最常影响大阴唇、小阴唇、阴唇后系带、会阴和肛门。烧灼感和瘙痒可能先于皮疹2～3天出现。由潮红皮肤围绕的小疱疹为典型所见。疱疹迅速破裂,留下小片状分布的浅表溃疡。溃疡可为单发或多发,通常为1～2mm,脆弱有痛感,并不坚硬。位于小阴唇的疱疹可能融合并形成较大的溃疡区,中央淡黄色,可能累及外阴表面大部分面积。阴唇可能有水肿,常出现排尿困难,可能由于尿液接触到尿道周围的发炎病灶,或由于发生疱疹性尿道炎或膀胱炎。至第2周末腹股沟和(或)大腿部的淋巴结可能轻度增大,质地较软,但从不化脓。在7～10天达高峰后,病灶开始结痂并逐步消退。14～21天后完全愈合。这种病灶周边可能又出现新的疱疹群,重复溃疡和愈合的循环。这出现在75%的患者中,导致恢复期延长。感染平均持续12天。70%的感染由HSV1引起,伴随着宫颈的疱疹病毒感染,无症状或有阴道排液。复发性生殖器疱疹通常轻于初发,受影响的外阴上皮面积减小。在复发性疾病中,溃疡较小,数量减少,局限于外阴的一个区域。在许多患者中,复发持续2～4天,持续7～10天的少见。有时症状会比复发的疾病本身更重,表现为瘙痒、烧灼感、不适感和疼痛。完全愈合需1～3周。

6)鉴别诊断:鉴别疱疹感染和癌症略有困难,

单个较大的不典型病灶可能类似于早期浸润癌。也应考虑二期梅毒和白塞病。

7)诊断:诊断建立在取自溃疡灶的涂片上,巴氏涂片常显示有大的多核细胞。通过培养来分离病毒在最初3天非常准确。当溃疡消失后,阴性涂片并不意味着能排除疱疹感染,仅在下一次病变发作时才能诊断。血清学试验可能有所帮助。

8)治疗:初发疱疹的症状和体征有自限性,2～4周消失,初发感染的变异型需要尽早治疗。至今尚无证据证实早期治疗能预防潜伏和复发。以前应用的抗病毒药剂有潜在毒性,疗效有限。应用阿昔洛韦显著改变了以往治疗,在感染最初2～3天应用的话可获得最大疗效。

(3)人乳头瘤病毒(HPV)感染

1)病原体:人乳头瘤病毒。

2)传播:性接触。

3)潜伏期:1～3个月到多年。

4)概述:密切接触受感染人群或脱落的角化细胞导致的感染总是出现在皮肤裂隙,Koebner现象中在创伤位置出现新的病灶,为自体接种。在性活跃的人群中,这被认为是性传播疾病。免疫力良好的患者中有70%的感染会在2年内自行消失,但病毒不会完全根除,可能在基底角化细胞中呈休眠状态而残留,病毒虽存在但并没有可见病灶,但目前还不能确认这种情况的发生概率。免疫缺陷、妊娠、避孕药和营养不良可能增加出现临床可见病灶的风险。

5)临床表现:外阴HPV感染可能临床可见,也能被阴道镜发现(亚临床)或仅能通过实验室技术证实。

临床HPV感染:当出现临床表现时,在解剖学分布、患病程度、病灶形态、宿主免疫反应和病变进展潜能等方面,个体差异大。HPV可能感染外阴任何部位,但最初改变通常出现在性交过程中受伤的区域和小阴唇。湿疣最常见于大小阴唇、尿道周围和阴蒂上方,常延伸到阴道下段,有时整个阴道会受影响。其次感染可能扩展到会阴和肛周区域。病灶还可能出现在生殖股皱褶和耻骨区域。在检查时,应用醋酸并在阴道镜视野下全面检查。通常会发现相比肉眼所见会有更多的区域受影响,且小病灶散布于阴唇和尿道周围的广泛区域。

约10%～15%的外阴HPV感染的妇女有肉眼可见的宫颈尖锐湿疣,其中50%的患者有细胞学和阴道镜的HPV感染征象。也有作者认为有外阴湿疣的宫颈上皮内病变的妇女并不多于对照组。临床可见的外阴 HPV 感染灶可能以尖锐湿疣或丘疹的形式出现。

a. 尖锐湿疣(性病疣):为病毒引起的良性上皮瘤,75%~95%的病例与 HPV6/11 有关,这几型的病毒属于"低危型HPV",因为它们与癌症极少相关。在某些病例中发现湿疣是由其他高危 HPV 引起的。需要强调的是形态外观与 HPV 亚型并无必然联系。外阴 6/11 型 HPV 感染意味着对致癌性 HPV 的易感性增加。HPV16 与 10%~12%的此类病灶相关。

典型的形态和临床特征常足以诊断。尖锐湿疣大多肉眼可见,常在外阴形成多发乳头状疣灶,湿疣呈顶部尖角状,粉色或白色,柔软、修长的潮湿赘生物。血管分布显著,在表面呈指状突出,每一个突出实际上是一个中央有毛细血管环的小湿疣灶,仅在阴道镜下可见。病灶外观因感染的部位而不同。在毛发生长的皮肤可以为肉色,有伪装感,白色角化斑或色素沉着的丘疹。在无毛发生长处,病灶常为醒目白色的柔软丘疹。在黏膜上的病灶血管丰富,呈纤维状,常沿小阴唇边缘生长,可能播散到唇间沟或阴道口,看到典型的珊瑚状增殖灶。若较多乳头融合,病灶可呈菜花状。

当病灶呈灰色时,临床上无法判断这是色素沉着的湿疣还是VIN(鲍恩样丘疹病),必须行阴道镜和活检以排除多灶性 VIN3 或早期浸润性病变。角化病灶有较大的黏膜白斑表面。即使未见不典型血管,这种病灶也需要和癌症相鉴别,尤其是与罕见的湿疣样癌鉴别(一种与湿疣结合的扁平细胞癌)。

足叶草酯治疗无效的患者,湿疣常变暗、变平,外生型病灶的典型针状体减少或缺如。这些病例与 VIN 难以鉴别。针状体可能导致湿疣发生短暂的组织学改变,在活检样本中可见,导致组织学读片困难。因此在活检前应至少停用足叶草酯2周。

巨大湿疣较为罕见,最初被描述为 Buschke-Lowenstein 瘤。最初病灶外观呈病毒疣,但其后无限度地增大,导致严重的周围组织破坏。有报道在这类瘤体内发现HPV6。临床上瘤体似恶性,但与肿瘤相比较并无转移性。组织学上为良性,类似尖锐湿疣,趋向于浸润其下组织,导致局部破坏。这些缓慢生长的肿瘤可能导致浸润癌,浸润外生殖器、会阴、肛周区域和盆腔脏器。恶性变的性质和原因尚未知。如果有HPV16 或 HPV18 存在,应排除恶性转化。需经组织学检查来鉴别巨大湿疣和鳞形细胞癌。

外阴湿疣必须和其他丘疹状病变相鉴别,尤其

是传染性软疣和二期梅毒病灶、纤维上皮息肉等。

b. 丘疹形病灶:在外阴皮肤 HPV 感染中,这类病灶略为少见,临床上清晰可见,可能有色素沉着或无色素沉着,偶尔脱色。病灶表面高出周围上皮,常较光滑、扁平,有些发亮。病灶为多发性,可能融合,直径常为 3~7mm。需行活检来确定病灶性质。丘疹形病灶 90%与高危 HPV16 有关。

鉴别由病毒引起的疣灶和 VIN 及浸润癌十分重要,在治疗前必须先活检:①所有外观和特征不典型的病灶;②所有丘疹形病灶;③所有异常的持续存在的湿疣;④任何治疗无效的湿疣,尤其是年轻和(或)免疫抑制的患者。

亚临床 HPV 感染:亚临床 HPV 感染可能在应用 3%~5%醋酸后在阴道镜下可见,与 10%~20%的 VIN 病例有关。这些病灶分布于阴道口周围、会阴和肛周区域,可以无症状,但在许多妇女中病灶在瘙痒症状后出现。有时也会出现排尿困难。病灶表面扁平或呈微乳头状,肉眼检查只看到正常皮肤,阴道涂片不能显示有感染。亚临床 HPV 感染的自然病程尚不清楚。据估计 50%的病灶可自然消失。当疑有外阴痛和前庭炎时应除外该病。阴道镜下亚临床 HPV 感染无法和 VIN 鉴别,需活检。推荐保守治疗。有大量病灶仅能在放大作用即阴道镜下可见,这些病灶呈丝状或醋白上皮。

a. 丝状病灶(微型湿疣):阴唇后系带、小阴唇和阴道口是微型湿疣最常生长的部位,其次为尿道外口、前庭大腺开口处、前庭小腺体和 Skene 腺开口处。病灶可多可少,可能大到覆盖整个阴道口和会阴区域,延伸到阴蒂、小阴唇、周围皮肤,有时甚至到腹股沟皱褶。类似病灶也可见于阴道和宫颈。病灶为外阴上皮多发性较小的钉状突起,局限于黏膜。应用醋酸后病灶显形,呈分散的白色斑点或白色微小湿疣。钉状突起可能偶尔融合使皮肤呈颗粒状或鹅绒状突起。病灶大多局限于阴唇后系带、阴道口和小阴唇中间。在毛发生长区域的皮肤,可发现病灶与毛囊有关。活检可确认 HPV 感染的性质。大多数感染由 HPV6 引起。目前认为这一病灶代表了 HPV 感染的潜伏状态。

b. 醋白病灶(扁平湿疣):扁平湿疣常为多灶性,可导致瘙痒和烧灼感,阴道镜下呈片状白斑或醋白上皮。在小阴唇,可能看到类似宫颈和阴道的点状病灶,是由于这一区域表面的角化层很薄。病灶边界不规则,表面不平,有时大的斑点状病灶中可见到毛细管间距增加。

89

6）鉴别诊断：尖锐湿疣的形态典型，临床特征常足以诊断。需鉴别的重要疾病包括前庭乳头，这是一种散布于前庭黏膜的小赘生物，十分规律并对称。最重要的是 HPV 感染灶和 VIN 及浸润癌的鉴别，可能因这些疾病同时出现而导致诊断困难。外阴疣必须与其他乳头状疾病鉴别，如传染性软疣、二期梅毒的扁平湿疣等。

7）治疗：大多数人乳头瘤病毒感染对反复的病灶局部毁损直至新病灶不再出现效果良好，但病灶较大者、顽固病灶和多中心上皮内瘤变者的治疗是特殊情况。治疗前，所有外生型尖锐湿疣患者都应做阴道镜检查，这十分重要，原因包括：①阴道镜优越的光照和分辨率可辅助使小病灶在治疗时不被忽略；②有怀疑的增生性区域可被识别；③可发现一些若不经阴道镜检查就会被漏检的乳头状瘤（肛门、尿道、阴道、宫颈）。

外阴 HPV 病灶治疗的方法选择包括：①孤立病灶剪除；②干燥酸；③天然足叶草毒素提取物；④足叶草毒素；⑤细胞毒 5-氟尿嘧啶疗法；⑥α 或 β 干扰素；⑦局部物理破坏（冷冻、热烧灼、聚焦激光消融）；⑧节段性切除；⑨大面积透热电疗；⑩激光消融。

尚未发现最佳的皮肤或黏膜湿疣破坏方法。不论技术如何纯熟，目前没有单一方法能成功根除病灶并预防复发。HPV 感染代表区域感染，病毒表达的病灶不定。因此在宿主免疫完全控制疾病以前，多数患者临床病程常包括数次复发（同一处或不同点）。不论使用何种治疗，重要的是摧毁所有可见病灶，因为未被破坏的乳头瘤可能使免疫反应延迟。

（七）外阴非瘤变性上皮病变

1. 鳞状细胞增生

（1）概述：阴蒂、大阴唇和肛周皮肤为鳞状细胞增生（squamous cell proliferation，SCH）最常见的部位。显微镜下，SCH 和其他部位皮肤的单纯慢性苔癣相同。目前认为这是对各种刺激下的慢性瘙痒的反应（如反复念珠菌感染、湿疹、化学刺激）。SCH 与细胞不典型无关，不是癌前病变，但在 30%~74% 的病例中发现它与 VIN 和浸润癌的皮肤相邻。

（2）临床表现：瘙痒导致皮肤红肿、干燥、增厚，有少量鳞屑，表面症状并不突出。阴道镜下，病灶呈弥散分布高出皮面的角化区，没有血管改变。在大阴唇的内侧面，皮肤看似异常苍白，这些病灶通常不能染为蓝色，除非因瘙痒所致表皮脱落或是在裂隙处。

（3）治疗：包括停止接触致敏物质和刺激物，使用足量的柔和润肤剂，局部用皮质醇。

2. 硬化性苔藓

（1）概述：硬化性苔藓（lichen sclerosus，LS）是一种炎性皮肤病，可影响身体任何部位的皮肤。确切的流行病学情况尚不清楚。影响妇女较多，女、男性发病比为 6.2:1。15% 受影响的为儿童，主要为病灶局限于生殖器的女孩。病因不明确，似乎存在遗传易感性，与自身免疫机制有关。曾有人提出与疣病毒和包柔螺旋体菌有关，但未证实为感染触发因素。因 Koebner 现象的发生（LS 发生于瘢痕或受损处皮肤），有人提出在有遗传倾向的人群中，外伤、损伤、性滥交可能是症状的触发因素。目前，对这一疾病的发病机制知之甚少。受损组织发生可逆萎缩，有正常的成熟潜能。研究显示，正常皮肤移植到患病皮肤后会转变为硬化性苔藓，而从外阴硬化性苔藓处取下的全层皮肤移植到正常皮肤却转化为正常，直至目前其中原因仍无法解释。

对硬化性苔藓和外阴恶变之间相关的频率和重要性的争论持续了数十年。长期以来对硬化性苔藓的恶变潜能一直有所考虑，但没有确切证据表明硬化性苔藓是癌前病变。硬化性苔藓可能单独存在或并发于其他有恶变为扁平细胞癌潜能的营养不良性病变。硬化性苔藓与外阴癌中 4% 的病例有关，但也有报道显示更高的发生率，为 12%~47%。

LS 的组织学很独特。早期表皮正常，伴有不同程度的角化过度，真皮水肿，并因位于真皮深处的单核细胞炎性改变而均质化（淋巴组织毒性皮下浸润）。晚期真皮萎缩，间质除轻度水肿外还出现炎症和透明化。

（2）临床表现：尽管硬化性苔藓的改变可出现在身体的任何部位（躯干、上下肢），54%~60% 的女性病例中病灶仍局限于外阴和肛周区域。在外阴病变多位于大阴唇内侧、小阴唇、阴蒂和会阴。对皮肤的影响常呈对称分布，常累及肛周皮肤，有时导致典型的"8"或"锁眼"状外观。肛门改变同身体其他部位一样可逆转，但外阴病变常持续存在。鉴别生殖器和生殖器外的硬化性苔藓的最常见症状是瘙痒。其他症状包括外阴痛、排尿困难、性交困难和排便疼痛，也可出现肛门与生殖器出血。

最初硬化性苔藓无症状，临床发现甚少。阴蒂水肿和其后发生的阴道缩窄可能是这一疾病的早期征象。病变初期出现扁平的多角形小丘疹，白色或象牙色。这些改变表面发亮透明,可能有轻度发红。其后,它们融合成斑块并萎缩。表皮萎缩使病灶外观呈起皱的补丁状。有时由于摩擦和搔抓表皮可能苔藓化。病变区域显著发白。当出现持续瘙痒时,可能因搔抓而导致出血性水疱、紫癜或瘀斑。硬化导致弹性丧失和裂隙。硬化性苔藓可能不仅影响皮肤,还影响黏膜。在这些病例中,黏膜变白,常伴出血、毛细血管扩张和水疱。阴道本身并不受累,但出现外口狭窄,可能最终仅留有针眼大小的外口导致无法性交。在晚期病例中,外阴外形消失,阴唇缺如,整个病变区发亮、光滑、有斑点。粘连是更进一步的并发症,除了阴蒂外在其他部位并不常见。在这种病例中,可能可以分离融合的组织,但常发生再次粘连。

（3）治疗:多年来已尝试许多方法来治疗硬化性苔藓。过去大多数患者倾向于接受外阴切除甚至放疗,但这些激进的方法似乎并不成功,并不优于保守疗法。目前局部使用皮质醇激素已广泛应用于外阴硬化性苔藓的治疗。由于轻到中度效力的制剂常无法有效控制病灶,一般会局部使用高度皮质醇,如0.05%丙酸氯倍他索。极少局部使用性激素。使用睾酮是另一种长期应用的治疗方法,常见副作用是男性化,近期也被质疑其优势是否超过润滑剂。

3. 其他皮肤病

（1）扁平苔藓

1）概述:扁平苔藓可发生于身体所有部位的皮肤,多见于四肢的屈肌面、腰骶区和口腔黏膜。男性中,25%的病例累及生殖器。一般认为女性病例中极少累及生殖器。这可能导致对该病的低估,延误诊断和治疗。扁平苔藓的病因不明,目前的理论认为一种细胞介导的自身免疫反应可能与发病有关。在骨髓移植患者中常出现扁平苔藓,伴有移植物抗宿主反应,这也支持了自身免疫病因学。

2）临床表现:皮肤变化可以局限于外阴,病灶可能较广泛,有烧灼感、疼痛、性交困难和性交后出血。典型病灶呈较小、多边形的发亮丘疹,中央常有脐状凹陷,略带紫色,顶部扁平,有时轻度角化过度。皮肤侵蚀可能广泛出现,为主要临床表现,边缘较模糊,几乎呈花边状,这对辅助诊断有重要意义。在严重病例中可能出现瘢痕和外阴残缺。

不常见的变异型扁平苔藓发生于小阴唇黏膜面和阴道。黏膜病灶常有特征性外观。有时在小阴唇内侧面可见典型的奶白色网状病灶。腐蚀斑、大疱和萎缩性疼痛区与明显组织缺失并存时才会出现问题。阴道病灶有疼痛感伴出血,脱屑或腐蚀性阴道炎会导致粘连和狭窄,使性交困难。肛周改变也会发生于扁平苔藓。某些病例中甚至影响到宫颈。检查和活检较困难。

3）治疗:治疗复杂,生殖器病灶对治疗尤其耐受,治疗包括局部应用皮质醇(局部或病灶内)或全身应用。

（2）牛皮癣

1）概述:牛皮癣是慢性复发性皮肤病,有时也累及头皮、远端伸肌表面、躯干和外阴。外阴皮肤的典型病灶呈红斑状,类似真菌感染,但没有身体其他部位那样的典型银屑覆盖。在隐蔽区域没有银屑,但有发亮红斑,边缘清晰。临床表现多变,从轻度红斑到浸化斑,多局限于大阴唇。耻骨处的病灶常有脱屑。生殖股区受累常与其他屈肌表面皮肤的逆反牛皮癣有关。

2）治疗:局部和病灶内注射皮质醇激素通常有效。

（3）擦烂

1）概述:擦烂是一种炎症反应,累及生殖股皱褶、乳房下皮肤和腹膜,由出汗和肥胖引起。受累区域呈红斑状或因浸软而发白。擦烂外观常呈蝶形,从大阴唇外部延伸到大腿内侧面。病灶轮廓不清,红色、湿润,有时有色素沉着。表面可能出现相关的浅表细菌或真菌感染。在这些病例中,可见小的脱屑卫星灶,主病灶边缘浸软湿胀。

2）治疗:处理易感因素,用光滑物质如棉花、柔和的局部皮质醇激素、防腐剂和抗生素来分离皱褶。

（4）湿疹

1）概述:湿疹是一种慢性反复性皮肤病,由于对特殊外源或内源性物质易过敏而导致,在非易感人群中这些物质无害。湿疹和皮炎形成对比,皮炎并非由于易感性而引起,且包括所有由某些物质引起的皮肤改变;湿疹由皮肤的某些特质而导致,而不是外源物质本身。这意味着某些物质仅在特殊人群中导致湿疹。皮肤的易感性不是解剖学上的,而是生理学上的。易感人群通常对无刺激性的物质发生真性过敏反应,包括局部使用抗生素、麻醉剂、抗组胺药、香水、局部避孕药等。

2）临床表现:多数患者主诉瘙痒,但这一症状无特异性,若黏膜受累,会出现烧灼感和疼痛。阴道镜下可见位于阴道口的小裂隙,阴道排液、尿液和精液导致性交困难或触痛。临床上病灶呈轮廓不清的红斑,位于大小阴唇,可能延伸到大腿和耻骨。外阴皮肤常为深红色。有时会出现小水疱。若病灶长时间存在,皮肤可能发生苔藓化,大阴唇出现皱纹,小阴唇苍白。阴道黏膜潮红,弥漫性醋白。继发感染较常见,导致局部潮湿有异味,明显触痛。

3）治疗:停止接触任何可疑的致病因素,非特异性局部治疗。

（5）浆细胞性外阴炎

1）概述:40多年以前,男性生殖器皮肤上发亮的红色斑点和出血区被描述为浆细胞性局限性龟头炎。类似但症状较轻的疾病在女性中极少出现。浆细胞性外阴炎出现在28～89岁,病因不明,人们认为温暖、摩擦、不讲卫生和持续感染等慢性刺激可促使该病发生。可能这是所有孔口周围处炎症的一种类型,因为有口腔黏膜和结膜累及的病灶被称为口腔周围浆细胞增多症。外阴任何部位都可能受累。女性病灶没有男性显著,也可表现为发亮的充血区,近乎橘色。常可见多发暗红色斑点伴有瘙痒,也可出现上皮变薄苔藓样、毛细血管扩张等改变。

2）鉴别诊断:因与念珠菌感染、扁平苔藓和Paget病相似而难以鉴别诊断。

3）治疗:治疗复杂,多不成功,局部应用皮质醇激素疗效不同。

（6）溃疡性疾病:除了已阐述的全身病变如Behcet或Crohn病等,以及特定感染如生殖器疱疹和梅毒,有必要提及其他溃疡性外阴疾病。

1）急性外阴溃疡:1913年首次描述了急性外阴溃疡,它与急性（其后出现发热和淋巴结病）或慢性溃疡形成有关。典型病灶为单个较小的口疮溃疡,伴疼痛,基底呈黄色,常侵袭小阴唇和阴道口。两种类型的溃疡都会导致瘢痕,有时在大阴唇的病灶愈合后也会留有可见的轻微瘢痕。第一种类型可见于青春期女孩,病变为一过性,没有其他病灶,可出现于传染性单核细胞增多症。

2）艾滋病中的生殖器溃疡:人类免疫缺陷病毒感染与许多肛门直肠疾病有关,其中最常见的是湿疣和疼痛性溃疡。生殖器溃疡性疾病可能与性交时获得和传播HIV有关。在感染人群的生殖器溃疡中可分离出HIV,但对这一疾病的流行病学和发病机制的研究不多。在14%的HIV阳性患者中可发现生殖器溃疡,研究显示19%的患者有复发性生殖器溃疡,意味着疾病为慢性。60%的生殖器溃疡患者中未分离出感染因子,28%的患者有HSV,12%的患

者有常见的混合菌群如CMV、CT或阴道加德诺菌。临床上最具侵袭性的溃疡与这些感染因子有关。目前认为免疫抑制剂在这些变化的发展和加剧中起重要作用。

（7）大疱性皮肤病:大疱性皮肤病从病因学上来说是一组异源性疾病。其中一些可能侵袭女性生殖器,包括:①寻常性天疱疮和增殖性天疱疮;②瘢痕性类天疱疮;③妊娠期类天疱疮;④疱疹样皮炎（青少年型）;⑤轻型多形性红斑;⑥毒性表皮坏死溶离;⑦遗传性疾病,如遗传性营养不良性大疱性表皮松解或良性家族性天疱疮。

尽管这些疾病极少见,仍应获得更多关注,因为它们常被误诊。大疱性病变始于皮肤触痛和潮红。虽然在病因学和组织学上显著不同,但是该类疾病的基本病灶都为大水疱,常破裂而导致或多或少的糜烂面,进而继发感染,愈合后常留有较大瘢痕。

寻常性天疱疮为发生于中年人的慢性疾病。正常皮肤上出现大疱,早期伴疼痛、皮肤松弛和糜烂。肛门与生殖器区域的皮肤和黏膜面受累,可能也会侵袭阴道和宫颈。病灶为紧绷的清澈或出血性大疱,出现在正常或潮红皮肤。破裂后出现疼痛性溃疡,愈合后不留瘢痕。在极少数病例中这种病灶堆积成块时出现慢性和良性变异——增殖性寻常性天疱疮。确诊建立于组织学、免疫荧光、超微结构和免疫印迹方法。治疗:仔细的护理和麻醉。口服皮质醇激素。

（8）全身性疾病的外阴表现:全身性疾病的外阴表现可见于多种疾病,如罕见的胰岛瘤与红斑和大疱、溃疡性结肠炎与类似天疱疮的腹股沟病灶、结节病和浅表无痛性溃疡、嗜酸性肉芽肿等。这组疾病中最常见的是Behcet病（白塞病）和Crohn病。

1）白塞病

概述:白塞病是原因不明的慢性炎性多系统功能障碍。起初以复发性口疮、生殖器溃疡和炎性眼疾三联征为特征。白塞病中生殖器溃疡的外观可能类似外阴癌前病变或恶性病变。此病最初由一位名叫Behcet的土耳其皮肤病医生在1937年描述,可能与关节炎、血栓性静脉炎、皮肤出疹（类似粉刺）、神经异常和溃疡性结肠炎相关。活检也显示慢性非特异性炎症,并有相关血管炎。该病易被漏诊或误诊。

临床表现:口腔黏膜的病灶出现于舌头、颊黏膜、上颚,类似于其他口疮溃疡。生殖器病灶给人印

象深刻。病灶好发于小阴唇,类似溃疡,可见于阴道黏膜。溃疡出现前有持续时间不等(数周或数月)的小水疱或丘疹。组织缺失显著并导致穿孔和瘢痕及进行性血管组织缺损。病毒和细菌培养常为阴性,梅毒暗视野和血清学检查也为阴性。最重要的是要排除浸润癌。

鉴别诊断:包括复发性疱疹、复发性未治疗的梅毒和天疱疮。

2)Crohn 病:皮肤和口腔黏膜病灶可能先于肠道病变数年出现。肛门与生殖器表现已明确。25% ~ 30% 的病例可能累及外阴或会阴。病灶可以是肠道病变的直接延续。若两者之间有正常皮肤,尤其是外阴病灶与肛门生殖器区的明显分离时,称为转移灶。组织学显示坏死上皮肉芽肿。病灶外观常为溃疡,可能累及腹股沟和腹壁。病灶呈线性,包括组织缺损,基底一般较清晰,外观似皮肤被"刀切"。肛周皱褶和外阴可能出现裂隙、脓肿、水肿。外阴水肿可能是 Crohn 病唯一的皮肤临床表现,典型者为单侧。外阴和肛周区域的病灶可能导致性交困难。

(八) 外阴瘤变性上皮病变

1. VIN　外阴和肛周的 HPV 相关癌前病变最初以第一个描述病变的医师名字命名。1911 年,皮肤病学家 Louis Queyrat 描述了龟头病变,其后这种病变被命名为 Queyrat 增殖性红斑。1912 年,JT Bowen 描述了阴茎体、臀部、大腿的病变,其后这种病变被命名为 Bowen 病。随着文献中出现大量外阴和肛周类似病变的描述,"Bowen 病"一词逐渐被应用于下生殖道皮肤癌前病变。

Bowen 病的组织学描述是全层上皮内瘤变,其后在 1958 年由 Woodruff 和 Hildebrandt 更名为原位癌。但此后不久又发现皮肤上皮内瘤变分为 2 型,病因可能也有 2 种。1961 年,Abell 和 Gosling 描述了 2 种不同的组织病理类型,即 Bowen 样上皮内瘤变和单纯型上皮内瘤变。当时对这些外阴鳞状上皮内瘤变发展过程的理解并不充分,但学者们一致认为这些上皮内瘤变是癌前病变,需要治疗。1972 年 Friedrich 报道了一例外阴多发丘疹状病灶的孕妇,组织学检查类似原位癌,产后自然恢复,这对以往的治疗方式提出了质疑。Friedrich 提出了"可逆转外阴不典型"一词,但在 1978 年,Wade、Kopf 和 Ackerman 又提出了"Bowen 样丘疹病"一词,原因是这些病变在组织学上类似 Bowen 病,但在临床表现和疾病发展等方面却并不相同。1982 年,Crum 等提

出了 VIN(vulvar intraepithelial neoplasia)一词,最终获得广泛认同和接受。1986 年,ISSVD 将 VIN 作为 VIN1、VIN2、VIN3 的总称。1994 年,Gross 等提出典型的尖锐湿疣和扁平湿疣是由 HPV6 或 HPV11 所引起的,而丘疹样和色素沉着型病灶称为鲍温样丘疹病,由 HPV16 引起。2004 年,ISSVD 提出了修正后的 VIN 术语:普通型 VIN 包含了高级别 VIN 病变(VIN2 和 VIN3),由 HPV 感染引起;而分化型 VIN 与 HPV 无关,常伴有 LS。这种分类方法不包含 VIN 病变分级。以往称为 VIN1 的病例被归类为非瘤变病变或尖锐湿疣。2010 年,Kurman 等再次提出使用 VIN1 和 VIN2/3,并且将 VIN 分为疣型、基底细胞型、疣型基底细胞混合型、佩吉特样及分化型。

(1) 普通型 VIN(usual VIN, uVIN):uVIN 的发病率约为每年 5/100 000,并且呈上升趋势。uVIN 好发于相对年轻的女性,常见于 30 多岁和 40 多岁的妇女。60% ~ 80% 的患者吸烟。湿疣、生殖器疱疹、HIV 感染在患 uVIN 的年轻女性中较常见,uVIN 的发病率增加与 HPV 感染率增加一致,但是 VSCC 的总体发病率并未上升。uVIN 增加而外阴癌无明显增加可能有几个原因,主要原因是外阴活检比以往便利,VIN 得以早期诊断,减少了漏诊。VIN 早期诊断和治疗可能预防了浸润癌的发生。此外 uVIN 的恶变率<10%,仅有一小部分 uVIN 会癌变。

免疫系统在 HPV 感染和 uVIN 的发生中起重要作用。HIV 感染妇女中患有 uVIN 的占 0.5% ~ 37%。使用免疫抑制药物的女性患外阴癌的风险增加了 10~30 倍,主要由 HPV16、HPV18 引起。

1)临床表现:uVIN 临床表现多样,其主要特征是高出皮面、边界清晰的不对称病灶,常形成大片的白色或红色斑块,一些病灶有色素沉着(图 14-1,图 14-2),涂醋酸后会有不同程度的醋白表现(图 14-3~图 14-6)。最常见的受累部位是大阴唇、小阴唇和阴唇后系带,其他部位包括:阴蒂、阴阜、会阴和肛周。40% 以上的病例为外阴多发病灶。多中心的上皮内瘤变或浸润性鳞癌(宫颈、阴道或肛门)也是常见的,发生于 25%~66% 的 uVIN 患者中。uVIN 的病灶多中心性与患者的年龄相关。随着年龄增加,多病灶患者的百分比也下降,20~34 岁女性为 59%,50 岁以上的女性为 10%。多中心病灶的患者 HPV 阳性率高于单中心病灶。最常见的症状是瘙痒,60% 的患者有此症状,其他症状包括疼痛、溃疡、排尿困难等。但也有相当一部分患者无症状,通过自检发现。

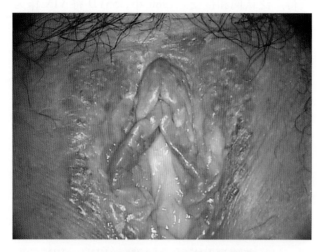

图 14-1　外阴高级别上皮内瘤变(涂醋酸前)

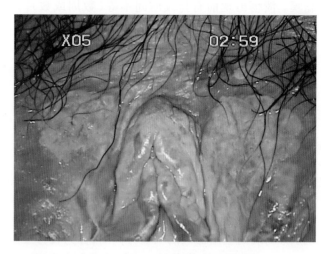

图 14-4　外阴上皮内瘤变(涂醋酸后)

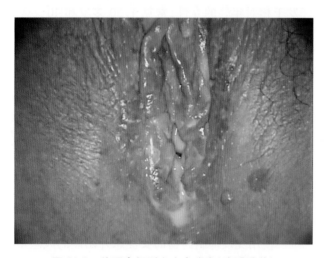

图 14-2　外阴高级别上皮内瘤变(涂醋酸前)

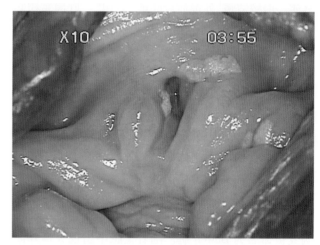

图 14-5　外阴上皮内瘤变(涂醋酸后)

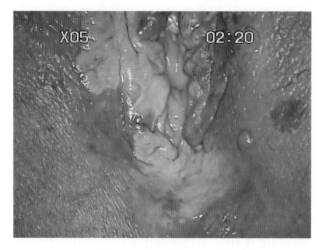

图 14-3　外阴上皮内瘤变(涂醋酸后)

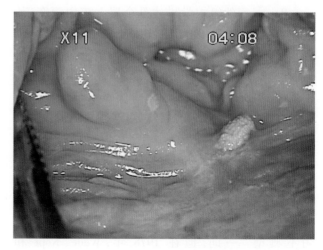

图 14-6　外阴上皮内瘤变(涂醋酸后)

2）治疗:uVIN 的治疗有几个方案,手术治疗是主要方式。对 uVIN 的治疗在理论上应强调以下几点:治疗开始前排除浸润癌,缓解症状,清除 HPV 感染,对周围正常上皮的损伤最小,恢复正常的上皮结构,减少恶变风险,病变持续减轻。

uVIN 治疗后复发风险高,也有发展为浸润癌的风险。标准治疗是去除所有可疑和(或)有症状的病灶。由于 uVIN 的复发特性,年轻女性可能需要再次治疗,由此可导致性心理疾病,可能需要选择其他治疗方法。

不论 uVIN 发展为浸润癌还是自然消退,免疫系统都起着重要作用。22% 的 uVIN 患者伴有 CIN,71% 的患者与 VaIN、CIN 或宫颈癌有关,可能是同时发生,也可能是先后发生。在中国妇女中,较年轻的 uVIN 患者大多合并 CIN,较年长的常合并少见部位上皮内瘤变,如阴道、肛门、尿道周围。9% 的 uVIN 在 1~8 年内有发生浸润癌的风险,3.3% 的在治疗后发生浸润癌。uVIN 和外阴癌在 50 岁以下女性中的发病率呈上升趋势,可能与 HPV 感染率升高及对疾病认识增加有关。

冷刀手术:过去治疗 uVIN 的手术范围广,在 20 世纪 70 年代,有些文献指出广泛外阴切除术是对 uVIN 的过度治疗而支持缩小手术范围,他们认为年轻女性发病率增加,而这种治疗方式会损毁外阴,疾病又有复发特性,且缺乏对这种疾病的生物学行为的了解。1984 年,Wolcott 报道局部扩大切除的复发率高于根治性外阴切除术,并发现手术切缘阳性是复发的主要预测因素。这次报道使 uVIN 的手术方案又倾向于广泛手术。近期的报道表明手术切缘阳性并不能预测浸润癌的发生。因此局部扩大切除,包括切除所有可见的病灶,是目前的冷刀手术方式。

激光切除、气化和 LEEP:由于外阴组织热效应低,激光对于 uVIN 特别适用。激光切除术结合了手术切除和激光气化的特点,包括治愈率高、能获得病理结果、外观和功能损伤小;而激光气化无法获得病理诊断,在治疗前必须排除浸润癌。治疗都可以在局麻下进行。若外阴受累面积大,需分次治疗。一项 2005 年的 Meta 分析中总结了 1921 名手术治疗的患者,激光消融术后的复发率为 23%,与总体复发率(20%)没有显著差异。

5-氟尿嘧啶(5-fluorouracil,5-FU):5-FU 是一种外用化疗药。1985 年,Sillman 发表了一篇 5-FU 治疗下生殖道上皮内瘤变的综述,68 名 uVIN 患者以 5-FU 治疗,23 名患者病变消退,5 名患者病情改善,

40 名患者无效。5-FU 治疗时可能造成外阴疼痛和烧灼感,限制了药物的使用。总之外用 5-FU 在治疗 uVIN 中并无明显优势。

咪喹莫特:咪喹莫特广泛用于生殖道湿疣的治疗,能有效清除病灶,相比手术治疗能降低复发率。与高级别 CIN 相似,uVIN 微环境中促炎的 Th1 细胞因子、TNF 和 IFN-γ 表达减少。咪喹莫特通过激活巨噬细胞,诱导这些促炎因子的分泌,这些细胞因子又促进了 Th1 适应性免疫反应,使 IFN-γ 分泌增加,上调细胞免疫。通过抑制病毒复制,咪喹莫特针对 uVIN 的病因治疗,保留了外阴解剖结构和功能。

一些研究评估了咪喹莫特治疗 uVIN 的疗效。在使用几次咪喹莫特之后,多数患者会出现副作用,包括疼痛、烧灼感、红肿、溃疡形成等。这些副作用会使部分患者无法耐受,终止治疗。6~30 周后药物起效。

总结目前的文献报道,咪喹莫特的完全有效率为 47%,部分有效率为 28%,有 23% 的治疗失败,20% 的复发。以咪喹莫特治疗后残留的 uVIN 应小心处理(活检最佳),这些区域有浸润癌存在的可能。以咪喹莫特治疗的患者随访时间仍较短,长期效果还不能确定,仍需大规模的 RCT 来评估。考虑到其副作用,应当用于有治疗积极性的患者。

光动力治疗(photodynamics therapy,PDT):PDT 治疗 uVIN 仅限于临床研究。多数研究使用 5-ALA 作为光敏剂。可在使用光敏剂前用氯已定冲洗外阴,减少菌落。外阴 PDT 和宫颈不同,可能有明显疼痛感,患者诉有"烧灼"感或"刺痛"感,60% 的患者可以不用麻药,但光照过程可能要间断进行。虽然疼痛感与治疗成败无关,但强烈的疼痛可能是由于病灶面积大,治疗后可能有明显水肿。PDT 对 VIN 的清除率约为 40%~60%。有 5 项 PDT 治疗 uVIN 的安全性和有效性研究,包括 100 名患者,完全有效的占 40%,没有达到完全有效的患者也有症状上的缓解。PDT 对小的单病灶疗效最好,治疗多发性 uVIN 较困难。总体来说,患者对 PDT 治疗的耐受性较好,组织完整,不留瘢痕。相比手术治疗,PDT 似乎对激光气化或局部切除的有效性相近。PDT 不会引起溃疡形成或瘢痕,激光气化所需的愈合时间远超 PDT。PDT 治疗单发病灶疗效较好,但这种病灶也易于手术去除。色素沉着或角化过度的 VIN 病灶对 PDT 的反应较差,选择适合的患者很重要。PDT 有治疗前景,但仍需进一步研究以确定其治疗 uVIN 的有效性,并明确其最适合的光照剂量和

对 HPV 的作用。

3）观察：对于没有主诉的患者，其中一部分人可能不想接受治疗。考虑到 uVIN 恶变可能相对较低，可以选择等待观察。至少需要每 3 个月随访 1 次，阴道镜拍照有很大帮助，同时需要指导患者有异常情况应及时复诊，疑有病变进展就应取活检。

4）复发：手术切缘阳性不能预测 uVIN 癌变，可以做局部切除。局部切除比广泛手术能更好地保留外阴的解剖结构和功能，不应为获取阴性切缘可以减少癌变而扩大手术范围。在恶变的患者中，大部分浸润癌都是浅表的(<1mm)，可以不做腹股沟淋巴结清扫，生存率高。

其他复发的危险因素包括：HIV 阳性、使用免疫抑制剂、多病灶。不论切缘如何，大部分复发于随访 3 年内发生。

总结文献中的手术治疗复发率：外阴切除术 0～19%，局部切除术(切缘阴性)15%～17%，局部切除术(切缘阳性)46%～50%，激光气化(23%～40%)，PDT 48%。文献认为外阴切除术、局部切除术、激光气化间复发率并无明显差异，而切缘阴性者比切缘阳性者复发率显著下降。

在处理阴道、肛门、肛周的非浸润性疾病方面，没有正式指南。根据 2011 ACOG-ASCCP 委员会的意见，认为 VIN1 是湿疣，应作相应处理。高级别 VIN 推荐改良局部切除治疗，切缘距病灶 0.5～1.0cm，术中避免损伤阴蒂、尿道、肛门或其他重要结构。若疑有浸润癌，推荐局部扩大切除术。若可除外癌变，可接受激光消融术。外用 5%咪喹莫特也可作为 HPV 相关 VIN2、VIN3 的非手术治疗。

（2）分化型 VIN(differentiated VIN,dVIN)：dVIN 仅占所有 VIN 的一小部分，约 5%～10%。由于诊断上的困难，可能有不少患者漏诊。dVIN 通常发生于绝经后妇女（平均年龄 67 岁），与 LS 有关。不同于 uVIN,dVIN 病灶通常为单中心。

HPV 在 dVIN 中是罕见的，在病变发生中未起作用，dVIN 的病因仍不明确。由于它和 LS 的高度并存，LS 可能是致病因素之一，但可能有其他因素参与其中。鳞状细胞增生与 dVIN 也有关，但不明确它是否是 VSCC 的前驱病变。鳞状细胞增生伴不典型可能进一步发生癌变。

dVIN 很少为孤立病灶，常毗邻于 LS 和（或）VSCC,但是也有 dVIN 患者发展为 VSCC 却不伴有 LS 的报道。病灶可表现为表面粗糙的灰白色脱色区、红色溃疡性病灶、红斑状病灶或边界不清高出皮面的白色斑块。在 LS 的背景下,dVIN 的病灶较难识别。总体来说,dVIN 的病灶常小于 uVIN。病灶直径常为 0.5～3.5cm。

由于 LS 的存在，患者常有长时间的瘙痒症状，也可能有其他与 LS 相关的症状，如疼痛、烧灼感、性交困难等。

dVIN 的手术范围应当比 uVIN 更广，由于 dVIN 常为单病灶，根治性手术切除是首选。dVIN 通常局限在无毛发区或位于萎缩的小阴唇外侧。病变复发也很常见，一般不使用药物治疗。治疗后患者需定期复查。手术可能导致焦虑、抑郁、性功能障碍等。

dVIN 与角化型 VSCC 的发生有关，致癌机制不明。dVIN 增殖性高，可能比 LS 和 uVIN 更易发展为浸润癌（表 14-4）。

表 14-4　dVIN 和 uVIN 的比较

比较要点	dVIN	uVIN
诊断时的平均年龄	70～80 岁	40～50 岁
发病机制	炎症,皮肤病,与 LS 相关	与 HPV 相关
相关浸润癌类型	角化型	基底细胞型,疣型
多病灶	不常见	常见
其他生殖道病变风险	不增加	增加
吸烟	不相关	相关
临床表现	病灶可能微小、不清晰	病灶易于发现
占 VIN 比例	10%	90%
占浸润癌前驱病变的比例	60%	40%

（3）毛囊皮脂腺单位中的 VIN　外阴覆盖着毛发生长和无毛发生长的皮肤，有必要了解毛囊皮脂腺单位受累的可能性和范围。VIN 可延伸到毛囊皮脂腺单位。当它延伸到毛囊和（或）皮脂腺时，在各方面都与 CIN 延伸到宫颈腺体类似。当 VIN 出现在毛囊皮脂腺单位时，意味着在毛发生长和无毛发生长皮肤处的病变深度达 2～2.8mm。对毛囊皮脂腺中 VIN 的认识和诊断很重要，因为其临床重要性不可被忽略。

对所有 VIN 病灶的临床评估，尤其是高级别病变，都应非常仔细，因为根据不同的报道，潜在的早期浸润性鳞癌可发生于 16%～22% 的患者。

（4）鉴别诊断：由于 VIN 的临床表现非常多变，病灶可能类似鳞状细胞增生、硬化性苔藓、牛皮癣、Paget 病或急性反应性外阴炎，只能通过活检来诊断，多中心病灶需要多点活检。

（5）治疗：对于最佳治疗方法意见极不统一。治疗的目的是在尽量不改变外观或功能的前提下控制症状和（或）进展，此外很重要的一点是由于这一癌前病变进展为浸润癌的潜能尚不确定，处理方案应尽量保证安全。

处理 VIN1 和 VIN2 时可能采取更保守的方法，因为其进展的风险较低。近期报道认为 1/3 的 VIN1 和 VIN2 治疗后病变持续存在或复发，进展为 VIN3 的风险可能较以往所估计的高得多，对这些患者应当仔细并长期的随访。有文献记载 VIN3 的自然消退，但这种情况多发生在非常年轻的女性中（平均年龄为 19.5 岁），其病灶为多发，有色素沉着。临床证据表明 3%～17% 的 VIN3 患者会进展为浸润性外阴鳞癌。在缺少 VIN 自然病程的确切信息和进展风险的情况下，治疗不仅要控制症状，还要预防恶性转变。

VIN 的治疗包括：①保守疗法；②药物治疗（5-FU）；③激光治疗；④使用冷刀或激光局部广泛切除；⑤外阴皮肤切除和皮肤移植；⑥单纯外阴切除术。总体来说，以切除术治疗的患者较消融术而言复发率显著较低。

2. 原位黑素瘤　外阴皮肤仅有 1% 含表皮全层，但仍有 5% 的女性黑素瘤发生于这一区域。它们表现为浅表播散的病灶，占据较大面积。病变可出现在外阴的任何部位，但最常发生在无毛发生长的皮肤上，尤其是小阴唇周围、阴蒂、尿道口和（或）阴道。大多数黑素瘤，约占 60%～70%，在发生向下浸润生长（见浸润性恶性黑素瘤）前多年都只是浅表

生长（原位黑素瘤）。治疗方法为手术。

3. Paget 病　该病在 1874 年由 Jame Paget 首次描述，当时认为这种发生在乳头和乳晕的疾病仅与乳腺癌相关，其后发现类似改变也可能与外阴癌有关。外阴 Paget 病最初在 1901 年由 Dubreullih 记述，认为它是外阴表皮和皮肤附件的分泌腺细胞的腺癌。直到 1955 年，在世界范围内，与 Paget 病相符的外阴病变仅有 23 例报道。此后研究显示外阴 Paget 病发生率实际更高，包括多个定位。在不到 10 年内，报道了 98 例新发现的外阴 Paget 病，其中 23 例与浸润癌有关或为其癌前病变。

外阴 Paget 病极少见，占外阴恶性疾病的 5% 以下，见于 38～86 岁（平均 63 岁）。50% 的外阴 Paget 病似乎与外阴附属器癌或其他局部肿瘤，如前庭大腺癌或远处肿瘤如乳房、泌尿系统和胃肠道癌相关。外阴 Paget 病与外阴腺癌或浸润性 Paget 病的联系极小，但复发率很高。

组织学非常典型，含有大而清晰的"Paget 细胞"或缺少细胞内桥，鳞状细胞的细胞质苍白有空泡。细胞清晰的镜下外观源于它们产生的黏蛋白，位于基底细胞层附近，呈线性或巢状排列。当上皮成熟时，可在其上层发现该细胞，接近表面，分离角化鳞状细胞。

瘙痒、疼痛和烧灼感为最常见的主诉，可能存在数月至 10 年。病症多见于大阴唇，也可累及会阴和肛周，有时可延伸到腹股沟皱褶、耻骨、小阴唇、前庭和阴道，甚至有累及宫颈的 Paget 病例被报道。

Paget 病呈缓慢播散的溃疡性湿疹样外阴病灶。特征性临床发现为所谓的"渗出性"Paget 病，影响最潮湿的外阴部位。这些区域中的过度角化组织沿红色肌肉组织呈小溪状内播散。可见多发红色湿疹样病灶，和周围皮肤边界清晰，有鳞屑，呈地图状。有时病变斑片过度角化呈白色，偶尔呈乳头状。在毛发生长区，常被当作感染来治疗而延误诊断。

治疗方法为广泛局部手术切除。治疗前应行仔细的外阴检查，因为病变常为多灶性，而治疗为广泛切除。切除术需以当场切缘活检来控制质量。复发病例需再次切除治疗。

（九）外阴浸润癌

外阴恶性疾病占所有女性生殖系统原发恶性病变的 4%（3%～8%）。最常见的是扁平细胞癌，占 90%，恶性黑素瘤占 5%，4% 的肿瘤未被确认，剩余的为肉瘤、基底细胞癌和原发前庭大腺癌。10% 的

原发性癌有转移性。

1. 外阴扁平细胞癌（鳞形细胞癌）

外阴扁平细胞癌发病率为 1.5/100 000。报道称该病的发生率有所上升，尤其在年轻女性中。可在任何年龄发病，14~95 岁，平均年龄为 60 岁。扁平细胞癌发病的特点是随着年龄增加发病率上升，在 75 岁以上的老年妇女中发病率达 20/100 000。

大多数病例的病因不明。肿瘤常与年龄增加、未生育、贫穷、未婚、绝经年龄早、过早动脉粥样硬化和免疫缺陷有关。初次性交年龄小、多个性伴侣、社会文化层次低、HPV 感染史和吸烟都被确认为危险因素。没有资料显示浸润性外阴癌为激素依赖性。

以往有两种类型的外阴鳞形细胞癌有详细记述：HPV 阳性和 HPV 阴性。近期研究强调了这两种癌症的临床病理学区别。HPV 阳性癌占 22%~80%，从 VIN 转变而来，见于平均年龄 3~22 岁的女性，她们较 HPV 阴性癌的患者年轻，与 HPV16 有唯一联系。由于这些感染有增加的趋势，尤其在年轻人中，可以认为未来这种浸润癌在年轻女性中将出现更多病例。

HPV 阴性外阴癌的发生机制仍不明确，HPV 感染可能是外阴癌发生的病因。传统观念认为这是因慢性刺激而致，因这种类型的癌症发生于硬化性苔藓或鳞形细胞增生。在 60% 的 HPV 阴性外阴癌中发现有硬化性苔藓，80% 的 HPV 阴性外阴癌中发现有鳞形细胞增生。近期 Scurry 提出了"瘙痒-搔抓-硬化性苔藓假设"为外阴癌发病机制的可能解释。在切除的外阴癌灶中经组织学确认有硬化性苔藓的概率为从 7%~9% 到使用精细标准的 96%~100%，平均为 50%。硬化性苔藓在外阴鳞状细胞癌发病机制中的作用仍不能明确，因为仅瘙痒和搔抓不能解释外阴癌和硬化性苔藓的密切联系，也不能解释其他瘙痒性疾病如湿疹或牛皮癣的缺如。

临床表现：临床可见的浸润癌的诊断常不需要阴道镜检查，在这些病变中，阴道镜的价值在患者局部用药治疗其他疾病时的早期病变阶段最明显，因为此时还未发现癌症。此时，阴道镜可分辨病灶与周围区域的皮肤，以活检来确认浸润癌。阴道镜也有助于估计外阴受累的程度，界定手术需切除的范围。

浸润性外阴癌可以无症状，如果出现症状和体征，常见的有瘙痒、疼痛、出血和（或）可触知病灶。大多数肿瘤，约 70% 者出现在阴唇，以大阴唇多见，40% 的病例可出现在小阴唇，9%~15% 有阴蒂和会阴受累。30% 的病例有多发病灶，曾报道有 5 个独立病灶的病例。10% 的患者因肿瘤太大，无法确定起源位置。超过半数的肿瘤（57.2%~62%）为溃疡灶，约 1/3（27%~40%）呈乳头状，其余（10%）为扁平病灶。10%~20% 的患者病变为多中心，常可见对称、双侧的"吻状"外阴肿瘤。

除了早期病灶可能更突出于皮面、粗糙和色素沉着以外，早期浸润癌的临床特征与 VIN3 相似。因为与 VIN 的相似性，临床上无法做出早期浸润癌的诊断。事实上，7%~22% 的意料之外的早期浸润癌以高级别 VIN 来报道，只能怀疑有早期病变存在。切除时切缘应在周围正常皮肤 1~2cm 处。当病灶孤立、单发且边界清晰时，广泛切除并不是问题。面积较大的多中心病灶需行多点活检。选择性单纯外阴切除术也可能在诊断时起作用。

肉眼可见的浸润癌病灶常高出皮面，可以是红色、白色，有典型溃疡形成。常用的阴道镜下浸润癌标准，包括：①黄色的坏死区；②螺旋形异常血管，与上面的表皮平行，并伴有不规则扩张，导致出血。

应认识到外阴癌可能与癌周围皮肤的变化有关。邻近上皮的病理学改变，如鳞形细胞增生、硬化性苔藓和 VIN 出现在 60% 的外阴癌中。根据更新的报道，治疗鳞形细胞癌的患者中仅 5% 没有同时发生上皮改变。

癌灶直接向周围组织播散，通过淋巴结到腹股沟、大腿和盆腔淋巴结，血行或骨转移少见。诊断时有 30% 的患者有腹股沟转移。

2. 疣状癌

浸润性外阴癌的一种特殊形式是疣状癌。这种类型相当少见，难以和湿疣区分。疣状癌好发于老年妇女，大多数患者已经绝经，80~90 岁，但该肿瘤也可能发生于年轻女性，报道的最年轻的病例为 21 岁。50% 的病例在诊断外阴癌前 10 年内曾有活检证实的湿疣。病灶可快速播散和长大，导致患者行动困难。肿瘤的典型外观为疣状或乳头状，可能形似真菌或像有溃疡的菜花，可以呈灰色、粉色、黄色、白色，或与周围皮肤一样有色素沉着。典型发病部位在大阴唇，偶尔累及整个外阴。

肿瘤生长的自然病程显示局部侵袭和复发的倾向。如果初次切除不完全（有时难以保证切净病灶），1/3 的病例可能会复发。肿瘤可侵袭邻近组织，甚至可见骨和神经周围浸润。可能发生淋巴播散，但和远处转移一样并不常见。

3. 恶性黑素瘤

根据外阴恶性黑素瘤（MM）在所有外阴皮肤表面肿瘤中所占的比例，它的发生较预期更多,占所有外阴癌的 4%~9%,发生率估计为0.19/100 000。恶性黑素瘤不会发生在青春期前的女孩中,但其后发生率逐渐上升,在 60~70 岁时达高峰,平均发生年龄为 54~60 岁。病史常较短,数周到 8 个月,症状可能在发病前 1 年已出现。可能有烧灼感或瘙痒。起初可见小包块或出血性包块,许多妇女主诉发现长期存在的外阴痣发生变化,位置不一,但多局限于中央,在小阴唇和阴蒂上。FIGO 临床分期推荐将外阴癌分期应用于恶性黑素瘤。在多数研究中,60%~70% 的恶性黑素瘤浅表播散,其余属于结节型。浅表黑素瘤的一部分进入垂直浸润生长阶段,形成结节状。

结节状恶性黑素瘤仅发生垂直生长,前期并无放射性生长,早期即具显著侵袭性。组织学上病灶由分散的侵袭性恶性黑素瘤结节或团块组成,既向其上真皮播散,也向其上表皮播散。黑素瘤可以呈浅表播散的病灶,累及大面积区域。可出现在外阴任何部位,最常累及无毛发生长的区域,尤其是小阴唇周围和阴蒂,也可位于尿道外口和(或)阴道口周围。

黑素瘤可以是扁平、高出皮面(结节状)或息肉状,常有溃疡,呈特征性的蓝黑色。一小部分无黑色素,镜下类似扁平细胞癌,这些无色素沉着类型的恶性黑素瘤占 10%。通常恶性黑素瘤周围皮肤潮红,意味着存在细胞免疫反应和增生,也可见皮肤卫星灶。

恶性黑素瘤的预后取决于由 Clark 标度衡量的浸润深度及由 Breslow 标度衡量的浸润厚度。这两个参数是局部复发和区域淋巴结转移中最重要的预后因素。

推荐根治性局部切除治疗,对于超过浅表浸润的恶性黑素瘤,应行腹股沟淋巴结清扫。根治性手术并不能改善长期预后。

4. 基底细胞癌　基底细胞癌极少见,仅占外阴癌的 2%~10%,发生在较大年龄的妇女中(58~73岁),没有任何可确认的诱发因素,没有 HPV 感染的证据。有人提出慢性感染、创伤、阴道排液、放疗以及过去使用的砷制剂可能增加基底细胞癌的发病风险;免疫减弱的患者不仅患该病的风险增加,而且患第二种恶性疾病的可能性也增加,这可见于 20% 的老年患者。

没有证据表明基底细胞癌有癌前病变期。病变可能与硬化性苔藓有关,组织学上起源于表皮、皮脂腺单位或汗腺,包含圆形、椭圆形或轻度细长形小细胞,嗜碱性细胞核深染,细胞质减少。临床表现可有瘙痒、浆液性或血性分泌物和出血。在诊断明确以前症状可能持续 3 周到 3 年。由于缺乏症状诊断常会延误。诊断需活检。

病灶可出现在阴蒂周围、耻骨、尿道和阴唇后系带,大多数仍局限于大阴唇。病灶大小为 1~7cm,极少达直径 10cm,可形成结节,伴或不伴溃疡,外部生长或区域性表皮脱落。基底细胞癌呈红色、息肉状、乳头状、囊性或斑块状病灶。1/3 的病例包含黑色素,临床上类似恶性黑素瘤。基底细胞癌的不同表现常导致诊断困难,尤其是腹股沟淋巴结因继发感染而增大或形成局部溃疡时。

这种癌症为局部侵袭性,转移倾向小,治疗为广泛局部切除。仅在腹股沟淋巴结增大或疑有累及时才行淋巴结切除。由于局部复发的高风险和其他原发癌症的高发生率,对患者应长期密切随访。

5. 其他外阴恶性肿瘤

(1) 前庭大腺癌:占外阴恶性病变的 0.1%~7.25%(平均 2.25%),发病平均年龄为 50~65 岁,但据报道最年轻的只有 14 岁,甚至可发生在妊娠期。外观呈实质包块,位于大阴唇下方,常导致会阴疼痛,向上可延伸到阴道,向后延伸到直肠括约肌和坐骨直肠窝,向前延伸到大阴唇。这类肿瘤一般较坚实,切面灰白色。肿瘤表面的皮肤一般不形成溃疡,但若发生脓肿时可自发引流。其上方和附近的表皮可出现 Paget 病的特征。这导致从出现症状到正确诊断之间可延误长达数年时间。因为 25% 的病例表现出来的是腺体脓肿,仅当病灶对常用抗菌治疗或切开术无反应时才考虑到隐藏的严重疾患。因此,对老年妇女或持续感染的年轻患者从组织学和细胞学两方面彻底探究前庭大腺脓肿的原因非常重要。组织学显示为扁平细胞、腺体或类腺体囊性癌。

外阴非上皮性恶性肿瘤包括一大组源于间质组织的恶性肿瘤,发生频率不高,都表现为外阴肿大,尽管无特异性症状,但由于存在较大的外阴包块仍可做出诊断。有时由于重力作用病灶有蒂,也可形成溃疡或继发感染。肉瘤可起源于任何间叶组织:平滑肌(平滑肌肉瘤)、脂肪(脂肪肉瘤)、血管(血管外皮细胞瘤、血管肉瘤、Kaposi 肉瘤)、淋巴(淋巴管瘤)或神经组织(神经瘤、神经纤维瘤、神经纤维肉瘤)。除了肉瘤,出芽细胞肿瘤如内胚窦肿瘤或畸胎瘤也可发生。

(2) Kaposi 肉瘤:Kaposi 肉瘤(KS)值得单独阐述,因为自从 HIV 感染成为全球问题后出现了更多病例。在 AIDS 发病增加以前,KS 是极少见的疾病。现在它是 AIDS 中最常见的恶性病变。近期有研究提示单纯疱疹病毒 8 型(HSV8)是造成 KS 的性传播因素。女性发生 KS 少于男性,在诊断出 HPV 感染来源的妇女中是由于和双性恋性伴侣的接触。KS 可发生在 HIV 的任何阶段,但超过 80% 的病例影响的是 CD4 淋巴细胞少于 $500/mm^3$ 的患者。KS 出现在陈旧创伤区或既往患皮肤病的区域。超过 20% 的病例,病灶影响口腔黏膜和硬腭,常累及眼部结构。如今,当 KS 在女性中发病增加后,外阴也可受累。

KS 是多灶性血管肿瘤,外观看似瘀伤样红斑或类似瘀青的紫罗兰色斑点或丘疹。病灶逐渐增大,外观呈斑块或结节状。这些病灶有形成溃疡的倾向,并角化过度。慢性溃疡性病灶、慢性创伤性病灶和水肿易继发细菌感染,常见的有铜绿假单胞菌、金黄色葡萄球菌或厌氧菌。病灶可在创伤或既往有皮肤病的部位发展。

6. 外阴转移性病变　外阴是其他妇科器官肿瘤的转移处之一,也是尿道、肾脏、乳房、直肠和肺部的转移处。除了占主要部分的腺癌、绒癌、黑素瘤和 Burkitt 淋巴瘤也可转移到外阴。在 27% 的病例中,转移灶和原发肿瘤同时得到诊断。

外阴转移常位于大阴唇真皮或皮下脂肪组织,由同源的灰红色组织组成,通常只有一个肿瘤结节,但发现数个结节的也并不少见。膨胀性生长、多发病灶和上皮内瘤变有利于转移性肿瘤鉴别。在极少数病例中,它们可能类似蜂窝织炎,皮肤潮红伴疼痛,这就是所谓的炎性癌。外阴转移的存在与不良预后有关,预示播散的恶性疾病。

滋养细胞肿瘤如绒癌发生率低,有向外阴和阴道转移的倾向。这些转移灶呈青紫色结节,表面光滑,出现在阴道黏膜或外阴皮肤上。曾有报道恶性淋巴瘤和白血病有外阴表现,病灶柔软有弹性,有出血倾向,无法清晰看到血管分支。尽管肿瘤的表现不具特征性,但在有滋养细胞肿瘤的患者中,任何外阴病灶都应疑为转移灶。活检可能非常危险,因为可能会有严重出血。足量成功的化疗可使病灶完全消失。

▶ 四、会阴和肛管的高分辨率肛门镜检查

肛门癌发病率较低,一生中患有或死于肛门癌的概率大约为 0.2%。近几十年出现稳步增长的趋势。在美国每年男女新发病率为 1.8/10 万人。最近法国报道,1982~2012 年,男性中肛门癌发病率由 0.2/10 万增至 0.5/10 万,女性中发病率由 0.7/10 万增至 1.3/10 万。主要为有同性性行为的男性、感染了 HIV 人群及先前患者宫颈 HPV 相关疾病的女性、免疫机能低下人群。

1981 年 Fenger and Nielsen 首次提出术语肛门 dysplasia,1986 年 Fenger 和 Nielsen 通过小样本研究揭示肛门和宫颈有着相关性,建议采纳同 CIN 相似的术语 AIN,IN 代表疾病进展从轻度上皮内病变到重度病变的过程,2012 年 ASSCP 推荐采纳同一命名为 LSIL 取代 AIN1,HSIL 取代 AIN2、AIN3。

AIN、CIN、VIN 在病因学和临床方面具有显著相似之处,然而相比较 CIN 和 VIN,关于 AIN 自然史知道的很少,前瞻性的数据是有限的,最近有研究表明 AIN 进展为浸润性肛门癌与 VIN 的自然史更加相似。一个 Meta 分析表明,肛门癌的进展率普遍偏低。

高分辨率肛门镜检查(high resolution anoscopy,HRA)在界定肛门、肛管和肛周区的病灶范围和程度方面十分重要。外阴阴道镜检查似乎在评估外伤性质和程度方面颇具辅助价值,当需要法医学证据时可作为客观记录的一种方法,尤其是怀疑有儿童性虐待时。这种检查包括和外阴检查相同的技术。采用任何位置(左侧或右侧卧位、背部膀胱截石位或俯卧膀胱截石位),多数患者和检查者更愿意采用左侧卧位。放置肛门窥器,醋酸浸透肛管上皮。肛门窥器表面涂抹润滑剂/利多卡因凝胶混合物后并插入肛门。除去肛门镜填塞器,插入头部包裹有在 3%~5% 的醋酸中浸泡过的棉签。移去肛门窥器,留置包裹纱布的棉签 2~3 分钟。取出棉签和纱布,重新插入肛门窥镜充填器,再次取出充填器以进行检查。低倍阴道镜观察识别肛门鳞柱状交接部:完全插入肛门镜后,首先显示的远端区域是远端直肠。通过阴道镜观察,慢慢退出肛门窥器直至肛门鳞柱状交接部和(或)转化区进入视野。当重新定位和取出肛门镜时,需不断重新调整焦距。识别鳞-柱状交接部后,使用棉签涂抹醋酸,以检查转化区的整个周边。表现为化生的薄白线样,具有更广区域的腺开口,成熟鳞状上皮内的柱状上皮岛区域,或更弥漫的淡醋白上皮区域(图 14-7~图 14-9)。高倍镜观察特定部位:定位鳞柱交接部和肛门转化区后,在整个检查中重新涂抹醋酸。使用更高的放大倍率(×16~×25)以更好地观察特定区域。为了观察鳞-柱状交接部和肛门转化区的各面,调整肛门窥器或使用棉签暴露隐藏在褶皱中的区域,痔疮、正常的肛门乳头或脱

垂黏膜。完全检查鳞-柱状交接部和肛门转化区后，开始取出肛门窥器以检查远端肛管。退出肛门窥器，观察肛缘，肛缘是远端肛管上皮过渡到肛周表面上皮的区域。肛门边缘起始于肛缘近端，并延伸至肛周皮肤。通过臀部平缓回缩，可在肛门镜或直视下检查肛缘。使用阴道镜观察肛周的其他部分，不需要肛门窥器。肛周（肛门边缘）是延伸至距肛缘约5cm的范围。10倍放大倍率通常足够检查肛周。可切换至更高的放大倍率以更好地观察具体病变或其他异常发现。完整的HRA包括评估整个肛管，包括鳞柱交接部、肛门转化区、远端肛管、肛缘及肛周。充分的HRA意味着完全检查这些区域。记录应包括HRA是否充分，如果不充分，则需记录原因。不充分检查的原因包括黏膜肿胀、大便模糊、尖锐湿疣、有较大的痔疮或患者无法耐受操作。只要可能，再次就诊时需要对不充分检查进行复查。如果门诊患者做这样的检查无法忍受的话可考虑麻醉。

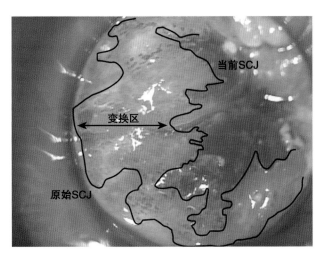

图 14-7　肛管转化区

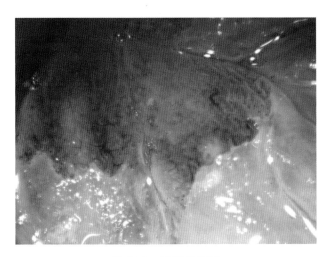

图 14-8　肛管转化区

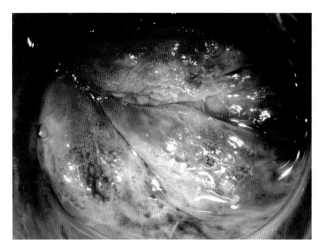

图 14-9　肛管转化区

肛周上皮和肛管的界限难以界定。肛周皮肤是在分开两侧臀部时就可见到的，肛管上皮定义为高于这一水平的上皮。正常的肛周皮肤在应用醋酸前后在阴道镜下并不显著，上皮过度角化，仅在延长醋酸浸透时间后才有反应。肛周任何改变都可能意味着肛管有相似的病变。

VIN可能从肛周皮肤向内延伸到耻骨线而累及肛管，然后病灶与肛周连续。如果不是这样，肛门黏膜可能单独受累，和外阴及会阴没有明显连续。肛管的阴道镜检查提供了对肛门垫、齿状线和转化带的绝佳观察。向肛管上段喷醋酸导致转化带更不透明，因此更明显。尽管每个人的转化带位置不同，但常位于齿状线头部。如果在直肠镜下用棉棒移开直肠下段的黏膜，转化带会变得更明显。如果由于肛管或直肠黏膜和醋酸产生蛋白凝聚而变得不透明，可能发生混淆，因此在肛门阴道镜检查时必须移开这种黏膜，以清楚看到其下上皮和它对醋酸的反应。未成熟正常鳞状上皮可能显示轻度醋白反应，在近期做过肛门手术或肛周有瘙痒等症状的患者中必须仔细分析肛门阴道镜的结果。

病灶可出现在3个不同位置：会阴、肛门和肛管。病灶对会阴和肛门区的影响类似外阴，许多病灶显示色素沉着和过度角化。血管变化常见于宫颈（点状血管和镶嵌），在肛周少见，但可能见于肛管。肛管的不典型增生上皮可能在应用醋酸前有充血表现，应用醋酸后这种区域显得更明显。

肛管下段和肛周皮肤乳头瘤病毒感染和不典型增生的阴道镜特征是互相融合。单纯非湿疣性HPV感染和低级别AIN在阴道镜下的区别相比宫颈检查准确性欠佳。任何醋白和异常血管病灶都有活检必要,因为肛门镜和直肠镜不足以做出恰当诊断。大多数活检后出血可通过按压3分钟而止血。

(一) 肛周和肛门 HPV 感染

对女性而言,寻找 HPV 感染和瘤变非常重要,因为它们通常会感染一大片同源性上皮,向后可延伸到肛周区、肛门和直肠。最可能的感染源头是受感染的外阴。在下生殖道所有其他部位,感染可以是临床性或亚临床性。

1. 临床感染 肛门生殖器疣可能有完全不同的临床表现,从分散的小丘疹到大菜花样病灶。大致上被分为尖锐湿疣和丘疹性病灶。尖锐湿疣在肛周区域可能过多生长,临床表现与其他部位的相似。HPV 诱导的丘疹性病灶较小,较少见,可以有色素沉着,也可以没有。病灶大多扁平而非疣状。组织学上有明显的 HPV 感染。

2. 亚临床感染 常出现在肛门和肛周区,为多中心性,影响较多部位。阴道镜特征和外阴的病灶相同,病灶多表现为醋白区域。

(二) 肛门上皮内瘤变和肛门浸润癌

肛门上皮内瘤变(AIN)是肛管的潜在恶性病变,非常罕见,在 0.2%~10.5% 的女患者中可同时发现 CIN。AIN 在临床上相对认识较晚,而其恶性潜能基本还未知。组织学描述和形态改变分级在宫颈和肛管病灶中是相似的,区别仅在于角化程度。

有证据表明 HPV 在肛周和肛门癌症的发病中起重要作用。研究指出 HPV 在生殖系统的传播是由邻近区域直接播散而来,即从外阴到肛周和肛门区。有研究表明 19%(7%~20%)的 CIN3 妇女与肛周上皮内瘤变有关。HPV 在肛门癌发病中的角色早在 20 年前已有报道。在肛门癌中,HPV16 是分离出来最多的一型。除了 HPV16 阳性,吸烟被确认为肛门上皮内瘤变的危险因素。局部创伤、HIV 和免疫功能抑制(如肾移植)都是潜在的协作因子。

肛门鳞形细胞癌较少见,约占大肠癌的 2%。一般发生在老年人,以前多见于妇女,但近年来 HIV 阳性的年轻男性的发病率有惊人上升。患肛门扁平细胞癌的妇女有 28% 曾患生殖道湿疣。69% 的肛门肿瘤源于鳞形细胞和移行上皮,可找到 HPV DNA,HPV16 是最常见的类型,而在对照组中没有发现。

CIN 的患者中预计有 36% 在 20 年中会发生进

展,这与肛门上皮内瘤变不同,目前对肛周和肛门上皮内瘤变的自然病程还不了解。肛门癌较宫颈癌少见的多,AIN3 进展到浸润癌的概率实际非常低。

临床上,该病类似于外阴上皮内病变,常有肛周和肛门上皮色素沉着。肛周上皮内瘤变有两种临床形式:①肉眼可见的尖锐湿疣的瘤变转化,常在之前的组织学检查中未预料到;②肛周皮肤上较厚的褐色角化斑块。

这类病变一般肉眼可见,在阴道镜下应用 5% 醋酸后观察效果更佳。见于宫颈的血管图像(点状血管和镶嵌)在肛周区少见,但可能见于肛管。

低级别肛门上皮内瘤变的特征是阴道镜下轻到中度的醋白改变,没有异常血管图像(图 14-10,图14-11)。其中一半在阴道镜下被误认为 SPI。肛管的高级别肛门上皮内瘤变的特征为厚醋白改变,有时占据整个肛管环(图 14-12,图 14-13)。

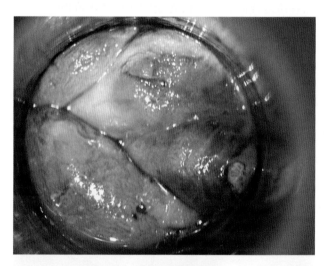

图 14-10 肛管 LSIL

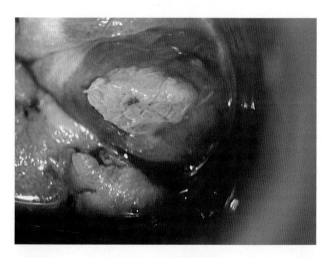

图 14-11 肛管 LSIL

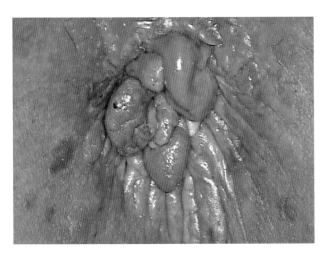

图 14-12　肛周高级别上皮内瘤变

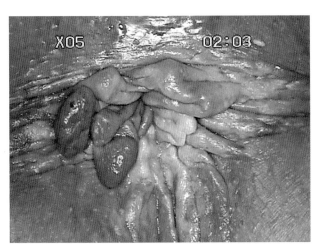

图 14-13　肛周高级别上皮内瘤变

　　肛门上皮内瘤变的发生可以是外阴病变的延续,但也可能是没有外阴改变的独立病变。阴道镜

医师必须认识到该病的性质和病灶不连续的可能。肛周湿疣的存在增加了肛管上皮内瘤变的可能。患 CIN 和 VIN 的妇女中,57%有与 HPV16 相关的肛门病灶。因此每个有外阴 HPV 感染的妇女都必须接受仔细的阴道镜检查,包括肛门和肛周区,因为以细胞学确认这些病变的存在是十分困难的,在细胞学涂片中获得的细胞数很少,而且易受粪便污染。

　　鉴别早期浸润癌和高级别 AIN 较为困难。浸润癌常会隆起,有不规则的厚白色上皮,并有扩张的异常血管。

(三) 肛周和肛门瘤变的治疗

　　由于 AIN1 和 AIN2 极少快速进展为 AIN3 或浸润癌,可用处理低级别宫颈和外阴病变的类似方法来处理低级别肛门病变。用这种保守方法来处理 AIN3 可能存在未知但潜在的进展为浸润癌的重大风险,因此应当治疗 AIN3。多数外科医生使用广泛局部切除,达到切缘无病灶。一些作者报道了消融性手术如激光消融和冷冻治疗的优点。痔切除术样本中偶然发现的微小病变可能可以在一系列检查后保守处理。尚缺少对照资料来支持哪种治疗方案为最佳。可能需要一项多中心对照研究来比较广泛局部切除和消融性手术。

　　性活跃人群中肛门生殖道 HPV 感染的惊人增长率可能预示着即将到来的 HPV 相关肿瘤的显著增加。如果 AIN3 确实有侵袭潜能,可预计肛门鳞形细胞浸润癌发生率的增长。

（宋　昱　陈丽梅　隋　龙）

第十五章　阴道镜检查对患者心理的影响

虽然目前有简便易行的子宫颈细胞学检查、HPV 检测用于子宫颈癌筛查以及对于筛查异常者进行阴道镜检查来早期治疗子宫颈癌前病变和早期浸润癌,但子宫颈癌仍然高居全世界妇女癌症的第四位。据国际癌症研究署(International Agency for Research of Cancer,IARC)2012 年的数据,子宫颈癌为女性第四大恶性肿瘤,全世界新发子宫颈癌病例共 52.8 万,死亡 26.6 万。大约 85% 的子宫颈癌发生在发展中国家,占发展中国家女性肿瘤的 12%,而在发达国家,子宫颈癌仅占女性肿瘤的 3%。在许多国家,子宫颈癌筛查计划已经减少了子宫颈癌的发病率。然而,这种检查机制也检出了越来越多的 CIN 患者。并不是所有的 CIN 患者都会发展为子宫颈癌,事实上有一部分病变可以自然转归,尤其是子宫颈低级别上皮内病变(LSIL)。高级别上皮内病变(HSIL)及原位腺癌(AIS)被认为是对妇女未来健康存在风险的癌前病变。过去 30 年间,子宫颈局部切除术和病变消融术已经引起了人们的重视,也起到阻断子宫颈癌前病变进展为浸润癌的效果。检查和治疗 HSIL 是最直接的和最基本的程序,然而一些研究也发现,在对适龄妇女进行子宫颈癌筛查、进而对子宫颈癌筛查异常妇女进行进一步的阴道镜检查以及对癌前病变患者进行治疗随访时,这些筛查、检查和治疗措施对于这些妇女均存在负面的心理影响。有些学者认为这种情况也有好处,因为担心病情的患者更有意愿去接受进一步的检查。然而,比起这些益处,妇女心理上的负面影响可能会降低患者进一步观察和随访的依从性。

▶ 一、焦虑的概念

焦虑是人类的一种本能,它是对一定环境和心理的自然反应,是一种强烈的苦恼的内心感受,它与自我意识和自身个性以及责任心是相关的。

古希腊时期,渐进的创造力和政治以及社会的改变导致了自我意识和自身个性水平的提高,这也导致了三种哲学的产生,每一种都提供了一些可以减缓个人压力的方法并且被广泛的接受,其中早先的两个学说是伊壁鸠鲁学和斯多葛哲学,第三种是基督教学说。

公元前 3 世纪伊壁鸠鲁派就提出了所有行为动力的前提是减轻痛苦和恐惧所决定的,忧虑的主要原因是对于死和上帝的恐惧,作为享乐主义,比起纯粹生理上的快乐,他宁愿得到心理上的安宁。

当代的斯多葛派哲学觉得宇宙有一个巨大的计划,人类是这一计划的一部分,所有人的存在都是为这个计划服务的,同时他们应该沉着冷静。

相比之下,随着公元 1 世纪基督教派的出现,更强调了人们的个性,它可以减轻痛苦并且保持尊严,他们对于焦虑的理论是来自保罗的对于罪恶的概念的解释,焦虑是归于有罪的,一旦人们对其自身有责任,他就会觉得如果没有达到这一目标就有罪恶。这种有罪的概念是当代 19 和 20 世纪对于焦虑的中心概念,这也是当妇女被告知涂片异常结果时重要的反应。

▶ 二、子宫颈癌筛查对妇女的心理影响

子宫颈癌筛查是通过子宫颈细胞学、HPV 检测或裸眼醋酸染色等方法用于识别很可能患有或将会患有子宫颈癌前病变或浸润癌的高危妇女。在适龄正常妇女中进行筛查,而不告知她们这过程中潜在的危险,这从道德上讲是不合理的。筛查的一种潜在危害在于那些被检者对筛查结果产生的焦虑,尤其是那些筛查结果异常者。幸运的是,参加子宫颈癌筛查并得到异常结果的妇女毕竟是少数,而她们也都可以获得进一步检查确诊的机会。然而对于某些妇女而言,被要求参加子宫颈癌筛查也会导致焦虑。主要是这些妇女对于子宫颈癌筛

查的意义不了解,对于自身的生理结构不了解,对于如何做筛查、为什么要做筛查以及可能的筛查结果不了解。一项研究发现,一些妇女认为建议做筛查的医生一定是怀疑她们得了子宫颈癌了才会做出如此的建议。在伦敦,一项对 600 名妇女进行的调查中,71% 的妇女觉得子宫颈癌筛查是为了检查癌症的,仅有 11% 的妇女认为子宫颈癌筛查目的是为了预防癌症的,所以在得到异常结果时这些妇女产生恐惧等严重的负面心理变化也是不奇怪的。因为"癌症"有可能使妇女面临着死亡的威胁,这个字眼比起那些有较差预后的疾病而言更致命。一旦被告知,妇女就会整天胡思乱想,另外的一个思想上的负担就是治疗后可能会影响她们将来的生育能力。Beresford 和 Gervaize 曾研究过妇女因为被告知异常筛查结果而恐惧自己患上癌症的程度,他们把因为检查而造成的恐惧程度分为轻度、中度、重度,70% 的妇女是属于重度的。有 70% 的妇女非常担心会失去生育能力,担心手术会使她们的身体残缺。除了这些恐惧感外,妇女还有一些症状,如苦恼、悲伤、睡眠障碍、易激惹、哭泣、容易发怒、难以维持正常的性生活等。

除了对筛查的异常结果会产生恐惧外,所有被检妇女对妇科检查都有不同程度的不良感受。对某些人来说,妇科检查是对生理和心理上的一种伤害,很少有患者能克服这种感觉。不管以前做过多少次检查,再次检查时,患者还是会感到窘迫、不情愿、身体不适造成的无助的恐惧感和检查的疼痛感。

另外,目前 HPV 检测广泛用于子宫颈癌筛查,对于检测阳性者,有些妇女会误认为是"性病",有"羞耻感",更加重其焦虑不安的情绪,甚至出现性生活障碍。Campion 等人研究发现筛查异常者中有很大一部分人在性交过程中会有不良的感觉,并对疾病诊断和治疗产生抵触情绪。Posner 和 Vessey 发现在他们随访的 150 个患者中,有 65 个人在性交过程中因为紧张而有疼痛感从而存在性生活的障碍。

这些恐惧感,特别是窘迫感和疼痛感,也是妇女不愿意参加子宫颈疾病随访的原因。目前随着 HPV 检测用于子宫颈癌筛查,对于那些实在无法接受妇科检查的妇女也可采用自采样的方式。所以,在组织适龄妇女进行子宫颈癌筛查时,应做好前期的宣传工作以及后期的支持工作,对可能出现的异常问题进行充分宣教,使参加筛查者充分了解筛查的意义以及对可能出现的异常结果进一步处理的理解,

自觉自愿地接受筛查。

▶ 三、HPV 感染所致的焦虑

HPV 的检测作为一项客观检测指标具有提高筛查的敏感性、增加阴性结果的保护性以及延长筛查的间隔等优势,目前被广泛用于子宫颈癌的筛查,但由于 HPV 检测结果的假阳性有可能带来过多的阴道镜检查,所以对于 HPV 检测阳性者,如 HPV16、18 亚型阳性应及时转诊阴道镜检查,对于其他亚型阳性而细胞学未见异常的妇女建议 12 个月复查细胞学+HPV 检测,或可采用 HPV mRNA 检测、P16/ki67 双染以及甲基化检测等来进一步分流 HPV 感染妇女,减少不必要的阴道镜转诊。同时应给予 HPV 感染者准确的信息,包括 HPV 感染虽然是导致子宫颈癌的必要条件,但不是充分条件;HPV 感染非常普遍,尤其是在年轻妇女中,但大多数感染只是一过性的,会被人体的免疫功能清除的。对于 HPV 感染者而言,减少性伴侣、安全的有保护的性行为以及定期的子宫颈癌筛查对于预防子宫颈癌至关重要。只有这样才能减少 HPV 感染妇女的恐惧感,自愿接受进一步检查或定期参加复查。

▶ 四、和阴道镜检查相关的紧张

阴道镜检查是用于评估子宫颈癌筛查异常者的常用方法,对于检查中发现异常的妇女还可以在阴道镜下进行活检,以获得组织病理学的检查。医生认为对于筛查异常者进行阴道镜检查是非常有必要的,可及时发现是否存在癌前病变,指导进一步的治疗或随访,然而对许多被检者而言会产生负面的心理影响。

1970 年,Charles 和 Spielberger 发明了一种测量紧张的评分系统:STAI。这是现在最常用的评估紧张的心理学方法。评分范围为 20～80 分,对于成年女性而言平均评分是 35 分。30 个来自伦敦的患者在进行阴道镜检查时非常焦虑,平均分为 51.2 分,这个评分比怀孕时因为唐氏筛查异常引起的评分还要高,也比第二天将要进行大手术的妇女评分还要高。在这个研究中,相比于结果而言,负面的情绪在检查或手术过程中更为强烈。这些妇女主要担心的问题是检查会造成的不适感和疼痛,她们不知道将会发生什么事情,紧张的评分高低与疾病问题的严

重性或感受到疾病的严重性是不成比例的,当在250个患者中重复这个评分时,进行阴道镜检查的妇女平均紧张评分仍然保持在50.2分。有研究表明阴道镜检查产生的高度紧张的不良情绪是短暂的。Gath等评价发现在第一次阴道镜检查后的32周内的紧张程度会比较强烈,有报道称90%的妇女在得知筛查异常后的一个星期内会有震惊、恐惧的心理。当被问知进行阴道镜检查的经历时,51%的患者陈述会有疼痛、窘迫、害怕和苦恼。1/3的患者会有性生活障碍进而造成与性伴侣关系的恶化。然而,32周后仅有4%的患者仍然存在这种症状。不管这种感觉是否是短暂的,阴道镜检查对被检妇女产生了不良心理影响,已有多项研究评估了阴道镜检查对妇女心理上造成的负面影响,有些研究发现这些负面影响的持续时间可能长达8~12个月。一项收录了23篇论文16项研究的Meta分析发现,阴道镜检查和相关处理会导致不良的心理结果,特别是焦虑,所以应重视阴道镜检查对被检妇女心理上的影响,应严格掌握阴道镜检查的适应证。

目前对于阴道镜检查最主要的适应证为用于对筛查异常者的进一步评估,不建议将阴道镜应用于子宫颈癌的初筛,不应盲目扩大阴道镜检查的适应证。

在阴道镜检查前应与被检妇女充分沟通,在评价筛查结果的风险时应清晰明确,对于筛查临界异常的妇女可进一步进行分流检测,以减少不必要的阴道镜检查;对于有必要进行阴道镜检查的妇女应充分告知其进一步检查的必要性,并对其结果进行个性化分析。在阴道镜前可采用宣传折页或录像的形式告知阴道镜的作用,检查时可能出现的不适感以及检查后告知检查的所见,以及进一步活检意义或需进一步随访的必要性,所有的告知均应清晰准确而不是模棱两可,以减少被检妇女的紧张情绪。

在检查时应动作轻柔,对于绝经后女性的阴道镜检查在无禁忌证且不影响评估的前提下可事先进行预处理,阴道黏膜局部使用雌激素软膏,以利于黏膜的生长,并增加阴道镜评估的准确性,减少被检妇女的不适感。对于同时合并炎症的妇女,如果时间允许建议先进行治疗,待治疗后再安排阴道镜检查。检查后也应简单告知检查的发现以及有问题的可能性,并进一步安排好下一次就诊或随访的时间,减轻妇女的无助情绪。

▶ 五、和子宫颈癌前病变治疗相关的紧张

20世纪80年代晚期LEEP术的发明给子宫颈癌前病变的诊断和治疗带来了明显的改变。传统的做法是妇女应该进行阴道镜的评估,必要时取活检,根据病理报告进行治疗并且随访。宫颈转化区大环形电切术使"即查即治"方案得以实施,妇女的筛查结果如果异常时就被要求进行阴道镜评估,如果需要的话在第一次检查后就可以进行治疗。Gunasekera等提出这样是为了减轻妇女的不良心理负担,因为很少有患者需要进行第二次随访。曾有调查研究了伦敦Royal Free医院实施这一方案的患者的紧张程度,但并没有证实这个观点。通过调查问卷发现参与"即查即治"方案的妇女平均STAI紧张评分为56.7分,而接受传统的选择性治疗的门诊患者的平均评分为50.2分。

但大多数妇女对于诊断后的进一步治疗存在一定的担忧,最主要是年轻妇女害怕治疗后会影响其今后的生育、性生活等,所以对于这部分妇女而言,应做好沟通,充分告知治疗所能给她带来的益处,同时也要告知治疗所带来的不利影响,以及如何在尽可能保证治疗效果的同时减少治疗对未来生育带来的不利影响,做到知情选择。

▶ 六、减少忧虑,增加心理承受能力:充分告知,知情选择

虽然已经进行了非常详细的咨询,但是咨询者仍然会觉得被告知的不够充分。她们希望对病情以及病因有更多的了解,还有在治疗时、治疗后可能发生的问题以及治疗的效果。提供及时和准确的关于子宫颈疾病以及有关治疗的信息可以减轻患者的焦虑。在就诊的每一个阶段,从第一次就诊进行子宫颈癌筛查到阴道镜检查,甚至到可能的治疗时获得信息告知,知情选择对患者而言都非常重要。在就诊的每一个阶段需要被告知的内容是不同的,影响告知效果的因素包括告知的时间、给予的是口头告知还是书面告知、医生的交流技巧、供患者阅读的材料的可理解性等。

口头告知并且以书面形式补充是非常有效的。如果只在手术之前告知反而会增加患者的焦虑,提供书面的告知,尤其在预约手术的前一天,让患者有

机会了解就诊的细节，也可以尽可能地得到家属和朋友在精神上的支持。

提供书面告知对患者来说在阅读和理解方面更容易。Matrean 等对比了两种册子被理解的程度。一种简单的小册子被理解的可能性是 88%，而相对较复杂的册子被理解的程度只有 54%。这个调查表明了在预约前分发这种简单的宣教小册子比就诊后发放更能减轻患者的焦虑状态。

在得知患者接受"即查即治"会产生严重的焦虑状态后曾推出一种解释性的录像。在 6 分钟的录像片中向患者解释了异常宫颈涂片的意义、阴道镜检查的内容、第一次就诊治疗的选择、治疗后的注意事项和可能的并发症。短片使患者熟悉了每一个环节和她们将要就诊的医生的情况。患者十分乐意在就诊前接受这些标准化的书面告知或者录像的告知。看过录像的患者在第一次的就诊时会对她们的病情初步了解，焦虑的情况也会相对较少。那些只通过宣传册子了解的妇女 STAI 得分为 53.9 分，通过录像了解的妇女得分只有 42.9 分，由此可见，检查前或手术前通过多种形式的充分告知沟通可减少妇女的焦虑感。

虽然有许多调查都表明提供信息告知可以减轻焦虑，但也应该了解这并不是对所有妇女都有帮助的。事实上，对于一部分患者来说，告知越多，她们就越担心。Miller 和 Mangan 把检查的患者分为两组，对于其中一组的患者给予越多的告知她们就会觉得越放心。然而另一组却是相反的，一个评判性的调查表明在手术前进行即时告知可能会增加部分患者的高紧张状态，这就是要强调信息告知时间的重要性。所以，对于不同接受度的妇女应采取不同的宣教策略。

一个更需要注意的问题是提高医生交流的技巧及告知内容的准确性，随着网络的普及，妇女获知信息的渠道越来越多，如果服务的提供者传达的信息不够准确全面的话，患者会对其产生不信任感，加重其焦虑感。所以，在与妇女的交流中，尤其是在与焦虑妇女的交流中，不断的评估患者对于信息告知的理解程度和她们在整个咨询过程中的感受，循循善诱才能尽可能减少妇女的焦虑感。

▶ 七、关注随访产生的心理问题

目前对于筛查异常者的管理中有很大一部分人群由于其子宫颈癌前病变的风险低，建议随访，或由于子宫颈癌前病变治疗后也建议随访 20 年，对于这类妇女的随访显得尤为重要。但是在随访过程中，尤其是准备去复查或在进行了复查等待结果的过程中，妇女的焦虑情绪更为明显，严重时可能影响其正常的生活。所以在安排随访时应做好宣教及后续的支持系统。

▶ 八、建议

2014 年，WHO 推荐了许多宫颈癌随访中的心理学上的暗示，建议将一些方便措施用于患者。不管从电话里还是从资深医务人员这里得到支持和建议可以减轻患者的焦虑，并帮助患者减轻筛查和阴道镜的心理负担。

2015 年 NHSCSP 和 BSCCP 关于阴道镜的文献给出了另外一些建议，患者的信息告知和便利措施应可以用于提高她们做阴道镜时心理承受的能力。

▶ 九、结论

对于许多妇女来说，从被邀请参加子宫颈癌筛查时焦虑就已经产生了，部分恐惧是来自于缺乏对子宫颈癌筛查的理解，她们不清楚子宫颈癌筛查的目的仅仅是发现人群中的子宫颈癌高危人群，而不是子宫颈癌的诊断性检查，得到异常结果以及后续的阴道镜检查以及对癌前病变者的规范化管理才是减少子宫颈癌的措施。在这一系列的管理过程中会在患者心理上造成相当大的影响。所以，应做好筛查前的宣教以及对筛查异常者的支持系统，提供恰当的信息告知，并且给予人文关怀以减轻患者的焦虑，在适当的时机提供简单易懂的多种形式的宣教，尽可能减少患者的焦虑。

（刁雯静　隋　龙　毕　蕙）

第十六章

阴道镜服务和数据信息
管理与审核

▶ 一、阴道镜服务

全球妇女罹患癌症的比例中,宫颈癌的发生率高居前十位。在这些患者中,有75%的新发病例是发展中国家的妇女。在发达国家,如英国,死于宫颈癌的妇女在以约7%的速度下降,这主要是因为英国有一套非常完善、有效的宫颈病变筛查和随访体制。

阴道镜检查是宫颈疾病筛查和随访中相当重要的一个环节,因为异常的宫颈细胞学转诊阴道镜检查可以诊断出宫颈癌前病变和宫颈癌。宫颈细胞学异常的妇女在接受宫颈治疗前必须要先进行阴道镜检查。阴道镜检查是诊断宫颈癌及癌前病变的有效方法。然而,阴道镜并不是一个独立的临床技术,它是继妇女宫颈细胞学检测出异常后而进一步检查宫颈病变的众多环节中的一部分。

因此,在成立一个阴道镜诊所之前,医疗单位必须要保证有充足的器械及设备,并有相当资质的医护人员,这样才能保证阴道镜的服务质量。

(一) 职工配备

为了提供高质量的阴道镜服务,诊所内必须要配备一定的医护人员,并且应该有一位资深的阴道镜医师(在阴道镜领域里有精湛技术的专家)和一位护士长。主任负有起草并维持制度的责任,并且还应负责数据的收集和制订日常工作标准。护士长的责任是安排护士的工作和诊所的日常运作。每个阴道镜诊室最好至少配备2位护士。一位护士配合医生并且做好准备工作;另一位护士负责照顾患者。阴道镜诊所内所有的职工都必须受过相应的培训并且经过认证。在阴道镜日常服务中,行政人员也非常重要。如果阴道镜诊所里的医护人员都非常敬业,并且有足够的文员能够保证预约的正常运作、精确的数据管理和对患者提供关于疾病结局的有效沟通,这样就非常理想。比如指导妇女进行初级保健以及进行阴道镜检查。

(二) 诊所环境

阴道镜诊所应该设有特定的房间来进行阴道镜的操作。在房间里应该设有更衣室以方便患者且保护患者隐私。对于妇女来说,进行阴道镜检查是非常私密的,医护人员必须让患者觉得很安全,并且确保在检查过程中不会有其他人进入诊室。检查床周围放置屏障和帘子可以使患者觉得更安全,减少焦虑。等待区应该足够大,在患者等待的时候可以提供一些健康方面的教育。另外,还应该设有方便的卫生设施以保证清新的空气流通。

(三) 设备

阴道镜诊所应该配备阴道镜检查以及后续治疗所需要的一切器械和设备,包括消毒设施、阴道镜检查的专用床。目前有许多型号的阴道镜,所有阴道镜设备放大的倍数范围是一样的,一般为6~40倍,这样可以更充分地观察宫颈情况。阴道镜设备应该是可移动的,可以固定在检查床旁或床的上面,阴道镜焦距一般在200~350mm。

阴道镜配有一种绿色的滤镜可以观察宫颈的血管。检查床应该使患者在检查时有舒适的感觉,并应该有一辆小车放置于医生身旁以便于操作,车上应放置:

1. 一个窥阴器　应该配有各种大小的窥阴器,方便医生可以选择合适的来使用,也尽量减少患者的痛苦。

2. 棉球/棉签。

3. 纱布钳。

4. 宫颈钳。

5. 活检钳。

6. 放置生理盐水、3%或5%冰醋酸和碘溶液、亚硫酸铁（止血用）的容器。亚硫酸铁是一种有效的止血剂，如果放置在开放性容器48小时左右会转化成固体形式，变成深黄色的糊状物体，可以用小棉签蘸取以止血，也可以用硝酸银棉棒止血。

7. 视频设备 兼有照相设备的更好。这样有3个好处：①可以给希望看到手术过程的患者观看手术过程；②可以用于教学；③便于收集数据。

8. 治疗设备 宫颈的手术应在诊所里完成。目前最主要的治疗方法是宫颈环形电切术。此类手术是切除宫颈整个转化区，并把切除标本送病理检查。

（四）记录

和其他检查一样，阴道镜检查的记录也是非常重要。许多阴道镜诊所采用标准形式记录患者的病史和临床资料。这些记录应该包含病历上所有的记录，包括是否看到鳞柱交界区、宫颈病灶的边缘、宫颈血管的形态以及活检的位置。阴道镜医生对患者宫颈的病变程度应该有一个初步的诊断，并且记录下阴道镜图像以便于自我核对。为了获得阴道镜的资格认证，自我审核是必需的。

记录有两种形式，除了书写还可以记录在电脑中。数据库里的内容有准确的记录时间，这是一种有效预防延误治疗的方式。得到的数据都应该是有价值的，并且可以减少记录者的工作量。不管用哪种方法收集数据，都最好达到最低数据库标准。这些标准包括：

1. 患者的总数。

2. 就诊医生的介绍。

3. 转诊患者的既往病历和宫颈涂片报告。

4. 妇科病史、性生活史、上次月经时间、生育史、手术史。

5. 宫颈方面的治疗史。

6. 相关的症状，如绝经后阴道出血。

7. 药物过敏史。

8. 阴道镜的主要检查结果 包括转化区类型、异常上皮的位置、血管形态和活检位置。

9. 诊疗计划、治疗方法。

10. 随访的数据。

记录阴道镜手术时的图像主要是为了患者以后的随访，尤其是现在保守性治疗方法已经渐渐被接受，随访也就十分重要。如果阴道镜有摄像机和光纤设备，就可以拍到高质量的图像，应储存每次检查的图像，这对于教学来说尤其有用。

（五）审计

阴道镜的审计对于提高服务质量和控制资金是至关重要的，审计应该是系统化和标准化的。阴道镜服务的审计应该包括转诊标准、综合文件记录、阴道镜活检与细胞学结果的差异、治疗的病灶边缘、治疗的成功率与失败率、服务不足的地方以及医疗服务的结局。

（六）操作方案

每个诊所都应该有方便可行的操作指南，以便于所有医护人员都知道怎样处理患者。对患者处理方法的一致性对于诊所来说是很重要的。建议备有一本合适的操作手册以供每一位阴道镜操作者参考。

操作方案主要包括：

1. 治疗指南。

2. 妊娠期阴道镜的处理。

3. 随访的方案。

4. 失访者的处理。

5. 安全操作。

（七）阴道镜护士

阴道镜护士的比例日益增加。在阴道镜手术服务中护士按工作任务分为三种类型：

1. 指定的有特殊技能的护士做协助工作。她们应一直在诊所进行工作，并且不需要做其他的事情。

2. 经过培训后可以进行阴道镜检查的护士，但不能进行治疗。

3. 经过培训后可以进行诊断性和治疗性工作的阴道镜护士。

有特殊技能的可以进行阴道镜手术的护士应有一个指定的护士协助，经过一定培训的阴道镜手术护士可以提供一种非常有效并且特殊的服务。护士们进行阴道镜培训，但并不能独立操作和提供服务，她们应在阴道镜检查人员的指导下工作。对阴道镜护士的培训和对医务人员的培训是一样的，但不包括组织病理学和细胞学的培训。

（八）患者的满意率

患者的满意率在高质量的服务中是非常重要

的。患者的依从性对随访工作的成功与否是很重要的。如果宫颈涂片异常的妇女在初诊或随访中没有进行阴道镜的检查，也因此没有接受相应治疗，她们的宫颈病变可能就会发展成宫颈癌。因此在患者来诊所检查的同时就应该着重强调随访的必要性。

当患者得知她们可能患宫颈癌威胁生命时或治疗将影响生育能力时，阴道镜的检查会让她们非常紧张。许多患者会担心异常的宫颈涂片和HPV感染的相关性，另一些则会担心性生活方面的问题。

在进行阴道镜手术的工作中，减少患者的焦虑感也是一部分。患者如果有一本小册子，里面写明阴道镜检查的简单程序，并解释异常宫颈涂片及其结果的意义，这将会大大减少患者的焦虑。这些告知中应该着重说明阴道镜检查只是一个小手术，门诊的手术治疗影响患者生育能力的概率极低，甚至于不影响。

对于第一次做宫颈涂片而结果异常的患者，应该要告知她们一些信息：包括宫颈涂片及涂片结果的意义，通知复诊的原因和需要做阴道镜的原因。然而这些很难做到，因此应该让一些有谈话技巧的护士在患者就诊之前或就诊当天和患者交流这些情况。给予患者的任何建议都应该一致，这样可以避免患者的困扰。

预防宫颈癌的有效措施是多层次的，包括可靠的细胞学随访、阴道镜诊断、手术治疗和后续的随访。阴道镜的处理应该以循证学和大纲为基础，根据大量数据发现，相应的处理和随访的一致性是十分重要的。阴道镜学家、细胞病理学家、组织病理学家应该定期召开会议来审核阴道镜检查人员的诊断。高质量的服务要求医生和患者之间应有良好的沟通，在服务过程中定期审计进行监测，服务质量可不断提高。

当我们提供任何医疗服务时，知道我们在做什么，以及如何做才能更好是非常重要的。为此，需要通过审核来评价我们的实践过程和结果。审核大多数是由非医疗机构执行的，即"对我们现行的实践活动进行官方的系统性评估"。

在医学领域，审核被定义为医疗保健质量的系统性分析，包括诊疗过程、资源的利用和患者的治疗结果。审核的环节包括：建立公认的医疗标准，衡量绩效，依据公认的标准进行比较评估。审核的过程实际上是螺旋性上升的过程，即实践-评估-修正-再实践-再评估-再修正的循环。

在审核的过程中，将我们所做的与公认的医疗标准相比较。所谓的医疗标准是指在临床实践中由权威机构认证的最恰当的处理方法。包括：

1. 可接受的临床实践或诊疗结果的最低标准。
2. 可接受的临床实践或诊治结果的最佳标准。
3. 可接受的临床实践或诊治结果的范围。

医疗标准是可以被不断修正的，当积累了足够的阴道镜学方面的临床资料后，我们可以更新现行标准，使临床实践达到更合理的水平。审核的意义在于质量保证（QA）和展示医者在同行中提供高质量医疗服务的能力。参照这些医疗标准并保证医疗质量可以提高医疗资源的利用。为了使审核更有效且能够改善我们的医疗标准，需要得到所有患者的高质量、高可信度的信息。

▶ 二、数据信息

收集关于患者的高质量数据信息需要大量的资源和医务工作者的奉献。全体医务人员都应该愿意并参与数据的系统性收集。所收集数据的数量和类型取决于临床医生的需要以及其所拥有的临床实践资源。相较于只从事临床服务的临床医生，参与科学研究的临床医生需要获取更详细、更多方面的信息。

收集过多的信息和海量的数据是很容易的，但这些信息并不是必需的，反倒会降低有用数据的质量和准确性。收集信息最重要的一步是确定我们需要的指标，然后据此收集相关数据。如果收集了所有的信息后再决定如何处理会导致无法检索或提取有用信息。

应该运用标准化术语和测量方法收集每一个体的连续性数据，并对其进行验证性检查，以确保数据的完整性和准确性。由于阴道镜学是一个比较局限的专业，大多数术语已经有了明确的定义，因此为信息收集的标准化提供了方便。

英国的阴道镜与子宫颈病理协会推荐了一套关于阴道镜检查的国家级最低数据库，这套数据库中描述了所需要的测量指标和审核标准，这些指标与标准也同时成为第2版《英国国民保健服务宫颈癌筛查项目》关于"阴道镜检查"的推荐内容。在英国皇家妇产科学会的文件"阴道镜的服务和标准"中也推荐了这种审核方法。这个最低数据库定义了需要收集的数据变量及其价值。

许多医疗机构希望在国家给定的数据变量基础上收集更多的数据和细节，但是这些本地数据应该"编码"到国家推荐的最低数据库中，以便在不同医疗机构中进行标准化审核。例如，国家最低数据库仅需要记录宫颈的鳞柱状交界类型及宫颈病变的阴道镜评估结果。许多医疗机构特别是操作者都希望记录更多宫颈病变的细节，如醋酸白的密度、病变的边界、血管征象、毛细血管间距，以及全部病变的可见性。从事科研的临床医生甚至需要记录更多的细节，如病变的确切大小等。然而，当反馈到国家时，所有的医疗机构只需要按照要求提供最低的数据信息。这种办法既允许医疗机构收集数据时的个性化，又使来自所有医疗机构的数据容易被合并以提取有价值的国家级数据。

（一）临床数据库

信息技术的应用为存储和检索患者的数据提供了优势。在很多国家和地区，患者的临床资料存储方式均达到电子化，患者的所有就诊信息可记录在一张嵌入芯片的智能卡上。目前，临床数据库通常与纸质版医疗记录配合使用，从而便于数据操作及审核。

设计恰当的数据库对于信息检索和信息应用是非常重要的。收集和输入数据的方法应该尽可能直观，方便临床医生以及相应工作人员进行数据采集和输入。数据检索应该尽可能地简单，应使掌握有限计算机知识的工作人员也可以获取有用的信息，而不必依赖医院信息技术部门的专业人员。

计算机的数据库在软件和硬件方面都很昂贵，且需要花费工作人员大量时间。为了获得最大回报，临床数据库应该能够执行多个任务，包括临床门诊系统、预约系统、生成标准信件、审核、生成法定的临床报告、患者数据的研究和监测。一个设计优良且运行良好的临床数据库应该能够减轻工作人员的工作量。

（二）数据库的类型

1. 商业型 有许多提供不同设备的供应商提供了商业化系统，有一些还包括图像的采集与制作。商业化的信息系统比较昂贵，而且需要维护费用。一旦使用后，更改系统同样十分昂贵。如果希望变更数据库，如增加各种不同患者的数据时往往还要追加费用。但是，商业化系统在提供技术支持和运作方面都是非常有效的，他们安装复杂的局域网和宽域网都非常专业，这些往往就是大医院所需要的。

2. 内部型 在商业型软件的基础上，许多医院的IT部门也可以自行设计合适的数据库，主要的优点是比较经济。对于阴道镜专业，临床阴道镜医生和IT工作人员应该共同开发一个可靠的数据库，如果IT部门同时为多个需要同时应用数据库的阴道镜检查提供服务时就会节约时间成本。IT部门必须保证有充足的时间支持临床以及相应工作人员的工作，并且可以充分地从数据库中检索信息。

（三）数据库的访问

可以通过独立的个人计算机或通过网络访问数据库。如果是独立的个人计算机，数据库仅安装在个体计算机的主机上并运行，不与其他用户连接也不被访问。在局域网或宽带上运行的数据库允许多个用户在多个位置同时访问。访问权限是通过系统密码来控制。许多医院和诊所都有个人计算机，如果商业数据系统可以与各单位的硬件相结合，对于访问数据库是非常有帮助的。

（四）与其他数据库的联网及患者管理系统

数据库可以作为独立系统运行，如果数据库连接到其他系统则可以发挥最大效用。当数据库和医院的患者管理系统联网时，对临床是非常有帮助的。如果患者管理系统和数据库运行不兼容，操作就会有困难，这多见于患者管理系统使用陈旧版本时。

阴道镜的数据可以和病理数据库、细胞学数据库联网。在各个数据库之间数据的传递需要一个明确的指南。如果病理数据库未经临床医生验证其报告是否与其他信息相吻合，却被直接导入临床诊断数据库，则会出现问题。因此各系统之间传递数据后需要由临床医生确认。阴道镜数据库中的信息可以为其他系统反馈很多有用的信息，尤其是在复核细胞学判读结果时。

（五）数据库联网

除了在医疗机构内部进行网络系统的数据库管理外，利用互联网我们还可以在不同医疗机构之间传输病例信息并访问患者的病历记录。例如，在英国，英国国民保健服务体系（NHS）开发了NHS网络系统，可以在执业医师之间和（或）医疗机构之间安全地传输病例信息。然而，NHS的缺点是接收信息的过程比较慢且建设网络的成本尚不确定。我们需要开发一种加密、安全、低成本的互联网病例传输系统。通过这个系统，医师可以将病例信息直接输入数据库，获得权限的医生或医疗机构可以通过网络获取患者在任何时期和任何地点的就诊信息，达到医疗信息共享，也便于审核。

（六）数据的记录

采用结构化的方法记录数据非常重要，通过标准化的病历记录可以准确而有效地提取有价值的临床信息。如果录入数据时医生只是依据个人的情况和喜好来决定如何记录数据，将会造成数据变量太多，失去结构化和标准化，造成数据传输中的混乱或理解错误。因此，一旦制订了标准化的病历记录，所有参与互联网数据库信息录入的医生都必须遵守这个记录规则，反之，医生的个性化数据信息就会变得杂乱无章，无法共享。

（七）标准化妇科病历

通常在临床工作中，病历记录都是纸质版的，这种记录方式属于非结构化的，在录入数据库时由于信息过于个性化、或有些医生没有用规范化的术语、或数据参数过多，或因医生记录潦草导致录入数据时的理解错误等，以上均会造成提取有用的可靠的信息非常困难。附录1中所列的标准化妇科病历使记录结构化、简单化、规范化，在一定程度上降低了数据录入与整理的困难。

（八）标准化阴道镜报告

附录2的"标准化阴道镜报告"是一种结构化的病历报告。这种表格式报告包括患者既往的妇产科病史以及系统化的阴道镜检查信息。表格中的信息都以一种标准的方式被输入数据库中便于数据库间的数据传递。对记录者来说，应用这种记录方法的优点是在小方框中打钩非常方便，这比手写文字简单得多。

（九）直接用电脑记录

在诊疗过程中，临床医生也可以直接将数据输入临床数据库中，而不是先记录到纸上再依据纸质版转录。录入电脑的记录可以被打印出来并保留在患者的医疗档案中。使用电脑直接输入的方法可以减少信息录入人员的数量，但是要求使用者接受培训，因为只有经过培训才能又快又准确地输入数据。

需要注意的是，当医生在对患者进行诊治的过程中同时输入数据时，会分散他与患者沟通中的注意力并且造成某些录入错误，所以，最好由经过培训的助手或记录员帮助做记录。目前数据输入系统的技术水平正得到逐步提高，已经有语音识别软件可以在诊治患者的同时进行语音直接录入信息。

（十）数据库的功能

1. 预约转诊　数据库可以为配有预约系统的医疗机构和患者提供转诊预约服务。如果数据库与患者管理系统联网，当医疗机构之间转诊患者时，一旦预约转诊成功，患者的信息就可以直接从数据库传输。患者的临床资料可以在诊疗过程中、随访中、再转诊时应用，而不必反复复印病历。

2. 监控　数据库可以监控患者的检查结果并监测患者是否按时接受随访。患者自己很容易丢失某些检查结果，他们意识不到病理结果或宫颈刮片不能重复出诊断报告，也不能重复操作。可以通过临床数据库设定日期提醒医生或患者不要漏掉报告结果。比如患者接受宫颈活检后，如果需要等待两周才能得到病理报告，可以在系统中提前设置好接收报告的时间，两周后电脑将会做出提醒以免漏掉这份报告。利用数据库也可以监控患者是否按时复诊或给予提醒。

3. 审核和报告　临床数据库的一个主要功能就是进行临床工作的审核和报告。国家或地区的医疗管理机构、健康权威机构、专业协会、权威的学术团体往往需要通过数据库进行医疗质量的评估审核并要求提供相应的报告。许多医疗机构或医生也希望更深层次地去审核自身的工作。因此，临床数据库应该具有这种功能。此外，审核的结果及其报告也应该作为数据库的一部分被录入，因为这些审核结果和相关报告可通过联网的数据库反馈给相应的医疗机构或医生个人，使医疗机构或医生能监测自己的工作表现和工作量。

审核及报告的内容和形式也应该标准化，需要由国家权威机构制定统一的审核标准和统计方法以及各种报表。此外，要求有更高级的数字互联网技术支持，并由审核部门的专家进行操作。

4. 研究　高质量的临床数据库可以用于科学研究和改善医疗标准。如果医生都使用标准的术语和计量方法，既可以生成大数据又花费低廉，因为数据收集的费用被分摊到审核、管理和科学研究等领域。医疗机构或医生个人也可以用他们自己的数据库进行研究。当需要时,所有的数据库都可以合并,以提供更大的样本。

5. 培训 阴道镜数据库的建立对培训是非常有帮助的。将受训者经治的患者的详细病历记录输入数据库后,病例数量和治疗过程以及阴道镜与组织学的符合度就很容易被评估。

6. 数据备份和验证 当应用电子数据时,要确保数据的准确并得到有效存储。许多数据库在建立之初设置了有效性检测,以确保只有准确的信息才能被录入数据库。商业数据库都包含这些有效性检测。自行设计内部数据库时也应该包含数据的有效性检测。

除非仔细核对结果,否则维持临床数据库的完整性或避免错误信息的进入是非常困难的。限定录入人员的数量,并根据录入人员的技术水平分配相应的工作对减少错误是有帮助的。如果录入数据的人员按照常规录入数据,然后仅仅在某些时候去查看一下,数据库的完整性就很可能被破坏。因此任何数据系统都应该能够自动对出现变化的数据进行"审计跟踪"。

电子数据的备份是极为重要的。软件系统会被破坏,硬盘也可能会损坏,所有数据都可能会丢失,所以每次输入信息时都应该启动备份系统,这样最多也就丢失一天的工作量。数据备份的方法取决于医疗机构的条件、数据库的大小以及是否便于提取数据。

7. 患者的隐私 医生有义务对患者的隐私保密。早在 2000 年,英国就启动了"数据保护行动",在这个法律条款中规定使用任何涉及私人的数据信息,包括"身心健康状态",必须经过本人的同意,而且获取这些数据信息是为了达到医疗目的所必需的。但这条法律未完全明确是否可以使用涉及私人的数据信息用于医疗审核。数据库的完整性以及防止非法进入数据库是极为重要的。无论是查看数据还是添加数据,所有的数据库都必须具备完善的安全保密控制系统。

▶ 三、总结

临床数据信息是我们审核医疗质量,制订或改善医疗标准的重要参数。数据库的建立与维护有赖于高质量的数据信息以及处理这些数据的方法。尽管在实施临床数据库之初可能需要调整工作模式或花费一些时间去适应,但是应用临床数据库可以获得多方面益处。医疗机构或医生对数据库的需求是多方面的,因此从数据库的设计到数据的收集与输入应该反映这一点以满足他们的需要。收集和输入数据信息的方法应该更直接,并能够很容易地适应常规的临床工作,合理利用数据库应该能帮助我们减少工作量而不是增加临床工作负担。有了强大的临床数据库,审核工作也会变得简单有效。

(刘 军 陈丽梅 刁雯静)

第十七章　欧洲阴道镜培训的历程

阴道镜检查的过程主要依赖于检查者。阴道镜检查的结果是主观的,取决于检查者解决问题的能力和经验;阴道镜诊断和操作技能的提高不仅需要扎实的理论基础,还需要有足够的病例数。

在欧洲,越来越多的人认识到患者应该得到质优价实的服务。因为阴道镜检查的主观性以及大部分妇女的检查结果正常,所以应该避免不必要的阴道镜检查,否则可能给患者造成不必要的痛苦。欧洲各国阴道镜检查的指征有所不同,但其目的都是发现宫颈病变,特别是宫颈癌前病变。

曾有一些学者试图在欧洲制订一个统一的阴道镜检查标准。在这样一个背景下,1998 年,在都柏林召开了欧洲阴道镜会议,各国代表讨论后认为,应该制订统一的阴道镜检查标准,随即在布宜诺斯艾利斯正式成立了欧洲阴道镜联盟。成立初始,联盟达成共识,认为应该首先制订一个标准的阴道镜培训计划和考核制度。

为了这个目标,联盟回顾了其他国家在这项工作中所取得的经验和成果。

▶ 一、英国经验

在英联邦国家,阴道镜检查被列为全国健康服务(NHS)宫颈普查(NHSCSP)项目之一。20~65 岁的妇女每 3~5 年做一次宫颈细胞学筛查,以此为进一步行阴道镜检查的依据。通过计算机系统,每年的目标人群中,约可有 93%,即 4 000 000 妇女完成细胞学筛查。随后大约有 100 000 妇女被建议行阴道镜检查。在英国,共有约 2000 名阴道镜医生,其中 1800(90%)人为英国阴道镜和宫颈病理学协会(BSCCP)成员,1600 人(80%)获得 BSCCP 颁发的合格证。绝大部分的阴道镜医生为妇科医生,但护士成为阴道镜从业者的数量在增加。

直到最近,细胞学技术受到严格要求和质量保证,阴道镜的检查人数才得以达到最低的限度。

1996 年,NHSCSP 的一个成员组织提出建议,他们认为应该制订一个阴道镜培训计划。对此,BSCCP 联合皇家医学院的妇产科专家们制订了一个培训课程,其后的阴道镜医师均需完成这些课程,才能取得 BSCCP 的资格证。

(一) BSCCP 的阴道镜检查资格证

NHSCSP 要求所有的阴道镜医师得到足够的培训,检查相当数量的患者以提高操作技巧。BSCCP 要求所有给患者检查的阴道镜医师,要么应具备 BSCCP 颁发的资格证,要么是被培训的医师,在上级医师指导下操作。发放资格证,不但要求医生有 3 年的工作基础,还要求其提供下列证明:

- 足够的工作量,每年至少 50 例检查病例。
- 通过审查。
- 参加继续教育课程。如至少每 3 年参加一次 BSCCP 认可的会议。

现在大约有 1600 名阴道镜医师取得资格证。

(二) BSCCP/RCOG 培训课程

这个培训课程面向所有医师资格的医师和参加过 BSCCP 认可的阴道镜基础课程的护士。学员的指导老师必须具备 BSCCP 颁发的资格证并在 BSCCP 注册。现在大约有 500 名阴道镜医师被认定具备教师资格,共培训了约 400 名学员。NHSCSP 估计每年需要增加 40 名新的阴道镜医师才能维持现状。去年,有 55 名学员成功完成 BSCCP/RCOG 的培训课程。

培训课程结构合理,以学员为中心。每个学员必须在指导老师的指导下,完成 150 名患者的检查工作(前 50 名必须在老师的直接指导下检查,随后对其进行一个格式化的评估)。除了必须完成以上工作,学员还要参加 10 次病例讨论。顺利达到上述要求后,学员可以获得 BSCCP/RCOG 颁发的阴道镜诊断的资格证书(D)。另外,BSCCP/RCOG 还有一种附加治疗的培训模式,通过后颁发阴道镜诊断和治疗(DT)的资格证。

(三) 该制度的优点

该培训项目和认证过程以提高检查质量为目的。其目标明确,操作简单,比较实用,学习过程依赖于学员的主动性,不受外界的干扰。因此,英国的阴道镜医师不会被这个制度所困扰。

仅用了相当短的时间,这个制度就被人们理解并接受。这是一个里程碑,这之中有一系列因素起了推动作用。大部分的阴道镜检查在 NHS 进行,在此期间,资格审查、检查质量受到更大的关注。实际上在英国,NHS 负责全部的医疗和护理的培训工作。

阴道镜检查是 NHSCSP 的一部分,NHS 根据确定的质量标准制订了统一的规范。NHSCSP 详细描述了阴道镜的作用和相关知识,这些知识得到了大家公认。NHSCSP 还和各相关组织亲密合作(包括 BSCCP、RCOG 及泌尿生殖协会)。

(四) 该制度的缺点

从事阴道镜实践和培训的人制订了培训课程,并对培训制度提出了一些目标,但没有将目标正式成文,也没有教育学家的参与以及相应的质量控制与管理。最近已经有人提出这一问题,并与 NHSCSP 共同商量解决方案。虽然如此,这个培训制度的质控仍存在问题,对受过培训的阴道镜专家没有客观的评估手段。

培训课程的质量依赖于培训者。现在,对培训者的唯一要求是其必须获得 BSCCP 认可的阴道镜医师资格。许多培训者没有接受过教育学的培训,应该提高他们的培训能力。除了通过审核一些病历(这可以部分地反映出培训质量),没有其他任何方法可以用来评估培训质量。解决这一缺点的方法目前正在讨论之中,包括让学员填写反馈意见。

现在大多数的英国阴道镜医师获得了 BSCCP 颁发的合格证,但即便如此,并不能保证阴道镜检查的质量。大多数医师的合格证是通过自行考核的内部机制颁发的。而 1998 年 4 月以前,阴道镜医师除了必须检查足够多的患者,通过审查,参加继续教育(CME),还要说明他们得到了足够的培训。再次认证制度某种程度上提高了阴道镜检查的质量。2000年 9 月,英国开始了第一次再次认证,要求提供相关的资料,以判断申请者是否可以再次得到认证(这就需要对有限数量的标准进行审核,但实现这些标准对个人来说不是必要的)。目前 80% 的阴道镜医师已经获得了再次认证资格。

(五) 从英国的经验中获得的提示

在相当短的时间内,英国就建立了综合认证和培训计划。从某种意义上说,这个制度是应运而生的,因为在 NHS,公众和政府均要求提高医疗质量,并控制成本,似乎有很高的一致意见认为这些改变是正确的和必要的,所以很少有人反对。

另一个促使这个制度形成的原因是卫生保健制度的建立。在英国范围内,阴道镜检查是 NHSCSP 的一个组成部分,根据国家指南通常是宫颈细胞学初步筛查后的进一步检查。筛查策略和执行涉及相对较少的机构,而这些机构对实际工作有相当大的影响,一旦作出决定,就可以相对容易地实施,也说明了这个公认的组织机构的价值。

▶ 二、欧洲阴道镜培训

(一) 欧洲是否应该建立统一的培训和资格证制度?

近年来,一些欧洲医疗组织有个普遍的愿望,即希望欧洲的阴道镜医师能够分享他们的经验和专业知识。此外,在欧洲,人们日益关注保健的成本,并希望能通过质量保证保护患者。例如:最近有人发起一项乳腺癌筛查的资助倡议工作,我们认为同样适用于阴道镜检查。现在欧洲的医师在一个国家接受培训,随后在另一个国家执业的机会越来越多,这都呼唤着一个统一的培训和操作规范的建立。

尽管欧洲有一些共同的培训和资格认证制度,但要统一这些制度还要做很多工作。任何一个国家之间都没有像英国那样统一的标准。这某种程度上影响了统一工作。另外,除了语言差异,欧洲各国对专业术语的命名和描述各不相同,这也使统一工作复杂化。不过,如果原则正确,目标被各国学者认可,这些问题都是可以解决的。

(二) 如何引入欧洲标准的培训和认证?

如果在欧洲建立阴道镜培训和认证制度,需要解决很多实质性的问题。现在已经成立了一个由阴道镜医师组成的组织。该机构的一个重要工作是明确什么是阴道镜检查的核心要件,据此来设计一个阴道镜培训和认证方案。欧洲与英国的不同之处在于,对什么是阴道镜和阴道镜的功能尚未达成共识。相同的是大家都希望有一个统一的培训和教育过程。很明显,各国学者间需要达成共识,在这个阶段,人们需要考虑如何获得这一共识。

(三) 以能力为基础的教育和评估

目前大家都认为应建立以能力为基础的教育和培训制度。其目的在于要求学员在学习结束时具有一定能力或者说胜任随后工作的能力。阴道镜检查工作的特殊性要求其培训课程是以能力为基础的,且教育的过程是连续的。

培养阴道镜医师的能力有三种方法:
- 课程中心(理论学习)
- 实例分析
- Delphi 课程

课程中心或者理论学习是所有英国和欧洲的医生都经历过的一种教育模式。该模式以理论为主,其缺点显而易见:理论丰富而缺乏实践知识。这种方法的弊端已得到广泛认可。

实例分析包括详细介绍阴道镜的各种功能,学员可以由此拟定一个培训计划。其缺点在于仅仅是如何完成阴道镜检查,而不知道如何做得最好。

Delphi 课程依赖于一个专家组,这是目前应用最常见的也是最成功的一个培训方法。简而言之,首先认定一个专家组,其成员数不是固定的,但至少应有 20 人以上。

这些专家被单独接受问询,分别完成以下工作:①定义阴道镜检查的理论、操作和成功完成阴道镜检查需要的态度;②指出这一领域需要的特殊能力。随后这些条文被汇总成一个表格,送给各个专家审阅。专家们对他们认为必须或不需要的章节进行增减,如果有需要,将再次讨论其合理性直到大家达成共识。

这些修改后的表格将作为参照,再次回到专家的手中。专家们被要求对这些知识点和能力用 5 点法进行评分。最终以此为基础,制订一个培训课程和继续教育计划。

(四) 欧洲的 Delphi 课程

1999 年在布宜诺斯艾利斯召开的国际阴道镜和宫颈病理学会议上,欧洲阴道镜联盟(European Union of Colposcopes,EFC)正式成立,确定统一阴道镜医师的培训工作是首要任务。

2000 年 10 月 15 日,EFC 在巴黎召开了小规模的工作会议,会议决定在此后的 1 年内拟定一个培训课程,于 2001 年 10 月在罗兹举行的会议讨论了该课程。

对培训目标的认同是很重要的一个开始。现在欧洲许多医院开展了阴道镜检查。2000 年的巴黎会议提出的目标是:使学员能掌握阴道镜检查的核心理论,掌握必需的操作技能,具有敬业精神,能够终身学习的有同情心的阴道镜医师。其关键在于认定课程培训以能力为基础,同时重视核心理论的掌握。Delphi 课程可以达到这个目的。

这个课程的制订过程现在已经完成。首先,由每一个国家的阴道镜组织推荐两名专家做代表。如果该国没有成立专门的阴道镜组织,则由妇产科的专家参与讨论。共有来自 21 个国家和地区的 28 名专家完整参与了该项工作。

领导小组将阴道镜检查中医师必须具备的所有的可能的重要能力列表,并发给每一个参加讨论的专家,如前所述的方式进行评议。最终形成的结构,见表 17-1。

表 17-1　欧洲阴道镜联盟制订的阴道镜医师必须具备的条件

1. 基础技能
   1.1　采集病史
   1.2　患者的体位
   1.3　放置窥阴器
   1.4　行宫颈涂片检查(包括细胞刷取术)
   1.5　棉拭子取样行细菌培养
   1.6　行 HPV 检测
2. 阴道镜检查
   2.1　患者体位和调节阴道镜
   2.2　判断是否可以见到完整的转化区(TZ)
   2.3　判断阴道镜检查是否充分
   2.4　认识异常的血管
   2.5　运用生理盐水和绿光检查转化区(TZ)
   2.6　运用醋酸检查转化区
   2.7　对醋酸后宫颈的变化进行描述和评估
   2.8　运用颈管镜进行颈管检查
   2.9　碘试验
   2.10　对阴道壁进行醋酸检查
3. 正常宫颈的阴道镜图像特征
   3.1　认识原始鳞状上皮
   3.2　认识柱状上皮
   3.3　认识化生上皮
   3.4　认识转化区
   3.5　认识绝经后妇女宫颈的图像特征

续表

4. 认识下生殖道病变的阴道镜图像特征
　　4.1　宫颈的低度上皮内病变
　　4.2　宫颈的高度上皮内病变
　　4.3　宫颈浸润癌
　　4.4　阴道上皮内病变
　　4.5　外阴上皮内病变
　　4.6　异常上皮的范围
　　4.7　急性炎性性改变
　　4.8　HPV 感染
　　4.9　与之前治疗相关的改变
　　4.10　良性宫颈息肉
　　4.11　放疗后的宫颈图像改变
5. 临床实践的能力
　　5.1　局部麻醉
　　5.2　宫颈组织活检
　　5.3　阴道组织活检
　　5.4　外阴组织活检
　　5.5　活检后止血
6. 管理
　　6.1　查找病史
　　6.2　按照指南管理患者
7. 交流
　　7.1　采集所有的病史
　　7.2　正确获得患者的知情同意
　　7.3　告知不好消息的能力

（五）　EAGC 的角色：促进培训课程的形成

这是很重要的一步，现在欧洲各国都在考虑如何制订这个培训课程，才能使学员全面掌握这些能力。EFC 培训委员会的目标是使每个会员组织都有一个可操作性强的培训课程。欧洲有多个阴道镜协会，其中小的如比利时分会，只有不到 20 个成员，大的如位于英国的克罗地亚分会，有大约 1800 个成员。一些小的分会组织不具备自行建立这些培训计划的能力，可能希望与其他分会合作，这就给欧洲妇科癌症学会提供了发挥作用的机会。

▶ 三、结论

职业道德和医疗质量是阴道镜医师必须具备的从业条件。人们清楚地看到，应该使培训标准化和教育持续化，虽然操作起来有些难度，但是可以建立一个组织，如欧洲阴道镜联盟，使之逐步推广。

（李　清　高蜀君　隋　龙）

第十八章　阴道镜检查的数字化成像技术和网络技术应用

阴道镜医师通过观察宫颈病变的一些特征,如组织形态、血管结构、醋酸和碘试验后宫颈上皮颜色的变化等,来诊断宫颈的病变。医师要识别这些特征的变化并做出诊断,需要经过大量的学习和培训。本章阐述如何通过数字化成像系统和患者信息管理系统技术的应用,将传统的阴道镜检查提升一个高度。这个提升包括:诊断辅助设备、培训、质控系统、患者检查资料快速存档和搜索、网络阴道镜等。

目前,阴道镜仅被用来确定宫颈活检部位,但实际上阴道镜还可以为组织学诊断提供一些补充信息。

1925 年,Hinselmann 发明了阴道镜,他用稀释的醋酸涂抹于宫颈,观察到那些鳞状上皮内病变的区域变成了白色。这个变化的生化原理与异常上皮细胞中细胞质角蛋白的数量有关。随着技术的发展和经验的积累,人们发现醋酸白色上皮不是上皮内病变所特有的,在正常不成熟化生上皮中也会出现醋白反应。当阴道镜应用于大规模的筛查时,特异性的缺乏变成很大问题,导致很高的假阳性率。

为了克服上述弊端,降低诊断的假阳性率,产生了很多的阴道镜诊断分类系统。1990 年,国际宫颈病理和阴道镜联盟(IFCPC)发布了一个分类系统,设计该系统的目的是有效地降低阴道镜筛查中的假阳性率。它运用了三级评分方法,醋酸白色上皮被区分为厚、薄两种。这使得临床医师可以针对各种不同类型的醋酸白色上皮,采取不同的处理方案。这个系统从某种程度上来讲,解决了阴道镜筛查中假阳性率高的问题。

出于诊断的需要,Reid 于 1984~1985 年设计了一套阴道镜评分方法(Reid 阴道镜评分系统),此方法将阴道镜图像的特征分为四种,对每一种特征单独评分,然后综合评估。对四种特征(醋酸白色上皮、病灶边缘、血管类型和结构、碘染色)的评分有着严格的定义标准。根据各种特征评分的综合评估,用来判断病灶是否存在上皮内病变,是一个更为客观的评分方法,它对最终的组织学结果有比较高的预测价值。

与此同时,为了增加阴道镜检查的客观性,阴道镜医师保存宫颈放大的图像,以便随后由临床医生或阴道镜专家对其进行综合评估。1956 年 Reid 首先发明了阴道镜摄像技术,将 35mm 的照相机与阴道镜连接,拍摄高放大倍数的图像。随后 Stafl 又将这个装置进一步做了改进。虽然这是一个明显的进步,但是仍然存在着很多问题,包括每次拍摄图像的质量、拍摄时间的滞后、图像存档及其与患者病历中其他信息的结合等。

1990 年 Crisp 等将宫颈图像数字化技术作了进一步改进。数字成像系统由视频摄像头和阴道镜相连。拍摄的宫颈图像通过图像采集卡采集后传输到电脑中,同时可以显示在视频监视器上。数字化成像的优点在于可以实时观察图像,避免聚焦模糊或拍摄技术不好的图片。然而,因为录像机采用的是传统的磁带技术,所以数字化成像技术对于宫颈图像的获取有一定的局限性。

阴道镜图像技术近年来最大的提升则是数字视频技术的发展和电脑性能的提升。这个进步使得人们可以运用多种手段来提高诊断水平,如 Balas 提出了根据醋酸白色上皮消失的时间变化可以客观地评估宫颈疾病。使用阴道镜评分系统使结论更为客观,其项目包括血管形态、病灶边缘、醋酸白色上皮的厚度和碘试验结果。另外,计算机成像系统提高了阴道镜医师对细微病灶的鉴别能力,这些病灶有时即使是阴道镜方面的专家也可能会漏诊。下面我们将具体介绍这一方面所取得的进步,主要是一些工具的运用。这些工具被用来提升诊断能力、培训学员和进行质控、管理患者资料、传输数据资料和远程会诊等。

▶ 一、数字化成像系统

数字化成像系统的基本装置,包括阴道镜、摄像头、带有图像采集卡的计算机以及可以管理图像和患者资料的软件(图 18-1)。现在市场上有好几种集成化系统,功能各有差异。以 MediScan 系统为例,该系统可以进行图像采集和视频录制。集成系统软件可以通过使用光笔进行直接的图像注解和对患者的视频和病理记录进行数据管理。

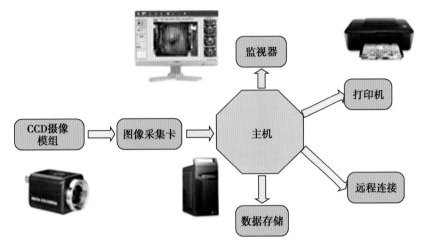

图 18-1　系统框图

表 18-1　数字图片中的一些术语、表达和设备定义

annotation/annotated photo-graph/image	标注/标注的照片/图片
charged-coupled-device	电荷耦合器件(CCD)
digital image/still	数字图片
digital video	数字视频
DVD	数字化视频光盘
frame grabber	图像采集卡
histogram equalization	直方图均衡化
light pen	光笔
multimedia streaming	多媒体流
RGB signal	RGB 信号
search and retrieve algorithm	搜索和检索算法
slide images	幻灯片图片
textural analysis technique	组织分析技术
video camera	摄影机
virtual real time(transmission)	虚拟实时(传送)

由于光学系统、录像机、图像采集卡不同,导致各个数字化成像系统的图像质量有所差异。上述每个组件均对最终计算机产生的图像质量有影响。阴道镜的质量很大程度上取决于光学系统,因为摄像头获取的是其反射光线,该光线的保真度至关重要。然而,实际工作中,由于摄像头未对准、照明不足、聚焦不好、反射等常导致图像质量差。摄像头的选择是很重要的,单晶片 CCD 和 3 晶片 CCD 是最常见的两种。3 晶片 CCD 不像单晶片 CCD 只有一个光谱,它包括 3 对电管,分别发射红色、绿色和蓝色的光。这使得 3 晶片,CCD 具有更高的色彩分辨能力和精确度,分辨率可达单晶片 CCD 的 3 倍。摄像头获得的图像信号传输给图像采集卡,将之转换为数字信号。图像采集卡及其软件对最终的图像质量起到关键性作用。慎重地选择这些组件可以确保获得最佳的图像。表 18-1 给出了数字成像技术术语的定义。

▶ 二、诊断辅助

阴道镜医师习惯于用笔记录病灶部位和组织形态,有时用象限图将宫颈分为若干个测量部位。使用图片注解可以避免由于手绘而产生的误差。阴道镜数字成像系统提供了一系列的相关工具用于标注采集的图片(图 18-2,图 18-3)。通过这些工具,阴道镜医师可以精确地描绘病灶边缘,注明宫颈不同部位的组织上皮类型,标明活检部位,还可以测量病灶的直径和表面积。

数字化成像系统可进一步应用于患者随访,这对于低级别 CIN 特别有意义。检查医师可以将这些病灶的图像保存在电脑中,将一段时间后再次观察的图像与之相比较,医师可以判断病情是否消退、进展或没有变化。现在更多的资源被投入于开发智能分类软件,这些软件具有很多功能,包括病灶的量化

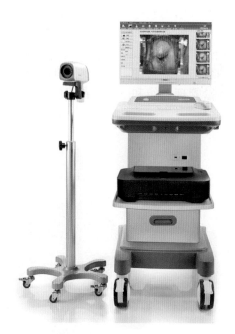

图 18-2　电子阴道镜系统

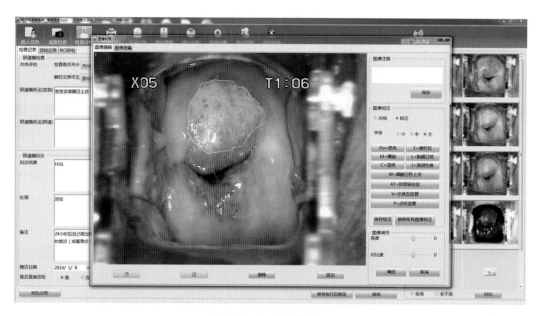

图 18-3　标注图像界面

如大小、直径,病变的不透明度,数字滤波等。

数字滤波是一个转换软件,用来对图像进行预处理。它可以通过运行一个转换软件,将 RGB 信号中的红色和蓝色的元素去除,从而真实地模拟出阴道镜医师使用的绿色滤光。类似的还有:它可以用来增强病灶部位成像的边缘和深度。图像对比度的增加可以通过类似直方图均衡化的软件进行调节。

对于病灶特征,如面积、直径、周长等可以自动算出。所面临的最大挑战就是需要将图像标准化,

以便一段时间内对不同患者和同一患者的图像进行比较。由于三维的阴道镜检查被转换成二维的图像观察,观察的角度也发生了相应的变化。应用明暗处理技术可以纠正这些影响,该处理技术考虑到了光线强度和观察角度的问题。

另一个重要的病灶特征是血管形态,通过血管的变化,可以帮助对病灶分等级,且它对区分病灶为良性的亚临床 HPV 感染或 CIN 非常重要。数字化系统可以自动分析宫颈表面血管的形态。最近有学者提出 Textual 血管分析技术,包括以下几个步骤:

①通过图像预处理获取血管的概略图;②分析每一根血管的走向和长度;③考虑到血管的尺度和旋转变化,应将结果标准化;④提取血管的长度和走向的特征;⑤这些提取的特征用于病变分级。

展望未来,下一步将要完成的是整合几种智能软件算法,使之成为全自动的诊断支持系统,其中每种算法集中对特定病灶的特征分类。系统通过搜索和检索算法从之前存储的数据库中调出相似的图像,以便临床医师进行比较和诊断。这两个系统的结合将进一步提高阴道镜医师的诊断水平。

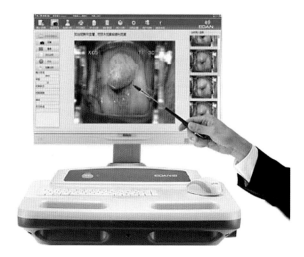

图 18-4　用光笔标注图像

▶ 三、质量控制和培训

计算机系统特别有用的特点是具有永久性保存图像、诊断、治疗、预后以及其他数据的能力(图 18-4)。更高级的计算机系统有能力制订数据并存储,以便获得相关信息的医疗存档。存档的资料可以快速查询,分析并生成打印报告。这些报告可以用来确保在阴道镜医师、门诊医师和住院部医师之间表现保持一致,以便确定下一步最合适的治疗方案。

现在英国采用的 KC65 标准就是这类质量保证的一个例子。此标准被用来检测阴道镜门诊的工作情况,考察一些指标,如患者的数量、检查的时间和等待结果的时间、检查步骤和阴道镜检查的结果等。由此来确保全国各地的服务质量和医疗水平保持一致。希望不久的将来其他国家健康促进组织也能采纳类似的项目。

现在被许多医院广为采用、价格实惠的数码摄像头、宽带和多媒体技术,使培训得到实质性的改善。这些技术让高清电子图片在实施中可以被实时观测,甚至将信息传播到多个地点。这些视频传送可以作为一个非常有用的演示和培训或使高级临床医师能监督多个同时进行的检查。

▶ 四、管理病史

随着数字化阴道镜系统的使用,阴道镜图像和录像可以被计算机储存、打印,并与患者的其他信息,如细胞学和组织学检查的数码照片整合在一起(图 18-5,图 18-6)。

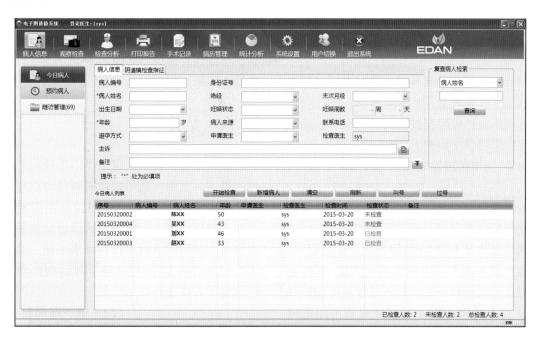

图 18-5　患者信息界面

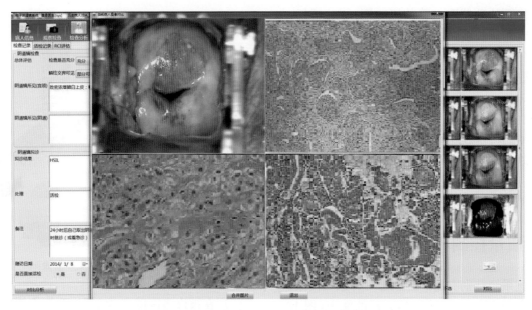

图 18-6　患者的阴道镜、细胞学、病理图像合成界面

患者资料的内容和格式从某种程度来说是依赖设置的:一方面,患者的基本信息是必要的;另一方面,与阴道镜图像相关的患者记录的配置应由临床医师根据各国或当地的实际情况来制订和调整。另外,当数字化系统用于外阴和(或)阴道成像时,不同的医生可以对其界面和配置做相应的调整。只有具有灵活的患者管理软件界面的数字成像系统才能满足这些要求。

现在的计算机硬盘可以储存上亿个患者的资料,并可满足快速存取的需要。DVD 刻录机和服务器的应用使得成本大为降低,操作更为便捷。

五、远程数据传输和网络阴道镜

数码照片以及患者的其他资料都可以通过网络进行远程传输,用来观看、重播视频和(或)注释。通过计算机网络来传输数据被称为远程医学。基于电脑的远程医学可以交流患者信息,包括图片、病情及相关数据等,阴道镜图像同样也可以用来交流(网络阴道镜)。

当传输患者资料时,应注意隐私和保密,因为信息传输所使用的通常是公共计算机网络,如 internet 网。公共网络显然是不安全的,因为在传输过程中,第三方可能拦截并看到患者的资料。为此,在传输前有必要对患者的资料加密。加密过程包括加扰和封锁文档使其不受第三方干扰。接收者再用数码"钥匙"对其解密。

传输所需要的时间取决于资料的大小和传输网络的带宽。带宽是用来描述网络传输信息速度的一个指标。通常我们用的调制解调器的带宽是每秒 56kb。局域网,是指那些建立在科研院所或医院之间的内部网络,通常要快很多(每秒 100Mb 或以上)。高质量的图像通常都大于 1Mb,普通的调制解调器至少需要 5 分钟才能传输一幅图像,图像压缩技术可以节约一些时间,但有时图像压缩后会降低质量。

将数码阴道镜系统与众多医院的宽带网络相连有许多好处。患者更换医院就诊不必复印病史,所有这些资料在医院的网站上都可以查到。然而,不同软件的技术原理各异,因此就可能产生不同的结果。交流信息协议(如 HL-7 标准方案)就是为了解决这个问题而产生的。

六、结论

数码图像新技术的应用使阴道镜检查和患者管理前进了一大步。高质量数码图像与高度发达的计算机技术的结合,可能会克服目前阴道镜检查中存在的主观性问题。不断发展的图像分析技术软件可能会成为提高阴道镜医师诊断水平的工具。这些技术发展在培训、质量控制环节和远程医学及患者资料管理等方面也有应用价值。

(赵　健　高蜀君　隋　龙)

参考文献

1. O'Connor M, Gallagher P, Waller J, et al. Adverse psychological outcomes following colposcopy and related procedures: a systematic review, BJOG, 2016, 123(1):24-38.

2. Pixley E. The cervix. London: WB Saunders, 1976.

3. Reid B. Gynecologic oncology. London: Churchill Livingstone, 1982.

4. Fluhmann CF. The nature of development of the socalled glands of the cervix. Am J Obstet Gynecol, 1957, 74(4):573-768.

5. Fluhmann CF. The cervix uteri and its disease. Philadephia: WB Saunders, 1961.

6. Plillip E. Normal cervical epithelium. J Reprod Med, 1975, 14(5):188-191.

7. Wolf DP, Blasco L, Khan MA, et al. Human cervical mucus. Ⅳ. Viscoelasticity and sperm penetrability during the ovulatory menstrual cycle. Fertil Steril, 1978, 30(2):163-169.

8. Kolstad P, Stafl A. Atlas of Colposcopy. 3th ed. Edingburgh: Churchill Livingstone, 1982.

9. Singer A. The cervix. London: WB Saunders, 1976.

10. Riedewald S, Kreutzmann IM, Heinze T, et al. Vaginal and cervical pH in normal pregnancy and pregnancy complicated by preterm labor. J Perinat Med, 1990, 18(3):181-186.

11. Singer A. Proceedings: Promiscuous sexual behaviour and its effect on cervical morphology. Br J Obstet Gynaecol, 1975, 82(7):588-589.

12. Song A. The human uterus morphogenesis and embryological basis for cancer. Illinois: Thomas, 1964.

13. Smedts F, Ramaekers FC, Vooijs PG. The dynamics of keratin expression in malignant transformation of cervical epithelium: a review. Obstet Gynecol, 1993, 82(3):465.

14. Fessis DG, Miller NM. Colposcopic accuracy in a residency program: defining competency and proficiency. J Fam Pract, 1993, 36:515-520.

15. Mayeaur EJ, Cox JT. Modern Colposcopy Textbook & Atlas. 3rded. Wolters Kluwer Lippincott Williams & Wilkins, 2012.

16. Cox JT. More questions about the accuracy of colposcopy: what does this mean for cervical cancer prevention? Obstet Gynecol 2008; 111(6):1266-1267.

17. Friedell GH. McKay DG. Adenocarcinoma in situ of the endocervix. Cancer, 1953, 6:887-897.

18. Qizilbash AH. An situ and microinvasive adenocarcinoma of the uterine cervix: a clinical cytologic and histologic study of 14 cases. Am J Clin Pathol, 1975, 64:155-170.

19. Hummer W K, Mussey E, Decker D G, et al. Carcinoma in situ of the vagina. Am J Obstet Gynecol. American Journal of Obstetrics & Gynecology, 1970, 108(7):1109-1116.

20. Mauck CK, Baker JM, Birnkrant DB, et al. The use of colposcopy in assessing vaginal irritation in research. Aids, 2000, 14(15):2221-2227.

21. Contraceptive Research and Development Program [CONRAD]; World Health Organization [WHO]. Department of Reproductive Health and Research. Manual for the standardization of colposcopy for the evaluation of vaginal products. Update 2000. Arlington Virginia Conrad, 2000.

22. Hodeib M, Cohen J G, Mehta S, et al. Recurrence and risk of progression to lower genital tract malignancy in women with high grade VAIN. Gynecologic Oncology, 2016, 141(3):507.

23. Micheletti L, Zanotto Valentino M C, Barbero M, et al. Current knowledge about the natural history of

intraepithelial neoplasms of the vagina. Minerva Ginecologica,1994,46(4):195.

24. Graham K,Wright K,Cadwallader B,et al. 20-year retrospective review of medium dose rate intracavitary brachytherapy in VAIN3. Gynecologic Oncology,2007,106(1):105.

25. Dodge JA,Eltabbakh GH,Mount SL,et al. Clinical Features and Risk of Recurrence among Patients with Vaginal Intraepithelial Neoplasia. Gynecologic Oncology,2001,83(2):363-369.

26. Siegler E,Segev Y,Mackuli L,et al. Vulvar and Vaginal Cancer,Vulvar Intraepithelial Neoplasia 3 and Vaginal Intraepithelial Neoplasia 3:Experience of a Referral Institute. Israel Medical Association Journal Imaj,2016,18(5):286.

27. RJ Kurman,ML Carcangiu,CS Herrington,et al. WHO Classification of Tumours of Female Reproductive Organs,2014.

28. Gagne H. Colposcopy of the vagina and vulva. Obstetrics & Gynecology Clinics of North America,2008,35(4):659-669.

29. Sopracordevole F,Mancioli F,Clemente N,et al. Abnormal Pap Smear and Diagnosis of High-Grade Vaginal Intraepithelial Neoplasia. Medicine, 2015, 94(42):e1827.

30. Khan MJ,Massad LS,Kinney W,et al. A common clinical dilemma:Management of abnormal vaginal cytology and human papillomavirus test results ☆. Gynecologic Oncology,2016,20(2):364-370.

31. Menguellet SA,Collinet P,Debarge VH,et al. Management of multicentric lesions of the lower genital tract. European Journal of Obstetrics & Gynecology,2007,132(1):116-120.

32. Piovano E,Macchi C,Attamante L,et al. CO2 laser vaporization for the treatment of vaginal intraepithelial neoplasia:effectiveness and predictive factors for recurrence. European Journal of Gynaecological Oncology,2015,36(4):383-388.

33. Rome RM,England PG. Management of vaginal intraepithelial neoplasia:A series of 132 cases with long-term follow-up. International Journal of Gynecological Cancer,2000,10(5):382-390.

34. Wentzensen N,Massad LS,Mayeaux EJ,et al. Evidence-Based Consensus Recommendations for Colposcopy Practice for Cervical Cancer Prevention in the United States. J Low Genit Tract Dis,2017,21(4):216-222.

35. Koo YJ,Min KJ,Hong JH,et al. Efficacy of Poly-Gamma-Glutamic Acid in Women with High-Risk Human Papillomavirus-Positive Vaginal Intraepithelial Neoplasia:an Observational Pilot Study. J Microbiol Biotechnol,2015,25(7):1163-1169.

36. Wright VC,Shier RM. Differentiating adenocarcinoma in situ and invasive adenocarcinoma from other cervical lesions. In:Wright VC,Shier RM,eds. Colposcopic Features of Adenocarcinoma In Situ and Invasive Adenocarcinoma of the Cervix. Houston,TX:Biomedical Communications,2000.

37. Wright VC. Cervical squamous and glandular intraepithelial neoplasia:indentification and current management approachers. Salud Publica mex,2003,45(suppl 3):S417-429.

38. Wright VC. Home study course:autumn 2001. J Low Genit Tract Dis,2001,5:226-229.

39. Dexeus S,Labastida R,Ubeda A. Microcolpohysteroscopy:myth or reality? J Low Gen Tract Dis,1997,1:137-140.

40. Public Health England. NHS Cervical Screening Programme:Colposcopy and Programme Management. Third Edition March,2016.

41. Bornstein J,Bentley J,Bosze P,et al. 2011 colposcopic terminology of the international federation for cervical pathology and colposcopy. Obstetrics and Gynecology,2012,120:166-172.

附 录 1　2011 年国际宫颈病理与阴道镜联盟之阴道镜术语

2011 年国际宫颈病理与阴道镜联盟（the International Federation for Cervical Pathology and Colposcopy，IFCPC）命名委员会通过对既往阴道镜术语的严苛回顾、在线讨论，并同国家阴道镜协会和阴道镜专家商讨后提出了新的阴道镜术语。此次文件包括宫颈和阴道病变术语。常用术语"满意或不满意的阴道镜检查"被取代。阴道镜检查涵盖 3 个方面评估：（1）充分或不充分，并给出原因；（2）鳞柱交界的可见性；（3）转化区类型。其他补充包括病灶是否位于转化区内外而决定宫颈病灶大小和部位。增加了两个新术语——内部边界（inner border sign）和脊样隆起（ridge sign）。同时，增加了如下定义：先天性转化区、息肉（宫颈外口或宫颈管内）、狭窄、先天性畸形、治疗后结局。另外，新术语规定了宫颈切除治疗的类型和宫颈切除组织测定标准。国际宫颈病理与阴道镜联盟建议 2011 年 IFCPC 阴道镜术语应取代既往所有术语，并在诊断、治疗和研究中应用。

自 1925 年阴道镜被发明以来，一直作为有效的工具挽救了宫颈癌前病变和宫颈癌患者的生命。阴道镜医师应用 IFPCP 阴道镜术语描述和解释阴道镜下所观察到的现象。当前的术语命名委员会成立于 2008 年的新西兰奥克兰 IFCPC 会议。为了创建基于循证医学的阴道镜术语体系，术语命名委员会基于每一个阴道镜征象严格分析的文献回顾，审核了 1975 年、1990 年和 2002 年 IFCPC 术语。术语命名委员会主席是 Jacob Bornstein（MD，MPA），由来自于阿根廷、奥地利、加拿大、德国、匈牙利、爱尔兰、以色列、意大利、西班牙、瑞典、英国和美国的 13 位阴道镜学家及一位澳大利亚病理学家组成。讨论通过会议、专属网站和电子邮件的形式进行。新阴道镜术语草案在一些国家和地区的阴道镜会议和 IFCPC 官网上发布。征集讨论来自于 IFCPC 及阴道镜相关的国家协会和个人的建议。新的阴道镜术语最终版本由所有 IFCPC 委员所审核和批准，于 2011 年 7 月 5 日在巴西里约热内卢举行的 IFCPC 会议上通过（附表 1-1~附表 1-3）。

作为国家级阴道镜与宫颈病理协会的代表，IFCPC 建议 2011 年 IFPCP 阴道镜术语取代其他术语，刻不容缓地应用于临床诊治和研究中。

附表 1-1　2011 年 IFCPC 宫颈相关的阴道镜术语

部分	内容
总体评估	充分/不充分，注明原因（比如：宫颈炎症、出血、瘢痕等因素造成）； 鳞柱交界可见性：完全可见、部分可见和不可见； 转化区类型：1 型、2 型和 3 型；
正常阴道镜所见	原始鳞状上皮：成熟、萎缩； 柱状上皮、异位/外翻； 鳞状上皮化生、纳氏囊肿、腺开口隐窝 妊娠期蜕膜样改变
异常阴道镜所见	一般原则 病灶部位：转化区以内或以外，时钟标识病变部位； 病灶大小：病变所覆盖四个象限的数目，病灶大小所占宫颈的百分比； 1 级（次要的）： 细镶嵌、细点状血管、薄的醋白上皮、不规则、地图样边界； 2 级（主要的）： 边界锐利、内部边界、脊样隆起、厚醋白上皮、粗镶嵌、粗点状血管、醋白快速出现、袖口状腺体开口； 非特异性： 白斑（角化、过度角化）、糜烂； Lugol 染色：染色/不染色
可疑浸润癌	非典型血管； 其他征象：脆性血管、表面不规则、外生型病变、坏死、溃疡（坏死的）、肿瘤/肉眼可见肿瘤
杂类	先天性转化区、湿疣、息肉（宫颈外口/宫颈管内）、炎症、狭窄、先天异常、治疗后结局、子宫内膜异位症

附表 1-2　2011 年 IFCPC 阴道相关的临床/阴道镜术语

部分	内容
总体评估	充分/不充分,注明原因(如炎症、出血、瘢痕等)
正常阴道镜所见	鳞状上皮:成熟、萎缩
异常阴道镜所见	一般原则 上 1/3 或下 2/3,前壁/后壁/侧壁(右或左); 1 级(次要的): 薄醋白上皮、细点状血管、细镶嵌; 2 级(主要的): 厚醋白上皮、粗点状血管、粗镶嵌; 可疑癌: 非典型血管; 其他征象:脆性血管、表面不规则、外生型病变、坏死、溃疡(坏死)、肿瘤/肉眼可见肿瘤; 非特异性: 柱状上皮(腺病); Lugol 染色(染色/不染色)、白斑
杂类	糜烂(创伤造成)、湿疣、息肉、囊肿、子宫内膜异位症、炎症、阴道狭窄、先天性转化区

附表 1-3　2011 年 IFCPC 宫颈的阴道镜手术术语

部分	内容
切除类型	1 型、2 型、3 型
切除标本的测量	长度:从最远端(外缘边界)至最近端(内界) 厚度:从切除样本的基质边缘至切除样本的表面 周径:切除样本基底的周长

2011 年宫颈阴道镜术语表以"充分/不充分"替代了 2002 年术语命名的第四部分所使用的"满意/不满意阴道镜检查"这一说法。"总体评估"置于宫颈的阴道镜检术语之首,是为了强调阴道镜检查应该以对宫颈的总体评估开始,从而评价阴道镜检查的可信度。最常用的术语"满意或不满意阴道镜检查"被取代,原因在于"不满意阴道镜检查"容易被误地理解为需要重复检查。阴道镜检查的总体评估通过以下三个方面来进行:1)、"充分或不充分及其原因",如:因炎症、出血、瘢痕等因素导致宫颈暴露困难;2)、"鳞柱交界的可见性"可被描述为"完全可见"、"部分可见"和"不可见";3)、"转化区类型"。转化区可见性和位置之所以重要,是因为其不仅代表转化区的观察是否全面,且能提示治疗时需要切除的范围和类型。转化区和鳞柱交界不是同一概念:鳞柱交界是转化区的"内"边界。Ⅰ型和Ⅱ型转化区都为"完全可见",但两者区别在治疗方案上显得尤为重要。此外,"异常阴道镜所见"中增加了"病变是否位于转化区内或外"这一指标。病灶位于转化区内,而不是转化区外,是宫颈高级别病变和宫颈癌的独立风险预测指标($OR = 8.6, 95\% CI = 1.2 - 63.4$)。

在 2002 年 IFCPC 术语中不包含宫颈病灶大小,但发现其对宫颈高级别病变具有预测价值($OR = 3.6, 95\% CI = 2.1 - 6.3$)。因此,关于宫颈病灶大小和位置的概念被首次纳入 IFCPC 术语中:病灶累及的宫颈象限数目,病灶面积占据宫颈表面的百分率,以及时钟作标识描述病变部位。作为宫颈高级别上皮内病变显著可见性标识,增加了两个新术语:内部边界(inner border sign)和脊样隆起(ridge sign)。锐利边界同样与较严重病变相关。

之所以添加"宫颈切除治疗类型"术语,是为了避免使用"宫颈锥切""宫颈锥切活检""大环切""小环切"等用语。不同临床医生对不同治疗方案会有各自不同的理解,然而使用新的 IFCPC 宫颈的阴道镜手术术语将会使宫颈转化区的切除的描述标准化。每一种转化区类型的切除术涉及不同的切除技巧,也与不全切除的风险和术后复发率相关。有研究表明切除标本的大小影响将来的妊娠结局,因此,有必要规范切除标本大小的描述。IFCPC 术语建议应用"长度"和"厚度"这两个术语取代"深度"和"高度"。如果遇到多次切除的标本,如牛仔帽样切除的标本,应该分别测量每个标本。

(李　双)

附 录 2　2015 年英国国民医疗保健系统子宫颈筛查项目（NHSCSP）国家阴道镜顾问组会议报告及临床要点发布

2015 年 2 月

▶ 1　筛查间隔

国民医疗保健系统宫颈筛查项目（National Health Service Cervical Screening Programme，NHSCSP）根据妇女年龄采用不同的筛查间隔时间。

1.1　年龄组（岁）筛查频率

- 24.5 岁以下　不筛查
- 24.5 岁　开始筛查（确保妇女在 25 周岁时可行第一次筛查）
- 25~49 岁　间隔三年
- 50~64 岁　间隔五年

  65 岁以上近期有检查异常者。

  50 岁以上没有进行足够筛查者有筛查要求时。

1.2　计划外筛查

计划外的宫颈癌筛查不是 NHSCSP 的一部分。只要在建议的时间间隔内已经完成筛查（根据其年龄），妇女不应当再次筛查，包括如下情况：

- 服用或开始服用口服避孕药
- 放置宫内节育器（Intrauterine Device，IUD）
- 采取或开始采取激素替代治疗（Hormone Replacement Therapy，HRT）
- 妊娠相关（产前或产后）
- 诊断尖锐湿疣或盆腔感染
- 重度吸烟
- 多个性伴侣

有宫颈癌症状者，包括不能以其他方式解释（如感染）的持续性白带增多，应及时转诊以进一步评估

宫颈。小于 25 岁的妇女有宫颈癌症状者的具体处理方法已经发表。

1.3　泌尿生殖医学（Genitourinary Medicine，GUM）门诊的宫颈取样

在 GUM 门诊进行宫颈细胞学检查的适应证与 NHSCSP 的其他门诊一样。在 GUM 门诊进行宫颈筛查取样仅限于未在之前常规筛选间隔内筛查者。在 GUM 门诊行宫颈癌筛查取样者应接受适当的培训。转诊到指定阴道镜门诊的标准与 NHSCSP 的其余门诊相同。

宫颈细胞学检查在诊断性传播疾病方面的敏感性和特异性不高，不能用来作为诊断工具。

1.4　终止筛查

1.4.1　自愿终止筛查

妇女可以通过书面要求终止筛查。自愿终止筛查的原因可能包括：

- 妇女患子宫颈癌的风险低，例如妇女从未与其他人（男性或女性）亲密接触。
- 妇女存在身体或认知障碍使得提取样本非常困难或痛苦，因此不希望接受进一步筛查。
- 妇女可能不会从筛查中受益，例如临终患者。
- 妇女因任何原因（例如割礼）无法提供足量的样本。应当与其讨论替代方案如妇科转诊并获其同意。
- 妇女任何时候都不愿参加筛查。

卫生专业人员必须确保为所有表达终止筛查意愿的妇女提供充分和准确的信息，以做出明智的决定。这类妇女不应在没有知情同意的情况下终止筛

查。所有情况下,任何妇女在终止筛查前均应获得与一名合适的健康专家讨论的机会。

1.4.2 "最佳利益"决定

少数情况下,妇女可能无法在知情同意的情况下做出接受筛查邀请或永远终止筛查项目的决定。根据心智能力法案(2005年),可以由合法授权人代表该妇女做出决定。

"最佳利益"决定必须是所有可能的选择中受限制最少的决定,因此,在大多数情况下,最好是按照常规筛查频率邀请其继续筛查,该筛查邀请可以被接受或谢绝。

1.4.3 医疗原因终止本筛查项目

因以下原因没有宫颈的妇女需终止本筛查项目:

- 全子宫切除(次全子宫切除术妇女仍面临风险,应继续筛查)
- 先天性无宫颈
- 男性到女性的变性
- 行根治性子宫切除术的宫颈癌妇女

1.4.4 放射治疗

宫颈癌、膀胱癌、直肠癌和其他盆腔癌症妇女接受放射治疗后的细胞学样本解读困难,很难提供准确的报告。

这类患者应终止本项目,代之以妇科随访。

所有情况应考虑个体情况,不适合筛查的妇女可以终止本项目。

1.4.5 宫颈管狭窄

重度宫颈管狭窄的妇女可能无法获得能够代表整个转化区的细胞学样本(通常是前次手术的结果)。这类情况下均应考虑扩张宫颈,但对于具有细胞学高级别病变或宫颈腺上皮内瘤变史的妇女也可考虑全子宫切除术。做这个决定时,阴道镜多学科协作团队(Multiple Disciplinary Team,MDT)的介入可能有所帮助。若无法扩张宫颈或切除子宫,首席阴道镜医生应与该妇女协商并共同决定退出本筛查项目。不愿退出者应继续接受筛查邀请。

1.4.6 自动终止

如果下一次检查日期在65岁生日后并且最后三次检查(少于三次,如果总筛选次数不足三次)的筛查时间间隔适当、样本足量、结果正常,妇女将自动终止本项目。如果没有回应邀请的妇女的下一次检查日期在65岁生日后,也可以终止本项目。

▶ 2 筛查策略

2.1 液基细胞学

本项目目前的标准筛查形式是液基细胞学(Liquid-based Cytology,LBC)。

2.2 HPV检测

2.2.1 HPV分流和治愈检测的背景:临床试验和监测中心

基于临床试验和监测中心的证据,对交界性或低级别细胞学检查结果妇女行高危型人乳头瘤病毒(High-risk Human Papillomavirus,HR-HPV)分流管理和治愈检测的全国推广部署已于2013年完成。

2.2.2 HPV分流管理和治愈检测评价

根据HR-HPV分流方案,细胞学结果为交界性(鳞状细胞或颈管型)或低级别核异常的妇女进行HR-HPV检测。HR-HPV阳性者转诊阴道镜检查;HR-HPV阴性者返回到常规筛查项目。细胞学结果为高级别或更严重的核异常者无需HR-HPV检测直接转诊阴道镜检查。

根据HR-HPV治愈检测方案,所有级别的宫颈上皮内瘤变(Cervical Intraepithelial Neoplasia,CIN)妇女治疗后6个月将被邀请在社区复查宫颈细胞学。报告为阴性、交界性改变(鳞状细胞或颈管型)或低级别核异常者均行HR-HPV检测。HR-HPV阴性者三年后(不分年龄)将被召回检查,如果随后的细胞学检查阴性将返回到常规筛查项目;HR-HPV阳性者转诊阴道镜检查。细胞学结果为高级别或更严重的核异常者无需HR-HPV检测直接转诊阴道镜检查。

▶ 3 癌症等待时间:国家政策

国民医疗保健系统(National Health Service,NHS)癌症规划(2000年)出台了多项与妇女癌症转诊或癌症治疗前相关的服务标准,即:癌症等待时间(Cancer Waiting Time,CWT)。癌症改革战略(2007年)对其条款进行了修订和扩展,其中规定,女性从本项目转诊阴道镜被列入等待指南。在NHS改进计划(2004年6月)中,关于医院等待时间的更广泛的问题被解决,其中规定,任何人从全科医生(General Practitioners,GP)转诊到治疗的等待时间不应超过18周。而英国 2012/13 操作框架(2011)决定着从初筛检查阳性到诊断检查之间的时间间隔。癌症等待时间由健康与社会保健信息中心监测。

3.1　适用于 NHSCSP 的癌症等待和转诊标准

适用于 NHSCSP 的标准是：

- 从收到癌症筛查机构的转诊单到首次癌症治疗不超过两个月(62 天)(目标 > 85%)。
- 从诊断(决定治疗)到所有癌症的首次治疗不超过一个月(31 天)(目标 > 96%)。
- 妇女从全科医生转诊到治疗(或排除癌症后出院)不超过 18 周。
- 不超过 1% 的患者等待诊断性检查(阴道镜检查作为诊断性检查)超过 6 周。
- 等待时间以日历天数而非工作日衡量,所有计算均视收到转诊单当天为第 0 天。

NHSCSP 还为本项目设置了自己的标准,旨在确保所有服务符合国家规定。这些内容将在后面适当的章节中阐述。

3.2　细胞学报告

阴道镜检查是筛查过程的延续,为所观测到的变化性质提供进一步的证据。因此,阴道镜医生检查时必须看到细胞学检查报告。

3.2.1　样本不充分

3.2.1.1　样本不充分的细胞学处理

如果最初的液基细胞学报告样本不充分,应重复细胞学检查。重复检查取样应在前次检查三个月之后。此外,如果取样者没有完全暴露宫颈,或者如果取样方式不适当,例如使用 NHSCSP 尚未批准的取样器,必须报告样品不充分。

如果有任何交界性或核异常细胞的证据,一定不能报告样品不充分。

若连续样本不充分,应予转诊。

如果连续三次样本不充分,妇女应转诊阴道镜检查。阴道镜医生应在 6 周之内接诊该妇女。

3.2.2　样本稀少

某些情况下,稀少样本可以发出一个异常细胞学的报告,但不足以提供一个可靠的 HR-HPV 检测结果。

未见异常细胞的稀少样本不应常规用于 HPV 检测。在做进一步计划时,注意到低细胞量对细胞学结果可靠性的影响是很重要的。

3.2.3　阴性结果

样本充分且无异常细胞报告为阴性。收到阴性报告的妇女可以安全地返回常规筛查。

3.2.4　鳞状细胞或颈管细胞交界性改变

3.2.4.1　鳞状或颈管细胞交界性改变的细胞学处理

当报告为鳞状或颈管细胞交界性改变,将进行反馈性的 HR-HPV 检测。任一类型的交界性改变且 HR-HPV 阳性的妇女必须转诊阴道镜检查。HR-HPV 阴性者返回常规筛查。

如果样品稀少,可以尝试 HR-HPV 检测,但仅阳性结果或者有内质控确认有效性的阴性结果被认为可靠。当稀少样品的细胞学检查报告为交界性改变而高危型 HPV 检测结果为阴性时,应在半年内进一步取样,且应进行如下处理:

- 如果第二次筛查的细胞学检查报告为阴性、交界性或低级别,应行 HR-HPV 检测。HR-HPV 阳性者应转诊阴道镜检查。HR-HPV 阴性者返回常规筛查。
- 如果第二次筛查的细胞学检查报告为高级别核异常(中度)或更严重,应直接转诊阴道镜检查。HR-HPV 检测不是必要的。

3.2.4.2　鳞状和颈管细胞交界性改变的转诊等待时间

HR-HPV 阳性且液基细胞学检查报告为鳞状和颈管细胞交界性改变的妇女一定要转诊阴道镜检查。她们应当在 6 周之内接诊(99%)。

3.2.5　低级别核异常

3.2.5.1　低级别核异常的处理

当细胞学检查报告为低级别核异常,将进行反馈性 HR-HPV 检测。

如果 HR-HPV 检测为阳性,一定要转诊阴道镜检查。如果 HR-HPV 检测为阴性,必须返回常规筛查。低级别核异常妇女且 HR-HPV 阳性,应进行阴道镜检查和评估。然而,为防止可能出现的过度治疗,她们不应按照基于"即诊即治"模式处理。

3.2.5.2　低级别核异常的转诊等待时间

所有 HR-HPV 阳性且液基细胞学检查报告为低级别核异常的妇女一定要转诊阴道镜检查。她们应当在 6 周之内接诊(99%)。

3.2.6　高级别核异常(中度)

3.2.6.1　高级别核异常(中度)的处理

一次细胞学检查报告为高级别核异常(中度或

重度)的妇女必须转诊阴道镜检查。HR-HPV 检测不是必要的。

3.2.6.2　高级别核异常(中度)的转诊等待时间

妇女的液基细胞学检查报告为高级别核异常(中度)被纳入由癌症改革战略推出的 62 天的标准。由于 62 天的期限是指从收到 NHSCSP 转诊单到第一次确诊治疗(若该妇女被发现患有癌症)，应迅速转诊至阴道镜检查。如果妇女没有直接转诊阴道镜检查，她的全科医师必须通过"2 周等待"途径紧急转诊。妇女应当在 2 周内由阴道镜医生接诊检查(93%)。

如果该妇女收到良性的诊断报告，紧急转诊提供者接收转诊的标准则是 18 周的承诺方案。

3.2.7　高级别核异常(重度)

3.2.7.1　高级别核异常(重度)的处理

一次细胞学检查报告为高级别核异常(重度)的妇女必须转诊阴道镜检查。

3.2.7.2　高级别核异常(重度)的转诊等待时间

妇女的液基细胞学检查报告为高级别核异常(重度)被纳入由癌症改革战略推出的 62 天的标准。由于从收到 NHSCSP 转诊单到第一次确诊治疗的时间(如果该妇女被发现患有癌症)期限为 62 天，需迅速转诊至阴道镜检查。如果妇女没有直接转诊阴道镜检查，她的全科医师必须通过"2 周等待"途径紧急转诊。该妇女应当在 2 周内由阴道镜医生接诊(90%)。

如果该妇女诊断为良性病变，从紧急通道转诊接诊开始算应遵从 18 周诊疗周期承诺。

3.2.8　浸润性鳞状细胞癌

3.2.8.1　细胞学浸润性鳞状细胞癌的处理

一次细胞学检查报告为浸润性鳞状细胞癌的妇女必须转诊阴道镜检查。

3.2.8.2　浸润性鳞状细胞癌的转诊等待时间

液基细胞学检查报告为浸润性鳞状细胞癌被纳入由癌症改革战略推出的 62 天的标准。由于从收到 NHSCSP 转诊单到第一次确诊治疗的时间(如果该妇女被发现患有癌症)期限为 62 天，需迅速转诊至阴道镜检查。如果妇女没有直接转诊阴道镜检查，她的全科医师必须通过"2 周等待"途径紧急转诊。妇女应当在 2 周内由阴道镜医生接诊(>90%)。

如果该妇女诊断为良性病变，从紧急通道转诊接诊开始算应遵从 18 周诊疗周期承诺。

3.2.9　腺体肿瘤

3.2.9.1　腺体肿瘤的转诊途径

当报告为腺体肿瘤，转诊途径将取决于有关异常腺细胞来源的具体内容。

当异常腺细胞可能来源于宫颈，或来源未定，妇女一定要转诊阴道镜检查。如果妇女没有直接转诊阴道镜检查，她的全科医师必须通过"2 周等待"途径紧急转诊。

当异常腺细胞可能来源于子宫内膜或其他妇科部位，妇女应该转诊妇科门诊。如果妇女没有直接转诊，她的全科医师必须通过"2 周等待"途径紧急转诊。

转诊妇科门诊不在筛查项目内，可以根据当地的方案来处理。应遵循以下指导以确保处理恰当。

必须全盘考虑妇女的具体情况。在某些情况下，结合宫颈和宫颈外检查的转诊可能是可行的。如果妇女已经接受可疑情况的治疗，为避免造成困扰而与妇女的全科医生交流可能是可取的。

来自宫颈细胞学实验室的顾问医务人员必须决定所需转诊的类型和优先项，并确保适时转诊。需要注意的是妇科转诊不在整个方案安全系统覆盖范围。

必须安排通知诊断为非宫颈腺体肿瘤的妇女。

这种沟通会特别敏感，因为该妇女可能已经收到了阴性、交界性或低级别细胞学异常的筛查结果。

在极少数情况下，细胞学检查可以提示非宫颈腺体肿瘤和宫颈异常共存。前者的治疗在筛查项目范围之外；而后者的结果应当被记录并送至国民保健应用和基础设施服务系统(National Health Applications and Infrastructure Services, NHAIS)以决定妇女在筛选项目内处理。这确保了妇女处于 NHSCSP 筛查防故障系统之内。

3.2.9.2　腺体肿瘤的转诊等待时间

无论异常腺细胞来源，如果妇女没有直接转诊阴道镜检查或妇科机构，她的全科医师必须通过"2 周等待"途径转诊。妇女必须在 2 周内紧急接诊(90%)(附表 2-1)。

3.3　疑难病例

当细胞学改变难以解读时，那些报告异常宫颈细胞学的妇女可以转诊阴道镜评估。在这些情况下，阴道镜表现也可以是非特异性的，但通过结合细胞学检查、阴道镜表现和对任何可见的异常部位组织学活检,可以获得更加准确的评估。理想情况下,在决定未来处理方案前,这类病例应该由细胞学家、阴道镜医生和组织病理学家在阴道镜 MDT 会议上评审。

附表2-1 转诊/等待时间标准汇总

细胞学/HPV	等待/肿瘤等待时间途径	NHSCSP 标准
3次连续样本不充分	18周途径,如果接下来怀疑肿瘤则升级至62天承诺	6周内转诊至阴道镜医生
交界性改变/HR-HPV 阳性	18周途径,如果接下来怀疑肿瘤则升级至62天承诺	6周内转诊至阴道镜医生
低级别/HR-HPV 阳性	18周途径,如果接下来怀疑肿瘤则升级至62天	6周内转诊至阴道镜医生
高级别(中度)	62天途径/全科医生2周紧急转诊;(如果排除癌症,转至18周途径)	2周内转诊至阴道镜医生
高级别(重度)	62天途径/全科医生2周紧急转诊;(如果排除癌症,转至18周途径)	2周内转诊至阴道镜医生
浸润性鳞状细胞癌	62天途径/全科医生2周紧急转诊;(如果排除癌症,转至18周途径)	2周内转诊至阴道镜医生
颈管型或不能另行确定的腺上皮瘤变(Not Otherwise Specified, NOS)	62天途径/全科医生2周紧急转诊;(如果排除癌症,转至18周途径)	2周内转诊至阴道镜医生
其他来源的腺上皮内瘤变- NHSCSP 之外的转诊	62天途径/全科医生2周紧急转诊;(如果排除癌症,转至18周途径)	2周内转诊至妇科医生
异常宫颈(NHSCSP 之外)	62天途径/全科医生2周紧急转诊;(如果排除癌症,转至18周途径)	2周内转诊至妇科医生
有症状(NHSCSP 之外)	62天途径/全科医生2周紧急转诊;(如果排除癌症,转至18周途径)	2周内转诊至妇科医生

3.4 宫颈样本中的良性子宫内膜细胞

宫颈样本中细胞学良性的子宫内膜细胞的意义随月经周期的时期、药物、临床病史和年龄变化而变化。然而,在一个基于人群的宫颈筛查项目中,上面列出的这些信息中的一部分,如果不是大多数,常常是无法获得的。这应当反映在所提供的临床处理建议中。现在有相当多的证据表明,40岁以下妇女样本中的子宫内膜细胞并不提示显著子宫内膜病变。因此,该年龄段的妇女宫颈标本中发现正常的子宫内膜细胞不需要报告。

40岁以上妇女的宫颈样本中,月经周期的前十二天比周期的其他时间发现正常的子宫内膜细胞的机会显著增加,实验室不必特别报告。

40岁以上女性的宫颈样本中,月经周期的第十二天后发现正常的子宫内膜细胞可能提示从良性息肉到恶性肿瘤的各种子宫内膜病变。宫颈样本中发现正常子宫内膜细胞与显著病变(子宫内膜增生过长和瘤变)的关联随着年龄的增大而增大:已报道在高达13%的60岁以上宫颈样本中发现正常子宫内膜细胞的妇女存在子宫内膜病变的可能。

然而,如果妇女正在接受口服避孕药、激素替代治疗或他莫昔芬、或带环,超过月经周期的第十二天的宫颈标本中发现正常的子宫内膜细胞可能不提示子宫内膜病变。

如果月经、药物、避孕史不详(见上文),40岁或以上妇女的宫颈标本中发现正常的子宫内膜细胞应当常规报告。任何绝经后妇女中发现此种现象也应当被报告,伴随类似如下评论:

- 子宫内膜细胞存在于40岁以上的宫颈标本中。这些细胞可能与子宫内膜病变相关联,特别是在月经特殊时期或绝经后。根据月经、药物和临床病史应考虑转诊妇科。

如果月经日期不详且样本其他方面未发现异常,那么应当报告为阴性结果,伴随类似如下评论:子宫内膜细胞存在,但月经史不详。如果有任何异常阴道出血史,应考虑转诊妇科。

3.5 异常宫颈

取样者在获取液基细胞学样本时必须看到妇女的宫颈。如果发现异常,妇女应转诊行妇科检查。

3.5.1　异常官颈妇女转诊指南

妇女宫颈异常者必须在两周的转诊时间内被紧急接诊。

3.6　有症状的妇女

3.6.1　有症状妇女的处理

NHSCSP 是一个基于人群的筛查项目,设计目的是通过在疾病发展的早期阶段检测疾病,以减少宫颈癌的发病率和死亡率。有宫颈癌症状的妇女(例如性交后出血、不能由感染或其他原因解释的持续的阴道分泌物)不适于进行筛查。如果全科医生已排除这些症状的常见原因如感染、避孕方法,他们必须转诊至处理宫颈疾病经验丰富的妇科医生(例如癌症首席妇科医生)。如果怀疑癌症,妇科医生可以从 NHSCSP 以外、有转诊症状指征的途径转至阴道镜检查。

宫颈取样时可能发生接触性出血,在没有其他症状情况下者并不是转诊阴道镜检查的指征。

3.6.2　有症状妇女的转诊指南

有症状的妇女必须在两周的转诊时间内被紧急接诊。

3.7　既往行 CIN 治疗和治愈检测

无论切缘情况,CIN 治疗后妇女应返回基于社区的常规随访检查。应在治疗半年后行宫颈细胞学检查。

当细胞学检查报告为阴性、交界性或低级别,应行反馈性 HR-HPV 检测。HR-HPV 阳性者应转诊阴道镜检查。HR-HPV 阴性者无论年龄将在 3 年后被召回行细胞学检查。三年复查间隔是基于标准的 HR-HPV 分流方案。

细胞学结果为高级别或更严重的核异常者必须转诊阴道镜检查。HR-HPV 检测不是必要的。

由于不需要正式的阴道镜检查,如果治愈评价的细胞学取样在医院而非社区,则应当在细胞学门诊完成。

3.8　既往行宫颈腺上皮内瘤变 (Cervical Glandular Intraepithelial Neoplasia,CGIN) 治疗

CGIN 妇女保守切除术后有复发风险。如果 CGIN 被完全切除,在首次切除或二次切除术后,治疗 6 个月后应行治愈检测(TOC)。如果细胞学检查

阴性(必须存在宫颈细胞)和 HR-HPV 阴性,应在 12 个月后(即治疗 18 个月后)行第二次治愈检测——如果细胞学和 HR-HPV 仍均阴性,妇女可以在 3 年后被召回检查。这些取样可以在社区完成。如果 6 个月或 18 个月治愈检查中细胞学或 HR-HPV 任意一项阳性,妇女必须转诊阴道镜检查。

如果妇女 6 个月时仅因为 HR-HPV 阳性没有通过治愈检查而阴道镜检查未发现异常,妇女应当 12 个月后行第二次治愈检查,如果这次细胞学和 HR-HPV 阴性,妇女可以在 3 年后被召回检查。进一步召回取决于检查结果和妇女年龄。如果 6 个月或 18 个月治愈检查中细胞学阳性,妇女必须转诊阴道镜检查并被适当地处理。如果阴道镜检查未发现异常、不适合二次切除术,妇女返回至为期 10 年的细胞学随访。不完全切除 CGIN 并拒绝二次切除术的妇女应在阴道镜门诊进行随访。应在治疗 6 个月后行细胞学检查,结果阴性则 6 个月后(即治疗后 12 个月)重复检查,然后随后 9 年每年检查一次。复杂的 CGIN 病例情况下将从阴道镜 MDT 会议讨论中受益。

▶ 4　阴道镜门诊的质量标准

4.1　良好的工作实践

4.1.1　质量保证

无论在妇科、泌尿生殖医学门诊或初级保健机构检查,应当由有质量保证的机构组织阴道镜检查。

该机构必须由根据本文件列出的方案和质量标准工作的团队运行。阴道镜检查中出现的任何问题都应当以保密和支持的方式加以解决。

4.2　首席阴道镜医生的作用

每个阴道镜团队必须有一个首席阴道镜医生,其作用是确保实践良好、遵守方案、达到本文件列出的质量标准。首席阴道镜医生还必须确保机构收集数据符合英国阴道镜和宫颈病理学会(British Society for Colposcopy and Cervical Pathology,BSCCP)最小数据集的要求。这将确保得到必要的信息以完成 KC65(强制性年度健康部门申报)和监查。

4.3　医院为基础的项目协调员的作用

必须确认一名以医院为基础的项目协调员,项

目协调员必须承担确保对不参与或其他质量保证指标进行监测的责任。

4.4　浸润性宫颈癌监查工作

浸润性宫颈癌监查工作的目的是了解存在宫颈癌筛查方案而宫颈癌依然发生的原因。这项工作的总体目标是对项目进行修订以降低浸润性宫颈癌的发病率。监查具有教育元素，因为它提供了回顾浸润癌当时处理并确定其是否恰当的机会。

监查整理来自不同来源的数据：筛查邀请，细胞学检查结果，阴道镜检查情况和组织学。自2013年4月，参加国民医疗保健系统宫颈筛查项目的阴道镜机构被要求提供绩效数据。评审所有转诊指示之前的五年内阴道镜检查，因为这些检查(以及相关的处理)可能影响到宫颈癌的发展。评审者将检查妇女的阴道镜处理是否体现了当时NHSCSP的相关指南。这样做的目的是通过评估潜在的错误改进培训，所以与转诊指示相关的以及随后18周内的宫颈癌诊断相关联的阴道镜检查不需要常规评审。

在大多数情况下，做出癌症诊断所在单位的首席阴道镜医生将进行评审工作。她或他必须从其他门诊收集必要的笔记。但是，如果首席阴道镜医生参与了该妇女的处理，应由来自同一单位的另一位英国阴道镜和宫颈病理学会(BSCCP)认证的阴道镜医生承担这一任务。

参加了筛查项目但后来发展为浸润性宫颈癌的妇女之前的检查(细胞学和阴道镜检查)结果将被审查。考虑到浸润性宫颈癌监查所概述的公开原则，当地癌症团队必须决定如何处理这次公开审查(第28号NHSCSP发布)。

4.5　NHAIS

阴道镜医生做出的决定直接影响妇女的处理，包括任何随访检查的间隔。如果后续检查由阴道镜机构实施，检查结果的具体内容应加在妇女NHAIS上的筛查记录，以确保防故障系统不会发出过早或不适当的召回邀请。

如果随访检查由初级保健机构执行，阴道镜检查机构将需要传送每一名妇女的筛查指定召回日期信息，令NHAIS系统产生一个正确时间间隔的自动邀请。在实践中，优先选择标准格式电子传送，并使用安全机制进行信息传送。

4.6　认证

团队中的所有阴道镜医生必须通过BSCCP/皇家妇产科学院(Royal College of Obstetricians and Gynaecologists，RCOG)方案认证。他们必须每三年重新认证以保持专业水平，并确保完成足够的工作量。

为达到重新认证，一个阴道镜医生必须完成继续医学教育(Continued Medical Education，CME)，以确保他们掌握科学知识和临床实践进展。合适的CME机会包括出席阴道镜质量保证团队安排的区域教育会议、高级阴道镜课程以及BSCCP年会。

通过监查活动、工作量、出席会议以及其他教育活动(如全面重新验证)，那些积极参与提供阴道镜服务者还应该能够证明他们能够维持自己的知识基础和能力。

NHSCSP规定NHS内独立的阴道镜检查应仅由有胜任力的从业者进行。

4.7　门诊工作人员和设施

每一个阴道镜机构至少需要一名阴道镜护士，其职责是确保临床的平稳运行和对被筛查妇女提供支持。

第二个训练有素的工作人员将需要协助宫颈取样、活检及治疗而进行必要的准备。门诊中阴道镜护士的工作必须得到同样水平的支持。所有门诊工作人员必须熟悉使用的治疗方法(100%)。

阴道镜服务机构需要足够的文书和秘书支持，以确保与患者及他们的全科医生及时沟通。此外，还需要行政支持，以确保高效的数据采集、与其他机构的有效沟通和强大的故障安全机制。

4.8　业务会议

阴道镜团队应举行业务会议。

业务会议应每季度至少一次，讨论临床政策、方案问题、监查发现和同行评审访问以及任何临床质量不达标之处。

4.9　减少妇女的焦虑

信息和通信
有效的信息与沟通对减少焦虑至关重要。
应为每名妇女应在宫颈筛查之前和之后、阴道镜检查前提供口头信息和书面资料(95%)。必须发送适当措辞的邀请。这必须包含门诊联系人姓名、门诊电话号码和就诊时间。

关于就诊和调查结果的信息应在就诊4周之内传达给患者(最佳实践90%)。所有的结果必须在八周内传达(最低标准100%)。

除了国家信息手册,每间门诊还应当提供符合当地居民需求的信息手册。咨询必须作为阴道镜检查的一个组成部分。

检查结果和处理计划应在患者就诊四周之内传达给全科医生或介绍人(最佳实践90%)。所有的结果必须在八周内传达(最低标准100%)。

4.10 黑人和少数民族群体

应当向少数民族成员提供文化上适当的信息。

良好的诊疗实践要求患者应该有自己的病史,并在咨询时有一个独立的翻译在场。朋友或家庭成员不应该承担这个角色。

4.11 提供给门诊治疗妇女的信息

当妇女正在考虑门诊治疗,提供相关信息可以降低有害后果的风险。

妇女应被告知:
- 治疗后四个星期避免使用卫生棉条。
- 治疗后四个星期禁止阴道性交。
- 治疗后两个星期避免游泳。
- 环形切除或局部治疗后可以驾驶,除非进行阴道镜检查的专家不建议。
- 治疗后可以适当饮酒。
- 可能继续其他正常活动,包括轻度运动。
- 尽管没有已知的避免治疗后出行的健康依据,因治疗引起的并发症海外就医不纳入保险。
- 环形切除术后可能有暂时的月经模式改变。
- 单次锥切、宫颈电热疗和环形切除长度/深度小于10mm与早产和早产胎膜早破的发生率增加不相关。
- 单次锥切、宫颈电热疗和环形切除与不孕风险增加不相关,但可能会增加中孕期流产的风险。

4.12 "即诊即治"门诊

"即诊即治"门诊必须确保接受治疗的妇女第一次就诊见面前已被提供充分和适当的信息(100%)。

4.13 询问病史

可以询问性生活史方面适当和敏感的问题,但仅在研究通过伦理审批情况下,或者患者通过明确的表示体现出来。

4.14 门诊设施

门诊的设施必须包括:
- 有更衣设施的独立空间。
- 厕所。
- 100%固定专用的阴道镜位置。
- 茶点间。
- 独立的候诊和休息区。

4.15 门诊访客

妇女可以有一位朋友或亲戚在场。若有与阴道镜检查工作没有直接关系的人员在场(如实习人员、大学生、访客),必须事先征求患者同意。

4.16 阴道镜门诊设施

门诊环境要舒适,并且应当保护患者尊严。在阴道镜检查和(或)治疗前后,应留出时间给患者谈论他们关心的问题。

阴道镜检查门诊必须提供下列的设备:
- 固定躺椅和阴道镜。
- 合适的无菌器械和(或)消毒设施,符合地方和国家的健康和安全建议。
- 充足且立即可以使用的急救设备,与检查相关的员工经过训练并能熟练使用这些设备。
- 合适的IT设备。
- 便于收集数据的软件,为满足BSCCP最小数据集和提交法定季度KC65的需要。

如果可能,应提供电视监控设施供患者观看整个过程。

另外:
- 如果使用激光或电疗设备,充足的安全准则要到位,所有员工必须受过操作培训。每个门诊必须提供描述清楚的、随手可获取的应急指南。这些都必须符合当地规定。
- 专门诊断机构在患者需要时,必须可以自动转诊至有治疗能力的机构。

4.17 不就诊者

对于不就诊的患者:
- 必须有针对不就诊患者处理的书面方案。
- 监查应包括缺席者记录的分析以识别可以解决的任何模式以降低缺席率。
- 缺席率应小于 10%。

4.18 多学科工作

4.18.1 联络其他单位

单位之间的有效联络是高质量的综合的患者保健的重要组成部分:
- 泌尿生殖医学门诊内的阴道镜门诊必须与妇科机构建立联络方案。(100%)
- 妇科机构内的阴道镜门诊应当与 GUM 机构建立联络方案。(100%)
- 阴道镜门诊应当与细胞学实验室、招募和召回机构建立联络协议。(100%)
- 多学科监查必须是服务的一个组成部分。(100%)
- 应当有完善的与细胞学和组织学机构连接的临床和计算机连接以支持多学科工作。
- 阴道镜门诊应当有阐述故障安全机制的方案。(100%)
- 阴道镜门诊应当有阐述未来以社区为基础的细胞学召回的通知程序方案。(100%)

4.19 阴道镜多学科会议

4.19.1 会议的主要目的是策划组织学、细胞学和阴道镜结果不一致患者的处理

- 所有会议必须至少由一名阴道镜医生和一名介绍和讨论组织学和细胞学的人员参加。
- 所有组织学检查必须在会议之前由一名承担阴道镜组织学的报告的顾问组织病理学家会诊。宫颈细胞学高级执业医生(Advanced Practitioners,AP)可与顾问组织病理学家讨论后介绍组织学。
- 细胞学检查必须在会议之前会诊,可以由 AP 或常规提供细胞学报告的顾问病理医生会诊或介绍。
- 所有阴道镜医生必须参加至少一半的会议。
- 首席细胞病理学家应当参加应参加一部分会议。

- 必须至少每年举办 6 次会议,每月 1 次最好。

4.19.2 应当讨论的病例

应当有一个明确的当地方案。这不是一个详尽的列表:
- 尚未经阴道镜检查和(或)组织学检查确诊的所有高级别细胞学病例
- 颈管细胞交界性改变,HPV 阳性而阴道镜和(或)组织学检查无异常
- 阴道镜医生希望申请方案外的 HPV 检测的所有病例
- 所有浸润癌病例
- 必须有作阴道镜检查、组织学和细胞学的设施,以便将存在顾虑并希望讨论的任何病例添加到列表中
- 结果必须记录在患者的笔记中并反馈给主管临床医生
- 结果应当记录在细胞学计算机系统或未来允许访问细胞学/组织学的其他系统
- 建议定期监查

该指导取代第 10 号 NHSCSP 文件。

4.20 阴道镜医生的培训和认证

4.20.1 培训要求

所有执业阴道镜医生必须能够证明他们已经接受充分的培训。所需证据取决于个人培训开始的时间:
- 1998 年 4 月后开始培训者:BSCCP/RCOG 阴道镜检查资格证。
- 1998 年 4 月前开始训练但到 1998 年 4 月还未完成培训者:BSCCP 培训结业证书。
- 不再允许自我认证。

4.20.2 1998 年 4 月之后的培训

1998 年 4 月后,BSCCP/RCOG 联合培训项目是针对希望在 NHSCSP 内执业的阴道镜医生目前唯一公认的阴道镜培训和认证项目。

可以通过 RCOG 参加高级培训技能模块(Advanced Training Skills Module,ATSM)培训,但也可以通过 BSCCP 参加培训,因为不是所有的受训者都是 RCOG 的会员(如阴道镜护士)。

4.20.3 培训内容和评估

培训涉及监督和无监督阴道镜评估,并完成电子阴道镜日志。还需要参加组织病理学和细胞病理

学会议。最终使用的评价方法是客观结构化临床考试（Objective Structured Clinical Examination，OSCE）。这是一个已经认证的质量有保证的考试。

4.21　临床技能和继续医学教育（CME）的保持

NHSCSP 内执业的阴道镜医生每年至少接诊 50 个新的细胞学异常患者。拥有目前的 BSCCP 证书不能免除阴道镜医生达到这个标准。

所有阴道镜医生必须每三年至少参加一次 BSCCP 认证的阴道镜会议。NHSCSP 认为非常需要完成 BSCCP 的重新认证过程。持续的执业应该是有质量保证的，应具有持续的个人发展和定期监查。阴道镜医生的年度总体评估应当包括执业讨论。

▶ 5　阴道镜检查诊断标准

5.1　细胞学结果

细胞学结果应该在阴道镜检查之前提供。

5.1.1　复查宫颈细胞学

不应当因细胞学异常第一次转诊阴道镜检查时复查宫颈细胞学。当最初的细胞学标本不充分，应在第一个采样之日起采取不少于三个月时复查细胞学。除非经阴道镜 MDT 讨论，阴道镜门诊不应当复查 HPV。

5.2　阴道镜检查

下面的数据应在阴道镜检查中记录：

- 转诊原因。（100%）
- 细胞学异常的级别。（100%）
- 阴道镜检查是否充分（充分的检查必须看到整个宫颈）。（100%）
- 鳞柱交界可见性——完全可见，部分可见，不可见。
- 是否存在延伸至阴道和（或）颈管。
- 任何病变的阴道镜特点。
- 病变级别的阴道镜印象。
- 转化区类型，即 1 型、2 型或 3 型。
- 任何阴道镜下活检的部位。

5.3　浸润性疾病

必须注意不能漏诊浸润性疾病。以下情况推荐切除形式的活检：

- 当大部分宫颈阴道部被高级别病变取代。
- 当低级别阴道镜改变与重度或更严重的核异常相关。
- 当病变延伸到宫颈管，应切除足够的宫颈组织以去除所有宫颈内病变。

在上述的情况下，点活检不能提供可靠的信息。阴道镜医生应该知道不恰当或无意的破坏浸润性或腺体病变的风险小。这主要发生在高级别的细胞学或阴道镜下改变（CIN3）相关情况。可能存在延迟活检的迫切原因，如妊娠。必须记录不进行活检的原因（100%）。

5.4　阴道镜诊断的准确性

当进行充分的阴道镜检查时，高级别病变（CIN2 或更严重）的阴道镜诊断的阳性预测值应至少为 65%。

5.5　阴道镜下点活检

除非准备行切除治疗，细胞学提示中度或更加严重的核异常并且存在可识别的不典型转化区时（100%）应进行活组织检查。怀孕期间的病例例外。

如果不存在非典型转化区，低级别细胞学异常（轻度或更小的核异常）和低级别或阴性阴道镜检查不需要阴道镜活检。在决定治疗时（尤其当考虑消融性治疗）相关的细胞学和阴道镜检查发现与引导下的活检结果同样重要。

5.6　活检的充分性

> 90% 的活检组织（包括引导下活检和切除性）应当适合做组织学分析。如果阴道镜下活检报告为不足以进行组织学分析，应该对残留的病变再次进行阴道镜下活检。（95%）

5.7　阴道镜检查的辅助性检测

5.7.1　动态光谱成像系统

动态光谱成像系统（Dynamic Spectral Imaging System，DySIS）是使用动态光谱成像来评价醋酸对上皮的变白效果（醋白）的数字视频阴道镜。它通过对醋白速率、程度和持续时间进行定量测量并生成图形显示总结，称为 DySIS 图。这可以与组织的彩色图像重叠，以帮助临床医生确定任何病变的存在和等级。DySIS 可以在 NHSCSP 内使用，只要遵守标准的阴道镜指南和过程。

DySIS阴道镜具有比传统阴道镜更高的灵敏度:它检测高级别病变的敏感性是88%,而传统阴道镜是55%。还已证明它对HPV16阳性和CIN2 +病变的患者具有97%的灵敏度和100%的特异性。传统阴道镜检查往往忽略了可能存在于细胞学检查为低级别患者的小的、高级别病变。在这个亚组中,DySIS临床试验表明其敏感性为77%而传统阴道镜检查为19%。敏感性特别重要,因为阴道镜在目前NHSCSP HPV分流以及治愈评价方案中,对确定哪些细胞学低级别而HPV阳性患者可以回到常规筛查检测方案中起关键作用。DySIS应该被看作是标准阴道镜检查的辅助,但需要额外的培训,以确保用户了解的DySIS图像的正确使用和解释。在初始2至4周用户熟悉系统中,门诊可以减少接待患者的数目。国民优质健康与护理研究院(National Institute for Health and Care Excellence,NICE)评估了DySIS体系并得出结论,该技术适用在NHS阴道镜门诊内使用。临床试验已经表明,当与所有其他常用阴道镜指标结合起来,DySIS阴道镜检测高级别的敏感性为88%,而传统阴道镜取得的为55%。

5.7.2 ZedScan

ZedScan利用电阻抗谱(Electrical Impedance Spectroscopy,EIS)作为辅助实时显示测试进行阴道镜检查。EIS独立于宫颈醋白改变。采用EIS技术的研究在英国和欧洲的研究已经发表。NICE出版了一本有关ZedScan迈特科技创新简报。

5.7.3 LuViva

LuViva利用荧光和反射光谱来识别CIN以评估宫颈。该设备在阴道镜之前使用,不能代替阴道镜,也不是阴道镜检查时的辅助检测。目前英国没有LuViva的NICE评估或数据。

▶6 感染、细胞学和阴道镜检查

宫颈细胞学和阴道镜检查可以识别多种传染性病原体,但任何情况下临床表现不能作为确诊依据。例如一些阴道镜和肉眼表现,比如疱疹和梅毒的溃疡,很容易误认为是鳞状细胞癌。细胞学及阴道镜检查对传染性病原体的低敏感性、特异性、阳性和阴性预测值意味着单独的宫颈细胞学或阴道镜检查均不能用于诊断感染。

6.1 阴道镜门诊的感染检测

使用阴道镜筛查最常见的性传播感染,沙眼衣原体,性价比不高也没有指征。同样,没有证据支持无症状妇女细胞学取样时的淋病检测。

6.2 细胞学检查发现感染的处理

细胞学检查出现的一些微生物可能改变妇女的临床处理。具体药物治疗在此将不详细说明;但细胞学报告指出的特定感染应予考虑。在常规宫颈涂片镜检过程中可注意到以下生殖道感染,来自液基细胞学样本的结果已被证明具有同等作用:

- 放线菌状微生物(Actinomyces-like Organisms,ALOs)
- 阴道毛滴虫
- 念珠菌属
- 单纯疱疹病毒(Herpes Simplex Virus,HSV)

6.3 放线菌状微生物

ALOs通常与宫内节育器(IUD)有关。如果妇女无症状,则无取环或抗生素治疗指征。如果有症状,可能需要取环(首先确定患者前面五天没有性生活)。环取出后应送培养并开具适当抗生素。可能需要随后妇科转诊以确保症状和(或)体征消失。期间应当建议合适的其他避孕方法。

由于宫颈细胞学检查在检测ALOs方面敏感性和特异性差、阳性预测值低,没有伴随症状时通过这种方法检测ALOs的预测价值极小。

6.4 念珠菌属

细胞学样品的显微镜检查对诊断阴道念珠菌病不够敏感。孢子的存在表明其繁殖活性,但此类酵母在无症状妇女中常见,不需处理。即使在有症状的妇女,念珠菌的存在并不一定表示念珠菌感染是病症的唯一原因。

6.5 细菌性阴道病

细菌性阴道病与"线索细胞"(鳞状上皮细胞膜表面包被一层球菌杆菌)和明显缺乏正常乳杆菌相关。LBC样品为准确诊断提供了机会,与湿涂片和脱氧核糖核酸(Deoxyribonucleic Acid,DNA)探针技术相比,具有小于1%的假阳性率。

6.6　沙眼衣原体

通过细胞学检测衣原体感染的灵敏度低(31%)。因此,不能依赖这种方法诊断衣原体。但液基细胞学使用的液体保留了沙眼衣原体的DNA。许多商业测试在该标本类型中检测衣原体。虽然这不是宫颈癌筛查项目的一部分,但这可能构成临床研究的一部分。

6.7　淋病奈瑟菌

胞质内双球菌的存在不能作为诊断,因为其他微生物(包括共同和非致病奈瑟球菌属)在形态上无法区分。为妇女做出诊断前必须行确诊检测,但是,液基细胞学使用的液体保留了淋病奈瑟菌的DNA。许多商业测试在该标本类型中检测淋病奈瑟菌。虽然这不是宫颈癌筛查项目的一部分,但这可能构成临床研究的一部分。

6.8　生殖器疱疹

LBC样品可以显示单纯疱疹病毒感染的特征。LBC样品检测该微生物的特异性高。

6.9　与妇女交流结果

应当认识到对两性关系存在潜在危害,要求通知配偶可能存在某种感染。这样可以减少依靠筛查来诊断性传播疾病的情况。目前,存在准确性高的检测方式,并应当在细胞学筛查和(或)阴道镜检查怀疑有感染的妇女中使用。与当地的GUM机构保持良好的联系对有指征的转诊和治疗是有益的。

▶ 7　CIN的治疗

7.1　手术技术

在治疗和根除宫颈上皮内瘤变(CIN)方面,不存在明显优于其他技术的保守手术技术。然而消融技术仅适合如下情况:

- 可以看到整个转化区。(100%)
- 没有腺体异常的证据。(100%)
- 没有浸润性疾病的证据。(100%)
- 细胞学和组织学之间没有大的差异。

只有在特殊情况下,才考虑对超过50岁的妇女进行消融治疗。

7.2　局部消融

所有妇女在接受消融性治疗前必须具有明确的组织学诊断(100%)。

7.3　冷冻疗法

冷冻疗法应该只用于低级别CIN,必须使用双冷冻-解冻-冷冻技术(100%)。

7.4　切除

7.4.1　切除标本

切除时,至少80%的病例应当作为单一的标本被切除。进行多个片段的切除可能增加组织病理学评估的困难。此外,如果微小浸润疾病存在,可能无法对零碎切除的组织划分亚期或者确定是否完整切除。

7.4.2　组织学报告

组织学报告应记录标本的尺寸以及上皮内或浸润性疾病切除的状态。

7.4.3　切除的深度/长度

切除的目标是去除所有的异常上皮。

1型宫颈转化区:

- 对于治疗宫颈阴道部病变,切除技术应当去除深度/长度超过的7mm的组织(95%),虽然育龄期妇女的目标是<10mm。

2型宫颈转化区:

- 切除技术应当去除深度/长度10~15mm的组织,这取决于颈管内鳞柱交界的位置。

3型宫颈转化区:

- 切除技术应当去除深度/长度15~25mm的组织。

当切除治疗用于CIN相关的1型和2型转化区病变时,报告标本的深度/长度应为≤15mm。(85%)

7.5　"即诊即治"原则

临界或低级别核异常原因而转诊阴道镜检查时,第一次就诊不应当进行治疗。

具有CIN2、CIN3或CGIN组织学证据时,第一次就诊的治疗比例必须>90%。

7.6　二次切除

7.6.1　CIN3累及切缘

CIN3累及侧切缘或深部切缘(或者不能确定切

缘状态)导致较高的复发率,但并不代表需要常规二次切除术,只要:

- 没有腺体异常的证据。
- 没有浸润性疾病的证据。
- 妇女小于 50 岁。

7.6.2　50 岁以上妇女

所有 50 岁以上、CIN3 侧切缘或深部切缘阳性的妇女,如果无法保证进行满意的细胞学、HR-HPV 和阴道镜检查,必须进行二次切除术以获得阴性切缘。

7.7　局部切除

7.7.1　国际妇产科联盟(International Federation of Gynecology and Obstetrics,FIGO)Ⅰa1 期微小浸润鳞状细胞癌

FIGO Ⅰa1 期微小浸润鳞状细胞癌可以进行局部切除术,如果:

- 切缘均无 CIN 和浸润性疾病累及。
- 妇科癌症中心病理学家和 MDT 已经进行组织学会诊。

如果浸润性病变被切除,但 CIN 累及切缘,那么应进行二次切除以确认完全切除 CIN,并进一步排除浸润性疾病。即使已经计划行全子宫切除术,也应当进行二次切除术,以排除需要进行根治术的隐匿性浸润性病变。

7.8　麻醉

治疗应在适当的疼痛控制下进行,并应包括治疗前咨询。

治疗应提供局部麻醉;不适合局部麻醉时,应行全身麻醉。应当在阴道镜检查中记录全身麻醉的原因。

门诊局部麻醉妇女的比例应≥80%。

▶ 8　腺体异常的处理

8.1　宫颈腺上皮异常

宫颈细胞学筛查可以预测是否存在宫颈腺上皮异常。

8.2　腺体异常样本的报告

如果细胞学特征提示宫颈腺上皮内瘤变

(CGIN)或宫颈腺癌,样本应当报告为"宫颈管型腺体肿瘤"。

8.3　阴道镜评估

细胞学观察到腺体异常时,阴道镜评估至关重要(100%)。

8.4　"宫颈管型腺体肿瘤"的进一步检查

8.4.1　"宫颈管型腺体肿瘤"

细胞学报告为"宫颈管型腺体肿瘤"的妇女应两周内转诊阴道镜检查以排除明显的宫颈和子宫内膜肿瘤。

8.4.2　交界性腺体样本

细胞学报告为宫颈管交界性改变时,进行反馈性 HR-HPV 检测。妇女存在任一类型的交界性改变且 HR-HPV 阳性必须转诊阴道镜检查。HR-HPV 阴性者返回至正常性定期检查。

妇女存在腺上皮的交界性核改变且 HR-HPV 阳性应行阴道镜下适当的宫颈活检。

8.4.3　腺体肿瘤(非宫颈)

患者应转诊妇科作进一步检查。她们在两周内被紧急接诊。

8.5　阴道镜引导下点活检

阴道镜引导下点活检诊断腺上皮内瘤病变的灵敏度低。此外,由于不能除外浸润性疾病,因此不能用于精准诊断。专家认为,高级别 CGIN 的可靠诊断和与浸润性腺癌的鉴别只能通过组织病理学实验室,并为此需要进行包含部分宫颈管的切除性活检。

8.6　子宫内膜活检

当妇女的宫颈样本显示"子宫内膜类型的腺体肿瘤",无论有无不规则阴道出血,无论绝经与否,应在两周内被紧急接诊以进行进一步检查。应当转诊进行妇科评估,而不是阴道镜检查。不推荐重复宫颈细胞学检查。虽然某些情况下可能需要宫颈评估,但是大多数妇女并没有宫颈疾病,应首先进行子宫内膜评估。

8.7　"宫颈管型腺体肿瘤"的宫颈管诊刮评估

在评估"宫颈管型腺体肿瘤"方面,宫颈管诊刮

没有明确的作用。

8.8　宫颈腺体肿瘤的临床处理

8.8.1　细胞学报告为"宫颈管型腺体肿瘤"的处理

对于所有细胞学报告为高级别不典型腺体,专家观点支持初始治疗采用切除术,进一步的处理依靠确切的组织学评估,包括切缘状态。怀疑CGIN或早期浸润性腺癌时,宫颈切除的范围可以个体化。对于阴道镜下鳞柱交界(Squamocolumnar Junction,SCJ)可见的年轻和(或)希望保护生育能力的妇女,适合进行包括整个转化区(Transoformation Zone,TZ)和SCJ上面至少1cm宫颈管的圆柱形宫颈切除活检。老年妇女或阴道镜下SCJ不可见,圆柱形活检应包括所有可见TZ和20~25mm的宫颈管。组织病理学专家支持避免或最小化人为的热效应,以改善切缘的评估。对于排除了宫颈病变的细胞学为高级别不典型腺体的妇女,应考虑子宫内膜活检,+/-盆腔影像学检查。

8.8.2　确诊高级别宫颈腺上皮内瘤变(High-grade Cervical Glandular Intraepithelial Neoplasia,HG-CGIN)的保守处理

HG-CGIN常发生于年轻妇女。如果切缘阴性并已排除浸润,对希望保留生育能力推荐保守处理。应当告知行锥切保守治疗的妇女,如果进行仔细的随访,期待处理的方案可能是安全的(见下文)。

8.8.3　不完全切除的CGIN处理

如果提交的样本已经经过实验室彻底取样且切缘阴性,当在咨询CGIN的下一步处理时,临床医生应该非常确定。如果初始保守手术标本的切缘阳性,进一步尝试保守切除以明确排除浸润并得到阴性切缘是合理的。阴道镜或者妇科肿瘤MDT应当帮助指导进一步的处理。

8.8.4　CGIN保守治疗的随访

CGIN妇女保守切除术后有复发风险。如果CGIN被完全切除,在首次切除或二次切除术后,治疗6个月后应行治愈检测(Test of Cure,TOC)。如果细胞学检查阴性(必须存在宫颈细胞)和HR-HPV阴性,应在12个月后(即治疗18个月后)行第二次治愈检测——如果细胞学和HR-HPV仍均阴性,妇女可以在3年后被召回检查。这些取样可以在社区完成。如果6个月或18个月治愈检查中细胞学或

HR-HPV任意一项阳性,妇女必须转诊阴道镜检查。

如果妇女6个月时仅因为HR-HPV阳性没有通过治愈检查而阴道镜检查未发现异常,妇女应当12个月后行第二次治愈检查,如果这次细胞学和HR-HPV阴性,妇女可以在3年后被召回检查。进一步召回取决于检查结果和妇女年龄。如果6个月或18个月治愈检查中细胞学阳性,妇女必须转诊阴道镜检查并被适当的处理。如果阴道镜检查未发现异常、不适合二次切除术,妇女返回至为期10年的细胞学随访。不完全切除CGIN并拒绝二次切除术的妇女应在阴道镜进行随访。应在治疗6个月后行细胞学检查,结果阴性则6个月后(即治疗后12个月)重复检查,然后随后9年每年检查一次。复杂的CGIN病例情况下将从阴道镜MDT会议讨论中受益。

8.9　宫颈腺体肿瘤的全子宫切除术

可以考虑单纯的全子宫切除,如果:

- 无生育要求。
- 充分切除术后切缘阳性。
- 锥切术后随访发现高级别细胞学异常。
- 患者不愿接受保守治疗。
- 无法进行充分的细胞学随访,比如因为宫颈管狭窄。
- 患者具有手术的其他临床指征。
- 确信已排除侵袭性疾病。

8.10　宫内暴露于己烯雌酚(Diethylstilbestrol,DES)妇女的宫颈筛查

宫内暴露于DES的妇女应当进行初始的阴道镜检查。首次检查无异常的妇女只需进行常规的宫颈筛查。首次检查存在异常或DES暴露特征的妇女,需每年在专科中心行阴道镜检查阴道和宫颈,可能需要终身检查。

应根据相关妇女和阴道镜医生的情况个体化处理。

▶ 9　CIN和早期宫颈癌妇女的阴道镜随访

9.1　治疗后妇女

所有妇女治疗后仍有危险,必须随访(100%)。

治疗后妇女患宫颈癌的风险是一般妇女的 2~5 倍。很多此类风险的增加可能由于长期随访依从性差;一些病例表明,癌症妇女中超过 50% 为失访女性。应鼓励完全依从。

9.1.1 CIN 治疗后实行治愈检测方案的随访持续时间和频率:

- 所有级别 CIN 妇女应在治疗后 6 个月行治愈检测,复查细胞学。应鼓励患者随访的依从性。
- 无论年龄,细胞学阴性或交界性改变或低级别核异常而 HR-HPV 阴性者应三年后召回检查。
- 50 岁以上、3 年检查阴性的妇女可以返回 5 年的常规召回。
- 细胞学阴性或交界性改变或低级别核异常而 HR-HPV 阳性者应转诊阴道镜。
- 细胞学高级别核异常妇女应转诊阴道镜。不需要 HR-HPV 检测。
- 细胞学阴性或交界性改变或低级别核异常而 HR-HPV 结果无法得到时,应 3 个月时复查细胞学。
- 妇女年龄到 65 岁后仍必须完成方案,否则需遵从国家指南。
- 每年随访的 CIN 治疗后妇女在下次的筛查时适合进行 HPV 治愈检测。

9.2 早期宫颈癌治疗后妇女的处理

早期浸润性宫颈癌(FIGO Ⅰa1、Ⅰa2、Ⅰb1 和 Ⅱa1)的治疗不在 NHSCSP 职责之内。然而出于完整性提供了如下指导。

9.2.1 Ⅰa1 期随访

如果行宫颈癌保守治疗,建议对残余宫颈进行细胞学随访。应在治疗后 6 个月和 12 个月行宫颈细胞学检查,之后九年每年行细胞学检查,然后返回 65 岁之前的常规检查。NHSCSP 将继续安排常规检查。以 HPV 检测作为"治愈检测"尚未应用到 Ⅰa1 和 Ⅰa2 期宫颈癌患者中。在此类证据出现之前,应保持目前每年行细胞学检查的标准。

9.2.2 Ⅰa2/Ⅰb1 期随访

如果 Ⅰa2/Ⅰb1 期患者行单纯或根治性宫颈切除术,细胞学随访取决于妇科肿瘤医生的处理方针。如果早期宫颈癌患者行全子宫切除术,将根据当地癌症网络指南进行随访。盆腔放射治疗无论作为主要或辅助治疗的患者将根据当地癌症网络指南进行随访。

9.3 全子宫切除术后随访

CIN 行子宫切除术的妇女存在发展为阴道上皮内瘤变(Vaginal Intraepithelial Neoplasia,VaIN)和浸润性阴道疾病的潜在风险。目前还没有明确的证据表明采用阴道镜检查进行随访增加疾病检出率。

专家共识意见推荐:

- 对于常规回访的非 CIN 的全子宫切除术患者,不需要进一步的阴道穹隆细胞学检查。
- 对于不常规回访的非 CIN 的全子宫切除术患者,应在术后 6 个月行阴道穹隆细胞学检查,如果细胞学检查阴性,终止筛查。
- 全子宫切除术并完全切除 CIN 的妇女应在术后 6 个月和 18 个月行阴道穹隆细胞学检查。
- 全子宫切除术但没有完全切除 CIN(或者不确定切除)的妇女,随访应当与有宫颈时相同。
  - CIN 1:6、12 和 24 个月时行阴道穹隆细胞学检查。
  - CIN 2/3:6、12 个月时行阴道穹隆细胞学检查,随后 9 年每年行阴道穹隆细胞学检查——没有完全切除 CIN 患者的随访持续到 65 岁或手术后 10 年(以较迟者为准)。

实施这些随访政策的责任在负责其治疗的妇科医生,并由当地首席阴道镜医生通知。

任何妇科医生让需要进一步行阴道穹隆细胞学检查的患者出院时,应当确保其全科医生收到随访的具体书面指导。

主管的临床医生(妇科医生或全科医生)临床医生将负责这一小组妇女的故障保护机制:

- 次全子宫切除术妇女的宫颈仍然保留在原位,所以必须在 NHSCSP 内。
- 根治性宫颈切除术时是宫颈癌的保守处理的一部分,应仍在负责其治疗的妇科医生或妇科肿瘤医生的关心和指导之下。随访建议行阴道镜检查和细胞学检查;但是由于结局的信息有限,所有病例应受地方审查。由于这些妇女患有癌症,她们在妇科医生的个别关心之下,不再属于 NHSCSP。

还没有任何试验明确 HPV 检测在子宫切除术后方案中的作用。鉴于子宫切除术的妇女占风险人群的一小部分,在不久的将来似乎不可能出台基于临床试验的指南。虽然逻辑可能提示 HPV 检测对这组妇女有益,但应继续进行细胞学检查。推荐同时进行 HPV 检测,因为这可能有利于对这些妇女处理的指导意见的发展。

▶ 10　妊娠、避孕、更年期、子宫切除术

10.1　孕妇

10.1.1　妊娠期宫颈筛查

如果妇女被要求例行筛查时怀孕了,检测应当推迟:

- 细胞学异常的转诊妇女应在早孕晚期或者中孕早期行阴道镜检查,除非有临床禁忌证。然而,基于 HPV 检测阳性分流的细胞学低级别改变的妇女,阴道镜评估可能要推迟到分娩后。
- 如果先前阴道镜检查异常,在这期间妇女妊娠,则阴道镜检查不应推迟。
- 如果孕妇需要进行治疗后(或未经治疗 CIN1 的随访)阴道镜检查或细胞学检查,她的评估可能要推迟到分娩后。但是,不应当推迟 CGIN 治疗后首次安排的细胞学检查或阴道镜检查评估,除非有产科禁忌证。累及切缘或切缘状态不明确的 CIN2 或 CIN3 治疗后的"治愈检测"不应推迟。

阴道镜医生可能希望妊娠期间只进行随访预约的阴道镜检查。

如果到期复查细胞学,而妇女已经错过或未参加妊娠前的安排,可以考虑行妊娠期细胞学检查或阴道镜检查。

10.1.2　妊娠期阴道镜检查

即使妊娠,符合阴道镜检查标准的妇女应当至阴道镜门诊检查。孕妇阴道镜检查的主要目的是排除浸润性疾病和推迟活检或治疗至分娩后。早孕期就诊的妇女可能需要根据临床医生的判断在中孕晚期做进一步的评估。

10.1.3　分娩后阴道镜随访

如果孕期已行阴道镜检查,异常细胞学或活检证实的 CIN 妇女的产后评估至关重要(100%)。孕期的切除活检不能被认为是治疗性的,这些妇女应在产后行阴道镜检查。必须有到位的系统确保妇女分娩后安排检查。

10.1.4　孕妇阴道镜评估

孕妇的阴道镜评估需要高度的技巧:

- 如果怀疑 CIN1 或更轻度的病变,产后三个月复查。
- 如果怀疑 CIN2 或 CIN3,在中孕末期复查阴道镜。如果妊娠已经超过中孕末期,产后三个月复查阴道镜。
- 如果临床或阴道镜检查怀疑浸润性疾病,进行足以做出诊断的活检至关重要(100%)。锥形、楔形和电热环形活检均与出血风险相关,此类活检只能在具有处理出血能力的适当机构进行。仅提示 CIN 的点活检不能可靠地排除浸润。

10.2　避孕方法的使用

10.2.1　异常宫颈筛查结果的妇女

异常宫颈筛查结果的妇女不应当被告知改变口服避孕药(Oral Contraceptive Pills,OCP)的避孕方法,如果 OCP 对于她们是成功的避孕方法。异常宫颈筛查结果不应当影响避孕方法的选择。

10.2.2　带环妇女

应提供给带环妇女关于是否取环的临床处理方针的明确信息。她需要知道她是否必须使用其他避孕方法,是否必须在月经的前半周期安排治疗。局部治疗不需要取环。

10.2.3　避孕套的使用

使用避孕套可能促进 HPV 的清除和保守处理的 CIN1 消退,但这取决于至少 3 个月的持续使用。

10.3　更年期和 HRT 的使用

10.3.1　绝经后妇女

既往结果正常的绝经后妇女细胞学异常和 HPV 阳性的发生率很低,但 HPV 分流对于高级别 CIN 的老年妇女具有较高的阳性预测值。

使用全身 HRT 是否改变宫颈疾病的风险不详。阴道镜检查及其充分性可通过局部使用 HRT 得到改善。

10.3.2　绝经后出血

对于充分筛查的妇女,绝经后出血并不是宫颈取样的适应证。绝经后异常出血的检查必须包括宫颈的直视检查。宫颈取样并非适合绝经后阴道出血的检查。所有不明原因的出血应当转诊妇科医生。

10.4　子宫切除术

10.4.1　非宫颈癌原因而切除子宫的妇女

所有宫颈癌筛查年龄范围内因其他妇科原因而非宫颈癌进行子宫切除术的妇女在筛查间隔内应当具有阴性检查结果。否则,宫颈取样应作为术前检查的一部分(100%)。

10.4.2　正在考虑子宫切除术的妇女

所有未经调查的具有宫颈癌异常检查结果和症状(未确诊)、正在考虑行子宫切除术的患者应行诊断性阴道镜检查和适当的活检(100%)。

10.4.3　作为治疗组织学证实 CIN 的子宫切除术

如果同时存在适合子宫切除术进行治疗的情况,子宫切除术是认可的组织学证实 CIN 的治疗方法。

10.4.4　作为治疗持续性"宫颈管型腺体肿瘤"的子宫切除术

尽管进行足够范围的切除活检,细胞学检查仍为"宫颈管型腺体肿瘤"时,这种情况下子宫切除术是可以接受的治疗形式。这是在已经应用所有措施排除隐匿性浸润的前提下。

10.4.5　标识阴道异常

手术时应当采用阴道镜检查或卢戈氏碘来标识 CIN 患者阴道的异常情况,以确保子宫切除时识别并切除任何共存的阴道上皮内瘤变。

10.4.6　组织学与细胞学的相关性

作为质控的一部分,切除子宫的组织学应与之前的宫颈细胞学相关联。

10.4.7　子宫切除术后随访

建议子宫切除术后随访。

▶ 11　免疫抑制妇女的筛查和处理

11.1　免疫抑制的定义

本章包括女性对使用免疫抑制药物、任何器官移植受者和所有其他形式的免疫抑制的处理指导。

11.2　需要透析的肾功能衰竭妇女

所有年龄 25 岁到 65 岁的需要透析的肾功能衰竭或任何其他疾病很可能需要器官移植的妇女在诊断时或诊断不久后必须行宫颈细胞学检查。

异常结果的妇女如前所述应当转诊阴道镜检查。所有即将接受器官移植的妇女应该在之前一年内进行宫颈细胞学检查。同时存在 CIN 应根据国家指南处理。

11.3　移植后免疫抑制维持用药的妇女

移植后免疫抑制维持用药的妇女应当根据对非免疫抑制者的国家指南进行宫颈筛查。

任何宫颈细胞学检查结果异常应立即转诊阴道镜检查。既往 CIN 史的妇女应当根据对免疫力正常者的国家指南进行随访。

应当针对器官移植受者及其看护人进行需要定期行宫颈细胞学和 HPV 检测的有效教育,制作针对这一群体的传单和其他教育材料。

11.4　多灶性病变的妇女

免疫抑制妇女的筛查和处理是评估和处理的一个复杂领域。那些具有多灶性病变者尤其如此,因此这些患者必须在具有可论证的技能和专业知识以及具有足够患者数量维持专业知识的中心就诊。

必须有在 CIN 风险增加与评估和治疗带来另外的心理和身体创伤之间的折衷,适当考虑潜在疾病过程的共病性。这些患者应至少每 6 个月通过细胞学检查、HPV 检测(在 NHSCSP 的范围内)、阴道镜检查、外阴镜检查和有指征的活检进行评估。

11.5　HPV 疫苗接种

应向所有疾病诊断之前或免疫抑制治疗开始前未曾性活跃的妇女提供 HPV 疫苗接种。接种疫苗后,妇女仍应定期筛查。

11.6　因风湿性疾病使用细胞毒性药物的妇女

因风湿性疾病长期使用细胞毒性药物的妇女应根据国家指南进行定期的细胞学筛查。

如果妇女在开始细胞毒性药物疗程时宫颈筛查史不全,应行筛查检测并在发现任何筛查异常时立即转诊阴道镜检查。

11.7　其他免疫抑制的妇女

下列组别没有指征增加监测:

● 妇女因非生殖道癌行细胞毒性化疗。

- 妇女长期使用生物制剂。
- 妇女使用雌激素拮抗剂如三苯氧胺。

这些妇女应根据普通人群的国家指南进行细胞学筛查。

11.8　人类免疫缺陷病毒(Human Immunodeficiency Virus,HIV)阳性的妇女

应当由或者与处理HIV感染的医疗团队共同对所有最近诊断HIV感染的妇女进行宫颈监测。应当每年进行细胞学检查,如果条件允许初始检查采用阴道镜检查。筛查异常者随后的阴道镜检查应遵循国家指南。筛选年龄范围应与HIV阴性妇女相同。

尽管宫颈治疗失败率较高,应根据国家指南处理高级别CIN。CIN2以下的病变可能不应治疗,因为这些患者宫颈可能存在HPV的持续感染,治疗效果差,可能无法自然清除。常规细胞学监测将发现疾病进展。

使用高效抗逆转录病毒疗法(Highly Active Antiretroviral Therapy,HAART)降低HIV病毒载量,并可能降低HPV病毒载量。因此,异常宫颈的患病率和发病率也可能降低。

然而,迄今为止这方面的证据并不一致,因此,有必要对这些妇女进行更密切的监测以发现浸润前宫颈病变。

建议阴道镜医生和HIV医生之间密切合作,以确保可能增强妇女免疫力时[如通过抗病毒治疗提高分化抗原簇4(Cluster of Differentiation 4,CD4)计数时]不会过度治疗。HIV阳性妇女65岁时如果符合终止筛查的标准,可以终止宫颈筛查。

11.9　在阴道镜门诊的HIV筛查

所有阴道镜医生应该认识到多灶性病变及早期疾病复发妇女HIV感染的风险增加。应考虑在这种情况下进行HIV检测。

在阴道镜门诊进行常规筛查在宫颈筛查顾问委员会审查之中,进一步的意见将在适当时机出台。

(隋　龙　丛　青　李燕云)

美国阴道镜检查存在的问题及美国阴道镜标准的制定

阴道镜检查在美国已经进行了几十年,阴道镜的准确性和可重复性仍有限。美国阴道镜检查与子宫颈病理学会(American Society for Colposcopy and Cervical Pathology, ASCCP) 专家组认为导致这些限制的主要因素包括:(1)缺乏标准化阴道镜术语;(2)缺乏对阴道镜实践和步骤的指南建议;(3)缺乏质量保证措施。自 2015 年 1 月起,ASCCP 在阴道镜术语、基于风险的阴道镜检查以及阴道镜检查程序这 3 个领域着手制定美国标准化阴道镜检查的建议。2017 年 1 月,工作小组举行成员投票表决。2017 年 3 月 13 日至 22 日公布在 ASCCP 网站上征集公众意见,从而对建议做出了更多的修改。2017 年 4 月 5 日,在佛罗里达的奥兰多举行的第十六届 IFCPC(the International Federation for Cervical Pathology and Colposcopy)大会上进行了全体讨论。指导委员会根据本次会议上收到的意见做最后修订。

阴道镜的作用

阴道镜检查是通过一个特定仪器,可视化实时评估宫颈瘤变风险增加女性的宫颈,通过对转化区(transformation zone,TZ)进行检查,发现宫颈上皮内瘤变(cervical intraepithelial neoplasia,CIN)/鳞状上皮内病变(SIL)和浸润性癌。阴道镜还可使用在对阴道外阴评估、高分辨率肛门镜,及性侵受害者的检查等,阴道镜检查同样用于指导治疗或随访观察。由于阴道镜印象的主观性和内在的不精确性,必须在对所有潜在病变的活检,以明确最严重病变的组织病理学诊断。

阴道镜检查的主要指征

- 异常或不确定的宫颈癌筛查结果
- 可能提示宫颈癌的症状或体征,包括盆腔检查时发现任何可疑的宫颈异常,生殖道异常出血,或原因不明的宫颈阴道分泌物

阴道镜检查的益处

阴道镜检查自 20 世纪 70 年代在美国引进以来,一直是评估异常宫颈细胞学的标准。在此之前,基本上所有宫颈细胞异常的女性都接受了锥切活检或子宫切除术作为诊断和治疗的手段。阴道镜的运用,采用针对性定点活组织检查的方法,提供了准确的宫颈病变的诊断,以及在许多情况下排除病变的存在,这些可避免过度的锥切治疗及其相关的风险和潜在的并发症。

对宫颈癌前病变的有效治疗需要阴道镜下对转化区的评估,特别是病变的范围,以及鳞柱上皮交界的可见性。

对于高级别宫颈细胞学异常的初始管理 ASCCP 指南允许在初始阴道镜检查时立即行诊断性切除。但阴道镜下对高级别病变的评估确认是必要的。使用切除治疗的"see-and-treat"方法有可能改善治疗依从性,降低失访的潜在风险,并避免对隐性癌症进行消融治疗。

阴道镜检查在减少低级别病变过度治疗中起着同样的作用。这一点对那些宫颈异常细胞学发生率高,而宫颈瘤变自然消退率也高的年轻女性特别是 CIN2 患者尤为重要。目前的指南允许经过阴道镜评估后,对低级别病变和一些经过选择的高级别宫颈瘤变的年轻女性进行观察。

总之,阴道镜检查是异常宫颈癌筛查结果初始评估的重要一步。它可评估宫颈癌前病变的风险,当癌前病变确定时,阴道镜通过描述病变大小、位置和严重程度提供个体化治疗方法所需的信息。阴道镜通过"即查即治"管理经过筛选的高级别宫颈细胞学异常的患者。阴道镜也可用于患者的随访。

阴道镜的潜在危害

通常阴道镜后大出血和感染的风险很低。阴道

镜检查过程中,女性因长时间的窥视检查、醋酸的应用和活检可因疼痛或痉挛而感到不适。疼痛和不适一般只会出现在阴道镜检查过程中,而痉挛偶尔会持续 24 小时。一个创伤性阴道镜的经历可能会让一些女性因恐惧不再进行宫颈筛查,一小部分女性还会对性生活有负面影响。目前还不清楚这些负面影响是来自异常的筛查结果还是阴道镜检查本身。

宫颈癌筛查异常结果和阴道镜检查都可能给妇女带来焦虑。大多数女性在被告知有异常的筛查结果和进行阴道镜检查期间表现担心和焦虑。阴道镜后,女性对阴道镜检查本身的担心减少,而对 HPV 感染或者宫颈癌有更多的顾虑。一些研究表明教育干预有助于消除恐惧和焦虑。

不熟练的医生对阴道镜检查有潜在危害。阴道镜检查需要经过充分的训练和有经验者才能胜任。阴道镜检查的假阴性率(遗漏高级别病变/侵袭性癌症范围从 13% 到 69%)取决于阴道镜医生的专业知识和活检的数目。未能准确识别鳞柱交界可导致癌的漏诊。近年来,持续 HPV 感染和细胞学正常的妇女被建议去做阴道镜,但她们可能只有非常小的病变,难以识别。由于这些阴道镜转诊适应证的变化,每个阴道镜检查的重要性增加,对阴道镜医生的技能需求增加。

总之,与阴道镜检查相关的风险和长期发病率非常低。有经验的阴道镜医生应尽量减少假阴性风险。

ASCCP 阴道镜术语

SCJ 评估以前被描述为满意/不满意或充分/不充分,因为它们引起歧义可能被患者误解。对宫颈的一般评估包括宫颈整体和鳞柱交界的可见性,都使用"完全可见"和"不完全可见"的术语。IFCPC 术语在一般评估中使用"转化区类型(1,2,3)TZ(1,2,3)",文献综述表明转化区类型的使用在临床医生中重复性差,特别是转化区 2 型,没有证据表明转化区类型可以改善宫颈疾病的预测或管理。对于子宫颈和转化区的清晰描述符是完全或不完全可见。

醋酸白改变是阴道镜检查的主要特征,是阴道镜检查最核心的部分。它是一种持续且可重复的与子宫颈癌相关的疾病,醋白存在提示需要活组织检查。即使没有高风险的筛选试验结果(HSIL,ASCH;AGC;或 HPV16/18 呈阳性),轻微或半透明的醋酸白变化(即在视觉上考虑为鳞状上皮化生或低度病变)仍应活检。

关于正常和异常阴道镜发现,ASCCP 使用低级别和高级别改变,相当于 IFCPC 的术语,1 级等同于轻微病变,2 级等同于较重病变。这使得术语精简,并可用于全部的阴道镜检查/印象,以及鳞状上皮内病变的细胞学和组织学报告。

在异常阴道镜发现的范畴内,醋白变化,血管变化,病变位置以及病变的大小是高级别鳞状上皮内病变最具预测性的特征。术语"病变"不仅包括非连续的醋白变化区域,也包括一些非醋白变化的异常,如糜烂或外生性改变。Reid 指数和 Swede 等评分系统预测高级别病变并不优于主观评估。

标准化的 ASCCP 术语的最后分类包括各种其他发现和印象。由于在阴道镜检查中出现多种病灶并不罕见,因此应将最高级别印象作为总体阴道镜的诊断。

在美国,大多数采用宫颈环形电切术(LEEP)来治疗宫颈不典型增生。LEEP 可以仅是宫颈阴道部的切除,也可以是宫颈阴道部切除后继续宫颈管内切除,或"顶帽"切除,主要取决于病变位置。标准的宫颈阴道部 LEEP 对应于 IFCPC 的 1 或 2 型切除(1 型=完全可见 SCJ,2 型=不完全可见的 SCJ),而顶帽的 LEEP 对应于 IFCPC 3 型切除(附表 3-1,附表 3-2)。

附表 3-1　ASCCP 阴道镜术语

类别	特征/标准	细节
总体评估	宫颈可见	完全可见/不完全可见(说明原因)
	鳞柱交界可见	完全可见/不完全可见
醋白变化	应用 3%~5% 醋酸后任何程度的变白	是/否
正常阴道镜所见	原始鳞状上皮:成熟,萎缩	
	柱状上皮	
	异位/外翻	
	化生的鳞状上皮	

续表

类别	特征/标准	细节
	纳氏囊肿	
	腺开口隐窝	
	妊娠期蜕膜	
	黏膜下血管分支	
异常阴道镜所见	出现病灶(醋白或其他)	是/否
	每个病灶的定位	时钟位置
		在鳞柱交界处(是/否)
		病灶可见(完全/不完全)
		卫星病灶
	每个病灶的大小	病灶包含宫颈的象限
		病灶占据转化区面积的百分比
	低级别病变的特征	醋白:薄/透明
		快速消退
		血管形态:细镶嵌
		细点状血管
		边界:不规则/地图样边界
		湿疣样/隆起样/乳头样
		扁平样
	高级别病变的特征	醋白:厚/致密
		醋白出现快/消退慢
		袖口状腺开口隐窝
		斑驳的红白色
		血管形态:粗镶嵌
		粗点状血管
		边界:锐利边界
		内部边界标志
		脊样隆起标志
		边界剥脱
		轮廓:扁平
		融合乳头突起
	可疑浸润癌	非典型血管
		不规则表面
		外生病灶
		坏死
		溃疡
		肿瘤或大块新生物

类别	特征/标准		细节
	非特异性		可能不出现醋白上皮的可疑病变
			黏膜白斑
			糜烂
			接触性出血
			易脆组织
	卢戈碘染色		未应用
			染色
			部分染色
			不染色
杂类	息肉(宫颈阴道部或宫颈管)		
	炎症		
	狭窄		
	先天性转化区		
	先天发育异常		
	治疗后结果(瘢痕)		
阴道镜印象(最高级别)	正常/良性		
	低级别		
	高级别		
	癌		

附表 3-2　2017ASCCP 和 2011IFCPC 术语的主要差异

	ASCCP	IFCPC
一般评估:宫颈可见性	完全/不完全可见	充分/不充分
一般评估:鳞柱交界可见性	完全/不完全可见	完全/部分/不可见
一般评估:转化区类型	不用	1,2,3 型
异常阴道镜图像	低级别病变	1 级(轻微病变)
	高级别病变	2 级(重要病变)
切除类型	不用	1,2,3 型

阴道镜检查标准报告

准确完整的阴道镜检查报告是病历重要组成部分。它有助于临床医生之间的沟通,并且提供诊断,治疗和临床研究必要的信息。

阴道镜报告的全面标准包括:

宫颈可见性(完全可见/不完全可见)

鳞柱交界可见性(完全可见/不完全可见)

醋白变化(是/否)

病灶存在(醋白或其他)(是/否)

病灶可见性(完全可见/不完全可见)

病灶部位

病灶大小

血管变化

其他病灶特点(颜色/轮廓/边界/卢戈氏碘染色/等)

阴道镜印象(良性　正常/低级别/高级别/癌)

最低标准:

鳞柱交界可见性(完全可见/不完全可见)

醋白上皮(是/否)

病灶存在(是/否)(醋白或其他)

阴道镜印象(良性 正常/低级别/高级别/癌)

阴道镜检查中的核心或最低标准包括：

鳞柱交界可见性(完全可见/不完全可见)

醋白变化(是/否)

病灶存在(醋白或其他)(是/否)

阴道镜印象(良性 正常/低级别/高级别/癌)

ASCCP 基于风险的阴道镜检查

研究表明,宫颈单点活检可能会漏掉 40% 的癌前病变。宫颈多点活检可提高癌前病变检出的敏感性。但对于随机活检的价值还存在争议,一些研究提出通过随机活检可以提高宫颈癌前病变的检出率,而另一些研究则表明多点定位活检的基础上增加随机活检并无明显获益。

对于患不同风险癌前病变的女性,最佳的阴道镜检查策略有所不同。这表明,在进行阴道镜检查时,应根据潜在风险进行调整,而不是采用一刀切(one-size-fits-all)的方法进行阴道镜检查。

▶ 一、将阴道镜前风险评估和阴道镜印象加入阴道镜实践中

阴道镜检查可根据转诊阴道镜的原因以及阴道镜印象的风险水平进行调整。

由于宫颈癌筛查异常被转诊阴道镜的女性存在宫颈癌前病变的风险是不同的。这种风险可以通过筛查结果(如细胞学和 HPV 检测,包括 HPV 16/18 基因型分析)及阴道镜下表现来衡量。将人群分成不同风险的群体。例如,当存在高级别病变的风险时,考虑到随访依从性、费用的问题,可以立即治疗。相反,如果是低风险人群,可以连续进行细胞学和 HPV 检测,而并不需要活检。对于中等风险,于醋白部位的多点活检可以增加病变的检出率。

▶ 二、关于阴道镜活检点数的推荐

推荐有目的的多点活检,包括醋白区域、化生区域或高级别病变区域。通常,在明显醋白的区域进行至少 2~4 块活检。

理论依据

多项研究表明,对最严重病变进行单一活组织取材,可能会漏掉 1/3~1/2 的宫颈癌前病变。在美国国家癌症研究所(NCI)的一项活检的研究中,通过使用非常低的异常阴道镜阈值〔任何醋白改变即取材〕,随着取材数从 1 块增加到 2 块,从 2 块增加到 3 块,宫颈癌的检出率明显增加。额外的非定向活检(随机活检),仅有限地提高宫颈病变检出率。推荐对任何程度的醋白区域进行有目标的活检(附表 3-3)。

附表 3-3 随着活检数的增加宫颈病变的检出率增多

研究者	人群	终点	1 块活检	2 块活检	3 块活检	4 块活检
Gage,et al.	ALTS,美国多中心试验	2 年 CIN 3+	142/208 (68.3%)	108/132 (81.8%)	35/42 (83.3%)	
Pretorius,et al	SPOCCS,中国	横断面,CIN 3+	141/222 (63.5%)			198/222 (89%)
van der Marel,et al	EVAH,荷兰、西班牙	横断面,CIN 2+	136/263 (51.7%)	159/263 (60.4%)		
Wentzensen,et al	活检的研究,美国	横断面,HSIL+	136/263 (51.7%)	222/252 (85.6%)	246/252 (95.6%)	252/252 (100%)

▶ 三、低风险癌前病变的活检推荐

推荐对于低风险宫颈病变不进行活检,这一人群指的是细胞学 HSIL 以下、无证据表明 HPV 16/18 阳性、完全正常的阴道镜印象(无醋白、化生或其他可疑病变时)。

理论依据

多项研究表明,宫颈癌筛查的低风险人群和阴道镜检正常的人群(无醋白改变)宫颈癌前病变的发生率较低。一项来自英国的前瞻性研究显示,正常的阴道镜检查和细胞学轻微异常的女性随访,患癌前病变的风险很低。在许多研究中,

"随机活检"并未被很好地定义,通常指的是在表象正常区域的宫颈上进行活检,但是这些正常的区域也包括醋白或化生。有目标的多点活检不同于随机活检,前者是指的是对任何情况下进行活检,包括醋白、化生,以及正常和异常范围内的其他变化。系统回顾表明,在定位活检的基础上随机活检,并未对提高病变检出率有明显获益。即使阴道镜印象为阴性但出现任何程度的醋白、化生或其他异常均推荐进行活检,目的是减少 CIN 3+病变的漏诊(附表 3-4)。

附表 3-4　在正常阴道镜检查和低风险女性中宫颈病变的风险(低风险人群: 细胞学 HSIL 以下、HPV 16/18 阴性、正常阴道镜印象)

研究	文章出处	例数(N)	CIN2+	CIN3+	CIN2+比例	CIN3+比例
ATHENA	Huh,et al	660	15	6	0.0227	0.0091
ALTS		402	4	2	0.0100	0.0050
BD Onclarity		1,572	25	11	0.0159	0.0070
活检研究		38	3	0	0.0789	0.0000
总和		2,672	47	19	0.015(0.007~0.026)	0.004(0.002~0.008)

▶ 四、高风险癌前病变的活检推荐

推荐对于 25 岁以上非孕期女性存在宫颈癌病变病变高风险人群[至少符合下面 2 项:细胞学 HSIL、HPV 16 和(或)HPV 18 阳性、阴道镜印象为高级别],选择直接切除性治疗或阴道镜下多点活检均可行。根据 2012 年 ASCCP 管理指南,可进行宫颈管诊刮。如果活组织检查未提示有宫颈癌前病变,建议按照 2012 年 ASCCP 管理指南实施。

理论依据

一项关于"即查即治"的系统回顾发现,89%细胞学为 HSIL 的女性病理证实为 CIN 2+,其他一些研究的数据要低一些。目前,2012 年 ASCCP 管理指南对于细胞学 HSIL 有立即治疗的选项。如果采用多点活检病理未提示有高级别病变时,尽管存在宫颈癌筛查的高风险,应按照 2012 年 ASCCP 管理指南实施(附表 3-5)。

附表 3-5　在高风险女性中 CIN2+风险

分层	研究	参考	人群	n	CIN2+	CIN2+比例
只有 HSIL		Aue-Aungkul,et al.	HSIL	133	119	0.89
		Bosgraaf,et al.	HSIL	1781	1643	0.92
	ALTS		ASCUS/LSIL	411	246	0.60
	BD		HPV+	124	105	0.85
	Biopsy Study	Wentzensen,et al.	ASCUS+	206	127	0.62
	综合统计			2655	2240	0.79(0.61~0.93)
HSIL+和高级别阴道镜印象		Aue-Aungkul,et al.		110	102	0.93
		Bosgraaf,et al.		1543	1473	0.95
	ALTS			155	122	0.79
	BD			17	13	0.76
	Biopsy Study			108	81	0.75
	综合统计			1933	1791	0.86(0.73~0.95)

分层	研究	参考	人群	n	CIN2+	CIN2+比例
HPV16/18＋和高级别阴道镜印象	DSI trial	Zaal，et al.	BMD twice	18	17	0.94
	ALTS			182	133	0.73
	BD			31	19	0.61
	Biopsy Study			83	65	0.78
	综合统计			314	234	0.76(0.66~0.85)
HSIL和HPV16/18＋	ALTS			171	128	0.75
	BD			46	31	0.67
	Biopsy Study			91	67	0.74
	综合统计			308	196	0.73(0.54~1.0)
HSIL和HPV16/18＋和高级别阴道镜印象	ALTS			105	90	0.86
	BD			9	8	0.89
	Biopsy Study			57	45	0.79
	综合统计			171	143	0.85(0.78~0.90)

目前,缺乏足够的证据,赞成或反对针对HSIL、ASC-H、AGC的非定向活检。然而,这些细胞学的结果通常会有一定程度的醋白。

宫颈癌筛查目前正在进行重大的转变,在美国,主要包括已经批准的3种主要筛查策略(细胞学、HPV检测以及细胞＋HPV联合检测)。HPV检测的筛查策略更为敏感,涉及更多的阴道镜转诊,检查发现更小、更为早期、更难被发现的病变。目前大多数已建立和评估的策略包括细胞学和部分基因型的HPV检测。需要指出的是,在没有HPV基因型的情况下,如何确定可靠的风险分层,目前还不确定。

总之,基于风险分层的阴道镜检查策略允许在低风险下进行观察而不进行活组织检查,而在高风险情况下允许不活检而直接治疗。对于其他中等风险组的女性,对即使只有轻微醋白区域的有目标的多点活检对提高宫颈癌前病变的检出率很重要。预计这些建议的实施将有助于在阴道镜检查中发现更多的宫颈病变,同时阴性的阴道镜检查结果也会对患者心理上产生更多安慰。

ASCCP阴道镜检查程序(附表3-6)

附表3-6　关于最低限度和全面阴道镜检查的推荐

	全面的阴道镜检查实践	最低限度的阴道镜检查实践
检查前评估	阴道镜指征 既往宫颈细胞学、阴道镜检查及治疗史 产次 避孕方式 妊娠状态 绝经状态 子宫切除术后 吸烟史 HIV感染史 HPV疫苗接种史 获取知情同意	阴道镜指征 妊娠状态 绝经状态 子宫切除术后 获取知情同意
检查	全面检查外阴及阴道 应用3%~5%醋酸后多个放大倍数下检查宫颈 应用白光及红光滤镜(蓝或绿)检查宫颈 放大检查阴道上段	全面检查外阴及阴道 应用3%~5%醋酸后多个放大倍数下检查宫颈

续表

	全面的阴道镜检查实践	最低限度的阴道镜检查实践
记录	应用图表或照片记录结果,必要时加以注释 结果应留电子病历存档 记录宫颈可见性(完全可见/不完全可见) 记录鳞柱交界可见性(完全可见/不完全可见)以及是否需要辅助操作,如应用棉棒或宫颈管扩张器来完全暴露鳞柱交界 记录阴道镜发现 ＊出现醋白上皮(是/否) ＊出现病灶(是/否) ＊如果病灶存在,记录病灶范围可见性(完全/不完全),病灶大小和部位,描述(颜色、轮廓、边界及血管变化) 记录阴道镜印象(良性　正常/低级别/高级别/癌)	至少以文本格式记录 记录鳞柱交界可见性(完全可见/不完全可见) 记录阴道镜发现 ＊出现醋白上皮(是/否) ＊出现病灶(是/否) 记录阴道镜印象(良性　正常/低级别/高级别/癌)
活检	如果有指征活检,在鳞柱交界处取活检并记录位置 记录是否进行宫颈管取样及方法:刮匙或毛刷或二者都用	如果有指征活检,在鳞柱交界处取活检 记录是否进行宫颈管取样
后期处理	记录告知患者结果及管理计划	告知患者结果

（唐梦莹　陈丽梅　尤志学）

06柏